普通医药院校创新型系列教材

社区护理学

刘永兵　胡兰英　主编

北　京

内 容 简 介

　　社区护理学是在护理学、医学、社会学、公共卫生学、预防医学、康复医学等相关学科理论基础上所发展的新兴学科。本教材共分 11 章，重点介绍了以老、弱、病、残人群为主体对象的护理服务内容，同时也兼顾有关人群的健康、慢性病的预防，以及强化健康教育的相关理论知识。本教材结合国内外社区护理的发展现状，以社区中的个人、家庭和社区健康为主线，向学生提供护理专业本科生应具备的社区护理基本理论、基本知识和基本技能，具体内容包括绪论、以社区为导向的护理、以家庭为中心的护理、社区健康促进与健康教育、社区常见慢性病的护理与管理、社区康复护理、社区儿童和青少年保健与护理、社区妇女保健与护理、社区中老年人保健与护理、社区灾害与急救护理、流行病学与社区疾病管理。本教材以预防、保健、康复和护理为中心，力求知识的适用性，使之更有利于社区护士开展社区卫生服务，以满足社区居民健康需求。

　　本教材可供普通医药院校护理学专业本、专科学生，在职临床护理人员，继续教育学员，以及从事各层次护理专业教学、管理工作者参考、学习使用。

图书在版编目(CIP)数据

社区护理学 / 刘永兵，胡兰英主编. —北京：科学出版社，2018.4
普通医药院校创新型系列教材
ISBN 978-7-03-057009-3

Ⅰ.①社… Ⅱ.①刘… ②胡… Ⅲ.①社区-护理学-医学院校-教材 Ⅳ.①R473.2

中国版本图书馆 CIP 数据核字(2018)第 059223 号

责任编辑：闵　捷
责任印制：谭宏宇 / 封面设计：殷　靓

科学出版社 出版
北京东黄城根北街 16 号
邮政编码：100717
http://www.sciencep.com

南京展望文化发展有限公司排版
江苏省句容市排印厂印刷
科学出版社发行　各地新华书店经销

＊

2018 年 4 月第 一 版　开本：889×1194　1/16
2018 年 4 月第一次印刷　印张：10
字数：278 000

定价：38.00 元
(如有印装质量问题，我社负责调换)

前　言

社会经济的快速发展及卫生服务体系的改革使社区护理服务需求增长迅速,社区护理作为护理领域中一门重要的、新兴的学科,将公共卫生学与护理学理论相结合,成为促进和维护社区人群健康的一门综合学科,并成为公共卫生体系的重要组成部分。本教材以社区健康促进和健康管理为教学目标,以社区、群体、家庭及个体的预防保健、疾病指导、社区康复、社区灾害与急救护理等作为基本编写框架,介绍社区卫生服务工作中的护理服务内容和护士角色。

本教材在把握国内外社区护理理论及实践方法的基础上,紧密结合我国社区护理的现状及发展趋势,对内容和结构进行认真组织和编排,努力体现我国社区卫生服务及社区护理的基本理念和基本思路,同时体现社区护理领域的新知识、新成果和新进展,增强了可读性、针对性和适应性。因此,本教材除供各普通医药院校护理学专业本、专科学生,继续教育学员作为教材使用,也可供在职临床护理人员及从事各层次护理专业教学、管理工作者作为参考书使用。

在本教材的编写过程中,我们得到福建医科大学护理学院、南京医科大学护理学院、南通大学护理学院的大力支持和帮助,在此表示诚挚的感谢!

由于编写时间有限,且编者水平和能力有限,本教材难免存在错误和疏漏,敬请护理同仁、专家、各位读者及使用本教材的师生指正。

刘永兵

2017 年 10 月

目　录

第四章　社区健康促进与健康教育　042

第五章　社区常见慢性病的护理与管理　055

第六章　社区康复护理　072

第七章　社区儿童和青少年保健与护理　083

第八章　社区妇女保健与护理　095

第一章

绪　论

学习要点

- **掌握**：① 社区和社区护理的概念、特点；② 社区护理的工作内容；③ 社区护士的任职条件。
- **熟悉**：① 社区护理的服务方式；② 社区护理的组织机构；③ 社区护士的核心能力。
- **了解**：① 社区护理发展史；② 社区卫生服务的必要性；③ 社区护理的相关政策与法规。

社区护理学是在护理学、医学、社会学、公共卫生学、预防医学、康复医学等相关学科理论基础上发展起来的新兴学科，是以社区人群为服务对象，向他们提供集预防、医疗、护理、康复、保健、健康教育和计划生育技术指导为一体的综合、连续、便捷的健康服务。发展社区护理既是我国国情的需要，同时也是人民群众对卫生保健和卫生资源现实的需要。

第一节　社区与社区卫生服务

一、社区的概念、结构和功能

（一）社区的概念

"社区"（community）一词来源于拉丁语，由社会学家费孝通于 20 世纪 30 年代引入我国，并根据我国的特点将社区定义为：社区是若干社会群体或社会组织聚集在某一个地域里所形成的一个在生活上相互关联的大集体。世界卫生组织（World Health Organization，WHO）对社区规模的解释是：一个有代表性的社区，其人口为 10 万～30 万人，面积为 5 000～50 000 平方公里。我国城市社区按街道办事处管辖范围划分，人口一般为 3 万～10 万；农村则按乡（镇）、村等划分。

社区一般按照人群特点分为以下 3 种类型。

1. **地域性社区**　以地域来划分的社区。地域性社区有利于社区健康的评估研究，有利于实施健康教育，能够以社区的需求为导向，组织和动员群体实施预防和干预措施，可以得到地域内权威人士的支持，并充分利用现有资源来开展健康促进活动。

2. **具有共同兴趣或目标的社区**　以共同的兴趣或目标将分散在不同地域的人群联系在一起的社区。这类社区中的人群可以分散居住，但为了某些共同目标或兴趣，在特定时间聚集在一起，共同分享其功能或利益,如学会、大型工厂等。

3. 具有某些共同问题的社区　　具有共同亟须解决的问题的人聚在一起形成的社区,人们一起交流应对共同问题的经验。

社区具有以下5个特点。

1. 人口要素　　人口是社区的主体。不论何种类型的社区,因为人的聚集与互动方能满足彼此的需求。人口要素包括社区人口的数量、质量、构成和分布,人口要素反映整个社区内部的人口关系和社区整体面貌。

2. 地域性　　地域是社区存在和发展的前提,是构成社区的重要条件,地域性特点决定着社区性质和未来的发展。

3. 同质性　　同一社区的居民一般具有相似的价值观、文化背景和行为背景,较容易产生相同的社会意识、行为规范、生活方式和文化氛围等,因此有一定的同质性。这种同质性促使社区居民之间形成凝聚力和归属感。但是随着社会发展和生活居住环境追求的变化,这种同质性会逐渐减弱。

4. 生活服务设施　　生活服务设施是社区人群生存的基本条件,也是联系社区人群的纽带。社区设施主要有学校、医疗机构、商业网点、娱乐场所、交通通信等。

5. 管理机构和制度　　管理机构和制度是维持社会秩序的基本保障。我国社区基层管理机构为居委会和派出所,两者共同管理户籍、治安、环境卫生、生活福利、计划生育等,以规范社区居民行为,协调人际关系,帮助社区居民解决问题,满足社区居民需要。

(二) 社区的结构

社区的结构是指社区内各要素的内部及其相互间形成的相对稳定的关系或构成方式。社区是一个由各种要素相互作用形成的有机系统。经济要素、政治要素和文化要素是社区的重要组成部分,各自承担一定的社区功能,彼此间又相互依存、相互渗透。社区既是这些成分相互作用构成的地域共同体,又是它们与外界更大社会系统保持联系的重要场所。虽然社区结构在一定时期内保持整体的相对稳定,但各成分内部及彼此之间也会出现失调和冲突,直至演变为结构重组。对社区结构的分析是当代社区研究的重要趋势。

1. 社区的经济结构　　包括生产力结构和生产关系结构,是社区生活中起主导作用的系统,制约着其他方面的发展。合理的经济结构是社区居民共同生活的物质保证。经济结构失调不仅给社区居民生活带来诸多困难,而且影响整个社区的发展。社区的经济结构包括产业结构、企业结构、产品结构、技术结构、职业结构以及所有制结构、交换结构、分配结构、消费结构、社区经济的空间分布结构、自然资源和人文资源的构成等。其中,产业结构是基础。产业结构的调整必然引起企业结构、产品结构、职业结构、交换结构、消费结构等的变化。

2. 社区的政治结构　　指社区居民在政治活动中形成的关系,反映社区居民的利益和地位的分化。一定的社区政治结构与社区经济结构相适应,主要表现为阶级与阶层的结构,各种政治组织、政党之间的关系,社区权力结构和政治制度结构等。

3. 社区的文化结构　　文化结构是多层次的,成分也是多种多样的,包括社区内存在的各种伦理道德、价值观、宗教信仰等社会意识形态,以及社区内的语言、个体意识和群体意识、各种文化载体或设施、机构等。此外,还可从社区的人口构成,即自然构成和社会构成来分析社区结构,如人口的年龄结构、性别结构、民族和信仰构成、知识结构、群体结构和组织结构等。

(三) 社区的功能

社区具有满足居民需要和管理的功能。社区功能的充分发挥有助于挖掘社区资源和开展社区卫生服务。其功能可概括为7个方面。

1. 空间功能　　社区为人们生活、工作或学习的基本环节,它首先为人提供了生存和发展的空间,没有这个空间,人们就无法生存、繁衍。因此,它是社区最基本的功能。

2. 生产、消费、分配、协调和利用资源　　社区居民有消费物资的需要,社区可从事生产和分配物资等。社区内有工厂生产产品，有居民购买产品，形成一个小社会。但是，由于社会的发展、交通和通信设备的便利、人们生活圈的扩大，生产、消费及分配的需求已不再局限在自己居住的社区内。

3. 社会化　　社区不仅将具有不同文化背景、生活方式的居民连接在一起，而且通过不断的社会化进程相互影响，逐步形成社区的风土人情，而这些特有的文化又影响着社区居民。

4. 社会控制　　为保护社区居民而制定的各种规章制度和行为规范，社区居民须共同遵守。

5. 社会参与　　社区在为居民提供空间的基础上，成立各种组织、团体，如社区活动中心、老年大学等，使具有不同文化背景、生活方式的社区居民聚集在一起，共同参与社区活动，从而将居民连接起来，产生归属感，凝聚社区力量。

6. 传播功能　　社区因拥有相对稳定的人口，从而成为文化源、知识源、技术源、信息源，为传播提供了条件，成为各种信息的汇集地。各种信息在社区内外以各种方式迅速传播、辐射，为居民及社区本身的发展奠定了基础。

7. 相互支持及福利功能　　社区对老年人、儿童等特殊人群及处于疾病或困难中的弱势群体提供帮助和支援。

二、社区卫生服务的概念与任务

(一) 概念

1. 初级卫生保健　　是指由基层卫生人员为社区居民提供的最基本、必需的卫生保健。其基本任务是促进健康、预防保健、合理治疗和社区康复。

2. 社区卫生服务(community health service, CHS)　　是社区建设的重要组成部分，是人人享有初级卫生保健目标的基础环节。十部委联合发布的《关于发展城市社区卫生服务的若干意见》(1999年)中，将社区卫生服务定义为"在政府领导、社区参与、上级卫生机构指导下，以基层卫生机构为主体，全科医师为骨干，合理使用社区资源和适宜技术，以人的健康为中心、家庭为单位、社区为范围、需求为导向，以妇女、儿童、老年人、慢性患者、残疾人、贫困居民等为服务重点，以解决社区主要卫生问题、满足基本卫生服务需求为目的，融预防、医疗、保健、康复、健康教育、计划生育技术服务功能等为一体的，有效、经济、方便、综合、连续的基层卫生服务。"

社区卫生服务以满足基本医疗卫生服务需求，解决社区主要健康问题，并以此提高社区全体居民健康水平和生活质量为目标，具有以下特点。

(1) 可及性：社区卫生服务须考虑到社区服务对象卫生服务的可及性，社区居民在任何情况下需要医疗保健照顾时，都能及时得到社区卫生服务，包括方便的基本医疗设施、固定的医疗关系、有效的预约系统、下班后和节假日服务、熟悉病情、医患关系亲密、经济上可接受等。

(2) 广泛性：社区卫生服务对象包括个人、家庭、群体和社区，其重点服务的对象是老年人、儿童、妇女、慢性病患者、精神障碍患者和残疾人。

(3) 综合性：社区卫生服务包含初级卫生保健，为社区居民提供医疗、预防、保健、康复、健康教育、计划生育技术服务等多位一体的质优、价廉、方便的卫生服务。服务对象不分年龄、性别和疾病类型。服务层面包括生理、心理和社会文化各个方面。服务范围为个人、家庭和社区。所谓以家庭为单位、社区为范围，是由于个人和家庭之间存在着相互作用，家庭可通过遗传、社会化、环境和情感反应等途径影响个人健康，个人健康问题也可以影响家庭的其他成员乃至整个家庭的结构和功能，如家庭因资源缺乏或影响个人健康而发生疾病，但家庭又是诊治患者的重要场所和可利用的有效资源。因此，以家庭为单位的医疗保健服务，是社区卫生服务的特点。社区卫生服务还重视社区调查、社区诊断、社区问题评估，从卫生工作角度提出解决社区有关问题的方案，实施社区预防和健康教育。

(4) 连续性：社区卫生服务贯穿服务对象各个生命周期和疾病发生、发展全过程，包括围产期保健至濒死期的临终关怀，从健康危险因素潜在期到机体功能失调、疾病发生、演变、康复等各个时期，以及各种新旧健康问题、急性和慢性疾病等的服务。其服务过程包括从接诊、出诊、跟踪出诊、转诊和家庭服务等,体现连续性的过程。

(5)协调性:社区卫生服务工作应掌握各类医疗卫生机构和专家的信息,以及家庭和社区支持服务系统的信息(保健访视员、公共卫生护士、亲戚、邻居等),并与之保持经常性的良好关系,为居民提供援助性保健服务。社区卫生服务强调的是团队合作,是指采用团队合作的方式,而不是个人行为。以全科医生和社区护士为主体,以全科医生为核心或组织者,将与社区卫生服务工作有关的人员、机构、部门联合在一起,发挥集体优势、互相支持、分工协作、交流学习,由此全面保证对患者和社区居民的预防、医疗、康复及健康促进等的实施。

(6)人性化:社区卫生服务是以生物-心理-社会医学模式为基础,从整体论、系统论的观点出发,重视机体的生物、心理行为、社会文化等因素来观察、处理健康问题。既重视人的生物学特点,又重视人的社会心理特点。重视人胜于重视病,注重研究人的个体生理、心理行为,在社会环境和自然环境中寻找影响健康和产生疾病的因素,针对个体生理、心理特点实施诊疗和护理。

(二)社区卫生服务的任务

社区卫生服务是适应医学模式的转变而产生的,是整体医学观在社区卫生实践中的具体体现。积极发展社区卫生服务,逐步形成合理、方便群众的卫生服务网络,是卫生工作的一项重要任务。

1.以基层保健为主要内容　　遵循三级预防原则,为社区居民提供基本的医疗、预防、保健、康复服务。

2.提供综合性服务　　对服务对象不分性别和年龄,包括患者和非患者,服务内容上包括健康促进,疾病预防、治疗和康复并涉及生理、心理和社会文化各个方面,其服务范围包括个人、家庭和社区。

3.提供连续性服务　　社区医疗保健人员对所辖社区居民的健康负有长期的、相对固定的责任。

4.进行协调性服务　　社区医生需要其他医疗和非医疗部门的配合,须协调各专科的服务,为居民提供全面深入的医疗服务。

5.提供可及性服务　　包括时间上的方便性、经济上的可接受性及地理位置上的接近及心理上的了解。

三、社区卫生服务的模式与机构设置

(一)社区卫生服务的模式

社区卫生服务模式由目的、内容、组织形式和政策支持4个部分组成,这4个部分相互联系、相辅相成,最终形成一个有机整体。

1.发展社区卫生服务的基本目的

(1)合理配置和利用卫生资源,促使卫生资源向社区流动,让医生在社区中用较少的资源解决大量的问题。

(2)通过加强预防保健、合理利用卫生资源,降低医疗费用,减轻国家、企业和居民的负担。

(3)通过大力发展横向的、广度上的专科来弥补生物医学专科化服务的不足,形成全科与专科分工合作的卫生服务体系,维持医疗保健系统的平衡和完整,提高卫生服务的效率、效果和效益。

(4)为建立医疗保险制度打下良好的基础。

(5)保障社区居民的健康,提高社区居民的健康水平和生活质量。

(6)改善医德医风和医患关系。

(7)促进国家的经济发展。

(8)促进基层卫生事业的发展。

2.社区卫生服务的基本内容　　社区卫生服务以满足不同群体健康需求、保护和促进居民健康为出发点,主要承担社区基本公共卫生服务和基本医疗服务工作,为社区居民提供综合、经济、方便及连续性的服务,主要有以下内容。

(1)预防服务:包括传染病、非传染病和突发性事件等的防控。

(2)医疗服务:以社区居民需求为重点,不仅在卫生服务中心开展门诊和医疗服务,还开展家

笔记栏

庭医疗、家庭康复、临终关怀等医疗服务。

（3）保健服务：向社区妇女、儿童、老年人等重点保健人群提供健康保健服务。

（4）康复服务：向慢性病患者、残疾者提供健康管理及康复服务，使其在社区或家庭中通过康复训练得到好转或痊愈。

（5）健康教育：通过有组织、有计划、有系统的社会活动和教育活动，促进人们自觉产生有益于健康的行为和生活方式，规避影响健康的危险因素，预防疾病。

（6）计划生育技术指导：包括优生优育、为计划生育者提供避孕指导等。

3. 社区卫生服务的组织形式　　组织形式是模式的支撑系统，其核心是"4大支柱"，即一体化管理、网络建设、医疗保障、医生培养。组织形式的其他成分包括所有制形式、机构分类管理、筹资途径、经营机制、运作方式、管理形式、发展策略、技术操作规范等。社区卫生服务组织形式应该因地制宜、多种多样，应符合当地的实际情况和具体要求，使社区卫生服务产生出最佳效果、效率和效益的形式。

4. 社区卫生服务的政策支持　　政策支持是指实施某一模式所需的国家或卫生行政部门给予的政策方面的支持，以便使这一模式能持续发展并能被普遍推广应用，从而产生最佳效果、效率和效益。政策支持的要求必须在国家可能给予的范围内，脱离实际或超出国家可能承受范围的政策是不现实的。政策支持主要包括以下几类。

（1）人才政策：如人事制度改革、上岗培训制度、职称系列、工资福利待遇、继续医学教育、晋升奖励制度等。

（2）经费支持政策：如国家的投资政策、筹资政策、物价政策、税收政策、保险政策、经费补偿政策和消费引导政策等。

（3）经营管理政策：如优先照顾政策、保护政策、部门协调政策、竞争激励政策等。

（4）其他配套政策等。

社区卫生服务模式是一种综合性的模式，是由许多相对独立的模块有机组合而成的。例如，全科医生培养模块、城镇职工基本医疗保险模块、一体化管理模块、网络建设模块、门诊服务模块、家庭服务模块、社区医学服务模块、政策支持模块等。每一个模块都是一个系统工程，这些模块共同构成一个有机整体。

（二）社区卫生服务的机构设置

1. 构成　　我国社区卫生服务组织包括行政管理组织、业务指导组织和服务机构3个部分。

（1）行政管理组织：指社区卫生服务的行业主管部门，主要负责制订社区机构方案和规划、建立社区卫生服务基本标准和考核办法，以及对各部分卫生服务的组织和管理等。

（2）业务指导组织：包括卫生行政管理部门、专项技术指导组织和指导中心。各级卫生行政管理部门主要负责通过管理手段来加强社区卫生服务的规范化、标准化和科学化管理；专项技术指导组织主要负责指导各项业务技术、人员培训和考核工作；指导中心根据规范化培训大纲要求，建立培训计划、授课和实施考核等。

（3）服务机构：根据我国社区卫生服务机构的建设要求，各级政府建立以社区卫生服务中心为主体，以社区卫生服务站和其他专业服务机构如诊所、保健所、老人院等为补充的社区卫生服务网络体系。

2. 原则　　机构的设置要遵循以下7个原则。

（1）坚持社区卫生服务的公益性质，正确处理社会效益和经济效益的关系，把社区效益放在首位。同时注重卫生服务的公平、效率和可及性。

（2）坚持政府主导，鼓励社会参与，多渠道发展社区卫生服务。

（3）坚持实行区域卫生规划，不断健全社区卫生服务网络。

（4）坚持基本医疗、公共卫生及中西医并重，防治结合。

（5）坚持以地方为主，实事求是，积极稳妥，循序渐进，因地制宜，分类指导，以点带面，逐步完

笔记栏

善,不断探索创新。

(6) 坚持预防为主,综合服务,健康促进。坚持以区域卫生规划指导,引进竞争机制,合理配置和充分利用现有卫生资源;努力提高卫生服务的可及性,做到低成本、广覆盖、高效益,方便群众。

(7) 坚持社区卫生服务与社会发展相结合,保证社区卫生服务可持续发展。

3. 标准

(1) 服务范围:社区卫生服务机构由省管辖市政府统一进行规划设置,原则上要求每 3 万～10 万居民或街道所管辖的范围规划设置一个社区卫生服务中心,根据需要规划设置社区卫生服务站。

(2) 科室设置至少设有以下科室:

1) 临床科室:全科诊室、中医诊室、抢救室、预检分诊室(台)、康复治疗室。

2) 预防保健科室:预防接种室、儿童保健室、妇女保健与计划生育指导室、健康教育室。

3) 医技及其他科室:检验室、B 超室、心电图室、药房、治疗室、处置室、观察室、健康信息管理室、消毒间。

(3) 人员:

1) 至少有 6 名执业范围为全科医学专业的临床类别、中医类别执业医师,9 名注册护士。

2) 至少有 1 名副高级以上任职资格的执业医师;至少有 1 名中级以上任职资格的中医类别执业医师;至少有 1 名公共卫生执业医师。

3) 每名执业医师至少配备 1 名注册护士,其中至少具有 1 名中级以上任职资格的注册护士。

4) 设病床的每 5 张病床至少配备 1 名执业医师、1 名注册护士。

5) 其他人员按需配备。

(4) 床位:根据社区卫生服务范围和人口合理配置。至少设日间观察床 5 张;根据当地医疗机构设置规划,可设一定数量的以护理康复为主要功能的病床,但不得多于 50 张。

(5) 房屋:建筑面积不少于 1 000 平方米,布局合理,充分体现保护患者隐私、无障碍设计要求,且符合国家卫生学标准。每设一床位至少增加 30 平方米建筑面积。

(6) 设备:

1) 诊疗设备:诊断床、听诊器、血压计、体温计、观片灯等。

2) 辅助检查设备:心电图机、B 超、显微镜、离心机、血球计数仪、尿常规分析仪、生化分析仪、血糖仪、高压蒸汽消毒器等必要的消毒灭菌设施。

3) 预防保健设备:妇科检查床、妇科常规检查设备、身高和体重测查设备、听(视)力测查工具、运动治疗和功能测评类等基本康复训练和理疗设备。

4) 健康教育设备及其他设备:健康教育影像设备、计算机及打印设备、医疗保险信息管理与费用结算有关设备、设病床的配备与之相应的病床单元设施等。

(7) 规章制度:制定人员岗位责任制度、在职教育培训制度,有国家制定或认可的各项卫生技术操作规程,并成册可用。各省、自治区、直辖市卫生行政部门可以此为基础,根据实际情况适当提高部分指标作为地方标准,报原国家卫生部核准备案后施行。由医院转型的社区卫生服务中心,可根据当地实际和原医院规模等情况,给予一定过渡期,逐步调整功能和规模,达到标准要求。

第二节　社 区 护 理

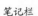

笔记栏

一、社区护理的基本概念、工作任务和服务方式

(一) 社区护理的基本概念

1. 概念　社区护理(community health nursing)是社区卫生服务工作中必不可少的一部分。

社区护士对社会人群提供健康服务和公共实践,不限于人群性别、年龄或诊断,也不仅是在疾病流行期间,而是持续对整个社区居民的健康负有责任,社区护士负有直接对个体、家庭及群体提供健康护理、促进健康、维持健康和健康教育的责任。1980 年美国护士协会指出:社区护理将公共卫生学及护理学的理论和技术相结合,以社区人群为服务对象,为个人、家庭及社区提供维护和促进健康、保护健康、预防疾病及残障等服务,提高社区人群的健康水平。社区护理属于全科护理性质,不是局限于某一个年龄段或某一种疾病,而是针对整个社区人群实施连续性、动态性健康服务。其主要职责是将人口群体视为一个整体,直接提供个体、家庭或团体护理,以使全民达到健康。应用整体护理的方法促进健康、维护健康、健康教育及管理和合作,提供连续性护理来管理社区中个体、家庭和团体的健康。

加拿大公共卫生学界认为:公共卫生护理工作是专业性的护理工作,经由组织的社会力量将工作重点放在一般家庭、学校或生活环境中的人群。公共卫生护理除照顾到健康的、生病的和残障的人以外,还致力于预防疫病或延滞疫病的发展,减小不可避免发生的疾病的影响,对居家患者或有健康障碍的人提供熟练的护理,援助那些面临健康危机者,为个人、家庭、特别团体及整个社区提供知识并鼓励他们养成有利于健康的生活习惯。

根据我国社区卫生服务发展的特点,社区护理可定义为"综合应用护理学和公共卫生学的理论与技术,以社区为基础、以人群为对象、以服务为中心,将医疗、康复、预防、保健、健康教育、计划生育等融于护理学中,并以促进和维护人群健康为最终目的,提供连续性的、动态性的和综合性的护理服务"。

2. 对象　　目前,社区护理对象有两种分类方法,其一是按社区、家庭、个人分类,其二是按人的健康程度分类。

(1) 按社区、家庭、个人分类:

1) 社区:以社区为单位,把社区作为护理对象。此时关注重点是社区的环境和社区群体的健康。社区环境包括对社区居民健康产生影响的自然环境和政府的政策制度、与居民健康相关的福利制度、社区内的医疗保健机构及其为社区居民的服务情况。

2) 家庭:以家庭为单位,把家庭作为护理对象。家庭健康主要取决于家庭整体功能的健康状态,这也是家庭健康护理关注的中心。

3) 个人:是构成家庭、团体的基本单位,而社区又是由家庭和群体构成的,因此社区中个人的健康是构成家庭和社区健康的基础。

(2) 按人的健康程度分类:

1) 健康人群:是指生理、心理、道德和社会适应处于健康状态的人群。培养健康人群应从幼小或健康时期就养成良好的卫生习惯、健康的生活方式。

2) 亚健康人群:是指虽没有明显的疾病,没有异常的客观指标,但呈现体力下降、反应能力减退、适应能力下降等主观症状。社区护士对此类人群进行护理,可以把疾病消灭在萌芽阶段。

3) 重点人群:主要是指儿童、妇女、老人等,这类人群有其特殊的生理及心理需求,是需要重点关注的人群。

4) 高危人群:是指存在明显危害健康因素的人群和高危家庭的成员,其发生疾病的概率高于其他人群,如有高血压、糖尿病等家族史的人,或有严重不良生活习惯的人等。

5) 患病人群:急性疾病出院后需要继续恢复者,生活在社区的患有慢性病者和患有急性病需要立即就诊或转诊者,以及在家中度过人生最后时期的临终患者等。

3. 特点

(1) 以健康为中心:社区护理既关注患病人群,更关注健康人群,强调促进健康。通过护理服务促进和维护人群健康,提高身心健康水平,是社区护理工作的主要目标。

(2) 以社区人群为重点:社区护理以个人、家庭、社区人群为服务对象,但其工作重点是群体。通过个体服务,收集和分析人群的健康状况,以解决人群中存在的主要健康问题。

笔记栏

（3）具有较高的自主性与独立性：社区护理工作的范围广，涉及内容多，要运用流行病学的方法来预测和发现人群中容易出现健康问题的高危人群，这就需要护士具有一定的认识问题、分析问题和解决问题的能力。社区护士经常独立面对服务对象，面对不断变化的健康问题，需要社区护士自主决定与处理。

（4）长期性、连续性、可及性服务：社区护理为社区居民提供基本的卫生服务，是社区与居民联系的纽带，居民与社区的依存关系决定了社区护理服务的长期性。这就要求护理服务不因服务对象某一健康问题的解决而中断，而是要在不同的时间、空间范围内提供连续性、全面性的整体护理。可及性是指社区护理服务具有就近性、方便性、主动性，以满足社区居民的健康需求。

（5）与多部门合作提供综合服务：社区护理是团队工作。为了实现健康社区的目标，社区护士除了需要与医疗、保健人员之间密切合作外，护士还要与当地行政部门、福利、教育等多方面人员联系。因此，社区护士需要主动与各方人员加强合作，才能做好社区卫生服务工作。

（二）社区护理的工作任务

1. 提供社区保健服务　　向社区各类人群提供健康护理保健服务，特别是妇女、儿童和老年人。

2. 提供社区疾病患者的护理管理　　向社区所有的慢性疾病、传染性疾病及精神疾病患者提供所需要的护理及管理服务。

3. 提供社区急、重症患者的转诊服务　　帮助在社区无法进行适当的护理或管理的急重疾病患者转入适当的医疗机构，以得到及时和必要的救治。

4. 提供社区临终护理　　向社区的临终患者及家属提供他们所需要的身心护理服务。

5. 提供社区护理健康教育　　向社区各类人群提供有计划、有组织、有评价的护理健康教育、健康促进活动，提高居民对健康的认识，养成健康的生活方式及生活行为，促进和维护群体健康。

6. 提供社区康复护理服务　　向社区残障者提供康复护理服务，以帮助他们改变健康状况，恢复功能。

（三）社区护理的服务方式

社区护理的服务方式是社区护士对社区中的个人、家庭和社区提供健康服务时使用的方法。目前国际上常用的服务方式有护理程序、家庭访视、居家护理、社区流行病学调查、健康教育、健康普查、保健指导及组织社区活动等。我国社区护理常用的服务方式：护理程序、健康教育、家庭访视及居家护理。

1. 社区护理程序　　是指社区护理人员应用系统理论、人的基本需要理论、信息交流理论和解决问题理论，通过评估、诊断、计划、实施和评价5个步骤，系统、科学地解决问题的一种工作方法，也是社区护理人员从事社区护理工作时必需的工作手段。

（1）社区护理评估：立足于社区，收集、记录、核实、分析、整理社区内个人、家庭、群体及社区的健康状况资料的过程，以判断护理对象、家庭、社区的现存的和潜在的健康问题，以便为下一步社区护理计划的制订奠定基础。收集资料根据对象的不同分为以下3种类型：

1）个人健康的评估：个人是家庭的重要组成部分，个人健康是家庭健康的根本，因此应该对家庭中的个人进行细致而全面的评估。评估内容有一般资料、现病史、既往健康状况、生活状况及自理程度、心理社会状况、护理体检。评估方法有观察法、交谈法、护理查体、查阅有关资料和文献。

2）家庭的评估：是为了了解家庭的结构和功能状况，分析家庭与个人健康之间的相互作用，以便了解家庭健康需求，为制订家庭护理计划提供依据。家庭评估内容包括家庭基本资料，家庭结构及生活周期，维持家庭的系统，相互作用及交流、支持、应对及适应、健康管理、居住环境。

3）社区护理评估：评估内容为社区的地理环境特征、人口群体特征、社会系统特征，评估方法为观察法、文献法和调查法。

（2）社区护理诊断：是对个人、家庭、群体或社区现存的或潜在的健康问题的反映及其相关因素的陈述，并且这些健康问题可以通过护理干预得以改变，从而导向健康方向。社区护理诊断构成

笔记栏

要素为社区护理问题 P(problem)、相关因素 E(etiology)、症状与体征 S(sign or symptom)。

（3）社区护理计划：是护理过程中的具体决策过程，是护士与护理对象合作，以护理诊断为依据，制订护理目标和护理措施，以预防、缓解和解决护理诊断中确定的健康问题的过程。主要内容包括排列护理诊断顺序、确定护理目标、制订护理措施及构成护理计划。

（4）社区护理计划的实施：包括实施前的准备，即做什么、谁去做、怎样做及何时做；实施时营造气氛；执行护理计划；书写护理记录，做到及时、准确、真实及重点突出。

（5）社区护理评价：是社区护理程序的最后一步，主要是测量和判断目标实现的程度和措施的有效性。评价也是总结经验吸取教训、改进工作的系统化措施，解决了原来的护理问题；若目标未达到，则要对其原因进行分析，并重新进行评估、判断、制订计划和实施新的措施。主要方法包括直接行为观察法、交谈、问卷调查和标准检查。为保证社区护理活动的可评价性，应做到护理活动尽量用可测量的词汇记录，规定达到护理目标的具体时间期限，确定测量护理活动结果的科学方法，明确护理目标。

2. 社区健康教育　　是指以社区为范围，以社区居民为教育对象，以社区护士为主体，为满足社区居民的健康需求，促进社区居民健康而实施的健康教育活动。

（1）社区健康教育对象：

1）健康人群（健康促进教育）：各个年龄段的人群，侧重卫生保健知识，提高对常见病的警惕，定期体检，帮助其保持健康、促进健康，远离疾病。

2）亚健康人群：侧重于自我保健知识，改变不良生活方式，学会身心调节方法。

3）具有某些致病危险因素的高危人群：侧重于预防性健康教育，帮助他们自觉纠正不良的行为及生活习惯，掌握自我保健技能。

4）患病人群：包括各种恢复期患者、慢性期患者和临终患者。前者侧重于康复知识的教育，以减少残障、加速康复。后者进行临终死亡教育，帮助其面对死亡，减少对死亡的恐惧，尽可能轻松度过人生的最后阶段。

5）患者家属及照顾者：帮助他们掌握科学的居家护理技能，坚定持续治疗和护理的信念，提高对居家护理重要性的认识。

（2）社区健康教育的内容：

1）一般性健康教育：帮助了了解增强个人和人群健康的基本知识。

2）特殊性健康教育：针对社区特殊人群常见的健康问题进行教育。

3）卫生管理法规教育：了解法规，提高责任心和自觉性。

（3）社区健康教育的方法：专题讲座、印刷资料、照片及图画、案例教育、板报或宣传栏，音像材料、演示、交谈、讨论、健康咨询及其他（包括广播、录音、电视和科技电影）等。

（4）社区健康教育的程序：评估、诊断、计划、实施、评价。

3. 家庭访视　　是指在服务对象家里，为了维持和促进个人、家庭和社区的健康而对访视对象及其家庭成员所提供的护理服务活动。

（1）家庭访视对象：存在健康问题或潜在健康问题的个人和家庭成员——弱势群体，如特困家庭、具有遗传性危险因素、慢性病患者家庭等。

（2）家庭访视类型：

1）评估性家庭访视：评估个体及家庭的状况与需求。

2）预防保健性家庭访视：为疾病预防和保健进行访视。

3）急诊性家庭访视：对发生临时性、紧急性的问题进行访视。

4）连续照顾性家庭访视：提供家庭护理。

（3）家庭访视主要内容：

1）判断家庭存在的健康问题，制订援助计划，进行家庭成员的健康管理。

2）提供直接的护理。

笔记栏

3）健康教育。

4）提供如何利用各种社会健康福利资源的咨询知识。

5）进行协调、合作服务。

4. **居家护理**　　是指在有医嘱的前提下，社区护士直接到患者家中，应用护理程序向社区中有疾病的个人即出院后的患者或长期家庭疗养的慢性患者、残疾人、精神患者，提供连续、系统的基本医疗护理服务。

（1）居家护理的对象：

1）在家疗养的慢性患者。

2）出院后病情已稳定但还需要继续治疗或康复的患者。

3）重症晚期在家的患者。

4）残疾人。

（2）居家护理的形式：

1）家庭病床，在我国多数以家庭病床的形式进行居家护理。

2）居家护理服务中心，是对家庭中需要护理服务的人提供护理的机构。

二、社区护士的职能和能力要求

（一）社区护士的职能

1. **社区护士的任职条件**　　获取社区护士执业资格，参加市以上社区护士岗位培训，具备独立从事护理工作（临床护理工作 5 年以上）能力。一般社区护士应具备的条件包括健康的身心，丰富的学识、经验及技能，敏锐的观察力及护理评估能力，良好的品质及服务态度。

2. **社区护士职责**

（1）提供社区健康护理：对社区卫生环境和社区人群的健康进行管理和护理。通过收集整理和统计分析社区内群体的健康资料，评估社区群体的健康状态和分布情况，发现社区群体的健康问题和影响因素，参与处理和预防紧急意外事件，参与检测影响群体健康的不良因素等。

（2）提供个人及其家庭健康护理：通过家庭访视和居家护理等方式对家庭中存在的健康问题的个体进行护理的健康指导，同时应注重家庭整体功能的健康、家庭成员间是否协调、家庭发展阶段是否存在危机等，对个体及其家庭整体提供健康护理。

（3）提供社区保健服务：为社区不同年龄阶段人群提供预防保健服务，利用定期健康检查、家庭访视、居家护理等，以儿童及家长、妇女、老年人为重点人群，进行健康保健指导。

（4）开展社区健康教育：运用护理程序，通过办班、发放宣传资料和小组讨论等多种方式，对社区居民进行健康教育。健康教育的对象可以是社区内具有不同健康需求的个人、家庭和群体。教育内容主要围绕疾病预防，不同年龄阶段的预防保健、健康促进等，如妇幼保健知识、儿童保健知识、一般保健知识、老年保健知识、影响人群健康的主要危险因素等，提高居民预防疾病、维持和促进健康的意识，纠正不良生活习惯，促进健康行为，提高社区群体的健康水平。

（5）开展计划免疫与预防接种：参与完成社区儿童的计划免疫任务，进行免疫接种的实施和管理。

（6）进行定期健康检查：辅助全科医师的诊察，对相应的问题给予生活和保健指导，并与全科医师共同进行定期的健康普查的组织、管理，建立居民健康档案。

（7）进行居家慢性病患者、残疾人和精神障碍者的护理：承担已诊断明确的居家患者的护理，提供基础或专科护理服务，配合全科医师进行病情观察与治疗，进行精神卫生护理、慢性病防治与管理、营养和饮食指导，为患者及家属提供他们所需的护理服务及健康教育。

（8）提供社区急重症患者的转诊服务：对社区无法进行妥善抢救和管理的急重症患者，安全转诊到相关的医疗机构，使他们得到及时、必要的救治。

（9）进行传染病的防治：参与社区传染病的预防与控制工作，对社区居民进行预防传染病的知

笔记栏

识培训,提供一般消毒、隔离技术等护理指导与咨询。

(10) 提供社区临终护理服务:帮助临终患者减少痛苦,使他们安详地走完人生最后一段,同时尽量减少对其家庭成员带来的影响,为社区临终患者及其家属提供所需的综合护理服务。

(11) 其他:承担社区卫生服务相关人员的联络与协调工作。条件具备者,可成为社区卫生服务的管理者,承担社区卫生管理工作。

(二) 社区护士的能力要求

借鉴国际护士协会(2003 年)提出的护士核心能力框架,社区护士的能力要求主要有以下 9 个能力。

1. 人际交往和沟通能力　　社区护理工作既需要其合作者的支持和协助,又需要护理对象的理解和配合。社区护士需要具有不同的年龄、家庭、文化和社会背景的社区居民、社区管理者及其他卫生工作人员的密切合作。因而,社区护士必须具有社会学、心理学和人际沟通技巧方面的能力,以便更好地开展工作。

2. 综合护理能力　　根据社区护理概念及社区护士的主要职责,社区护士必须具备各专科护理技巧及中西医结合的护理技巧,才能满足社区人群需要。

3. 独立判断、解决问题能力　　社区护士在很多情况下需要独立进行各种护理操作、运用护理程序、开展健康教育和进行咨询或指导。因此,慎独、解决问题或应变能力对于社区护理人员非常重要。护士必须应用护理知识、经验及一切可以利用的资源在社区护理实践中做出正确的护理决策,从而解决护理问题。

4. 预见能力　　预见能力主要应用于预防性的服务,而预防性服务是社区护士的主要工作之一。社区护士有责任在问题发生之前,找出其潜在因素,从而提前采取措施,避免或减少问题的发生。

5. 收集信息和处理信息的基本能力　　如掌握基本的统计学方法,具备处理和分析资料的能力,协助社区进行健康相关研究的能力。

6. 基本的组织、管理能力　　组织、管理能力是社区护士必备的能力之一。社区护士在向社区居民提供直接护理服务的同时,还需调动社区相关的一切积极因素,组织开展各种形式的健康促进活动。

7. 协同合作能力　　社区护士应与其他社区卫生保健工作者协同工作。

8. 不断获取与本专业发展有关的新知识,培养促进自身与专业发展的能力　　社区护士应通过不断更新知识,并将新知识结合到社区护理实践中去,不断地提高社区护理质量。

9. 自我防护能力　　社区护士自我防护能力主要包括两个方面,即法律的自我防护及人身的自我防护。

10. 应对社区急性、突发性事件的基本能力　　社区护士是急性突发事件的第一时间接触者,对社区急性、突发性事件承担着重要作用。

三、国内外社区护理发展概况

(一) 国外社区护理

在 19 世纪中期以前,由于生活贫困、卫生服务资源匮乏,加之护理的空白,多数患者在家中进行疗养,主要是由家庭主妇进行日常生活的照料。但是,她们多数没有经过正规的护理知识教育和技能训练,只是凭借祖先和民间遗留的经验给予患者一些基本的生活照顾和康复护理。然而,正是这种简单、基础的家庭护理为早期地段访视护理的形成奠定了基础。1669 年"慈善姐妹社"在巴黎创立,主要是帮助贫困人群。拉维妮亚•道克女士(Lavinia Dock)是女权运动的倡导者,一生都致力于护理和健康服务。玛丽•卡迪娜女士(Mary Gardner)的《展现综合性和权威性的社区护理》一书,提到当时护理工作者多为修女或者在社会中具有高阶层的女性基督徒,这对于发展护理事业具有倡导和催化作用。《新约•罗马书》中记载圣菲比(Stphoebe)是公共卫生史上第一位访视护士。回顾历史,社区护理的发展走过三个阶段,即地段访视护理阶段、公共卫生护理阶段和社区护理阶段。

笔记栏

从 1854 年起,英国流行病学学会在全国部分社区贫困人群中挑选了一些妇女,经过专业的培训后,让其为社区贫困人群提供护理服务。但是,在开始的几年,在社会上并未引起较大的反响。1859 年,英国利物浦企业家威廉·勒斯朋(William Rothbon)的妻子患慢性病卧床在家,因得到护士玛丽·罗宾森(Mary Robinson)的精心护理而康复,深深使威廉体会到家庭护理可以减轻患者的痛苦,解决家庭困难。于是,他倡导了一场家庭护理运动,与罗宾森护士合作,在 1859 年创立了第一个访视护理机构,并且在南丁格尔的支持和帮助下,威廉在利物浦皇家医院创办了护士学校,开始了地段访视护理教育,有计划地训练护理人员,从事贫病者的访视照顾工作。经过培训的学员分配到利物浦的 18 个地段,为居民提供居家护理服务。因此,有人将他誉为“地段访视护理之父”。1874 年,伦敦成立了全国访贫护士协会。当时的地段访视护理服务内容侧重疾病护理,地段访视护理的主要来源是经过培训的志愿者。美国也认识到对贫困家庭护理的重要性,1877 年纽约经过宗教团体培训的护士开始进行地段访视,她们进入居民家庭,按照医嘱提供各种护理及保健服务。1885 年,美国纽约成立了地段访视社,后统一命名为“访视护士协会”。

1893 年,地段访视护理得到飞速发展,美国护士丽莲·伍德(Lillian Wald)在纽约亨利街开设了护理中心,她认为最有效的护理方法是将保健护理服务设置在贫穷的移民区内,她不仅对贫困患者进行居家护理,同时也将公共卫生纳入视野,向居民提供预防疾病、妇幼保健、环境监测和健康宣教等公共卫生服务,从而使地段访视护理演变为公共卫生护理。因此,她被认为是现代社区护理的先驱,她将社区护理人员正名为“公共卫生护士”,认为护士在社区中,从事社区和家庭评估,确定社区居民的要求,并尽力提供服务,致力于学校卫生护理和社区护理事业。1912 年,伍德女士在美国成立了第一所公共卫生护理机构,并制定了公共卫生护理的目标和相关规章制度。此阶段进行公共卫生护理者多数是经过系统学习的公共卫生护士。

进入 20 世纪 70 年代,出现了将医疗、护理和公共卫生融于一体的社区卫生服务。1970 年,美国将公共卫生护理与护理相结合,露丝·依思曼(Ruth Eastman)第一次提出“社区护理”一词,认为社区护理是护理人员在不同形式的卫生机构服务,而社区护理的重点是在社区,目的是促进社区人群的健康,预防疾病。1978 年,WHO 对社区护理给予肯定并加以补充,要求社区护理成为社区居民“可接近的、可接受的、可负担得起的”卫生服务。随着社会的不断发展,社区护理受到越来越多的重视,不少国家已成立专门机构。社区护士的教育系统日益完善,教育程度已达到本科、硕士水平。社区护理工作不仅是对患者和家庭的护理,以社区为单位的社区健康护理也是社区护理工作的一部分。

(二)国内社区护理

我国公共卫生护理的发展阶段起始于 1925 年,北京协和医学院在护理教育课程中增设了预防医学课程,由协和医院教授格兰特(Mr. Grant)发起,与北京市卫生科联合创立了公共卫生教学区——北京市第一卫生事务所,举办医护公共卫生进修班。1932 年,政府设立了中央卫生实验处,训练公共卫生护士。1945 年,北京协和医学院成立了公共卫生护理系。当时的公共卫生护理课程包括健康教育、心理卫生、家庭访视与护理技术指导。同年,北京市卫生事务所发展到 4 所。1950 年,我国取消了高等护理教育,全国大量开展中等护理教育,课程设置中未设公共护理的相关的课程。城市和农村虽有三级医疗卫生网络,但参加预防保健工作的主要力量是公共卫生专业的医生和经过医学专科教育或短期培训的医生,护士很少。

1983 年,我国开始恢复高等护理教育,课程设置中增设了护理预防保健知识和技能的训练。1994 年,卫生部所属的 8 所医科大学与泰国清迈大学联合举办了护理硕士班,在课程设置了社区健康护理和家庭健康护理课程。1993 年和 1997 年,中等专业卫生学校对护理课程两次进行调整,增加了社区护理方面的内容。1996 年 5 月,中华护理学会举办了“全国首届社区护理学术会议”。1949～1996 年间,通过对医疗机构的不断完善与规范,城市有城市医院、门诊部(所)医疗站、防疫站、妇幼保健所;城区有卫生局,下设防疫站、妇幼保健所、结核病防治所,部分医院开设地段保健科或者家庭病床;农村形成县医院、乡(卫生院)、村(卫生所)三级网络。

1997 年,全国相继在护理本科教学中设置了社区护理课程,在上海成立了老人护理院,在深圳、天津等地成立了社区卫生服务中心和社区卫生服务站。2006 年 2 月,国务院发布了《关于发展城市社区卫生服务的指导意见》,进一步具体规范了发展社区卫生服务的指导思想、基本原则和公共目标,以及推进社区卫生服务体系建设的具体指导方法。经过几年努力,天津、上海、北京、沈阳等地区先后建成具有一定工作特色的社区卫生服务示范区。目前,全国 95% 地级以上的城市、86% 的市辖区和一批县级市开展了城市社区卫生服务,全国已设置社区卫生服务中心 3 400 多个、社区卫生服务站近 12 000 个,创建了 108 个全国社区卫生服务示范区。以社区卫生服务中心为主,社区卫生服务站为辅,医疗诊所、医务室、临终关怀、护理院、家庭护理等为补充的社区卫生服务体系框架,正在大中型城市逐步形成,社区护理也相应得到了发展。

第三节 社区护理管理

一、社区护理相关政策与法规

1997 年,国家发布《中共中央、国务院关于卫生改革与发展的决定》和《关于进一步加强护理工作管理的通知》,强调了开展社区卫生服务和社区护理的重要性。1999 年 8 月,十部委发布《关于发展城市社区卫生服务的若干意见》中又进一步从时限上规定了发展社区卫生服务的总目标。2000 年,卫生部发出《社区护士岗位培训大纲(试行)》通知。1999～2000 年基本完成社区卫生服务试点和扩大试点工作。2002 年,卫生部提出《社区护理管理指导意见》。2005 年,《中国护理事业发展规划纲要(2005—2010)》提到:发展社区护理,拓宽护理服务。2001～2005 年,全国基本实现现代化的县市建成较为完善的社区卫生服务体系。2003 年开始,卫生部、民政部、国家中医药管理局联合启动创建全国卫生服务示范区活动。

2006 年,国务院下发《关于发展城市社区卫生服务的指导意见》,明确了社区卫生发展的指导思想、基本原则和工作目标,提出了社区卫生服务的六项功能,包括健康教育、预防、保健、康复、计划生育技术服务及一般常见病、慢性病的诊疗服务;明确了各部门的职责,主题鲜明,可操作性强,对我国社区卫生服务的发展影响很大。2009 年,中共中央国务院《关于深入医药卫生体制改革的意见》进一步明确社区卫生服务的各个方面,是医疗改革重点工作的推进,极大地推动了社区卫生服务的发展进程。同年,国家卫生部发布《国家基本公共卫生服务规范(2009 年版)》,明确地提出了健康教育、计划免疫、儿童保健、孕产妇保健、传染病预防、慢性病管理、精神病患者管理、60 岁以上老年人管理及建立健康档案的 9 大类 21 项社区卫生服务。2011 年 5 月再次对其做出了新的修改,发布了《国家基本公共卫生服务规范(2011 年版)》,增加了卫生监督管理规范,从而提出了 10 大类 41 项社区公共卫生服务内容。为进一步规范国家基本公共卫生服务项目管理,国家卫生和计划生育委员会在《国家基本公共卫生服务规范(2011 年版)》基础上,组织专家对规范内容进行了修订和完善,形成了《国家基本公共卫生服务规范(第三版)》(2017 年),合并了《中医药健康管理服务规范》和《结核病患者健康管理服务规范》,对有关服务规范内容进行了修改完善,精简和优化了部分工作指标。在我国一系列相关政策的推动下,社区公共卫生服务在我国发展迅速,形成了一个稳定的管理模式和服务体系。但是,作为一个人口众多的发展中国家,社区卫生服务体系改革仍然面临着许多问题。

二、社区护理伦理规范

护理伦理规范是依据一定的护理道德理论和原则而制定的,用以调整医疗工作中各种复杂的医疗护理关系,评价护理行为善恶的标准。在社区护理工作中,护士与服务对象之间的接触更加密切、直接及频繁。要建立护士与社区居民的良好关系,就需要社区护士遵从社区护理伦理道德规

笔记栏

范,提高自身的职业道德修养,向个人、家庭、社会提供全方位的护理服务。社区护理伦理规范主要有以下几点。

(1) 全面履行社区护理工作的责任和义务,以强烈的社会责任感对待工作,做到认真负责,一丝不苟。社区护理人员通常会独立完成对社区居民的护理服务。因此,社区护士应具备较高的职业道德标准和高尚的道德追求,忠于职守,秉公办事,主动为社区群众服务。

(2) 正确处理医护人员之间、社区工作者与服务对象之间的众多利益关系。社区护理的重点是社区整体人群,因此应该将社会利益放在首位,以全社区利益为重,保护人民的健康,对全社区负责。

(3) 尊重社区人群的生命、权力和尊严,尊重社区人群的信仰、价值和风俗习惯;尊重社区人群的基本需求和愿望,不受种族、国籍、信仰、性别、年龄、政治或社会地位的影响,对护理对象一视同仁。

(4) 具备良好的沟通能力,在社区护理中护士应该积极关注护理对象,做到耐心倾听、善于捕捉信息、及时反馈、适时发问、打破沉默。一专多能,需要以较广的团队协作知识、过硬的基础护理知识、丰富的医学知识和社会知识为基础,对护理对象进行健康教育。

(5) 与医疗、保健、社区各级各类人员紧密合作,群策群力,共建健康社区。做好社区护理,取决于社区群众密切配合,取决于各部门、各单位、各地区的密切配合和各级领导的支持,更需要社区护士、医技人员的通力合作。为提高社区护理的质量,必须依靠集体的力量和智慧,努力为社区医疗工作的发展做出最大的贡献。

(6) 保护护理对象的隐私,审慎使用护理对象资料,进行护理工作时,应确保护理对象安全。护士在社区护理服务中会深入到社区、家庭,不可避免地会更多接触到服务对象及其家庭的隐私。泄露患者个人的隐私,不仅损害了护理对象利益,也使自己处于被动的地位,影响社区护理的开展。

(7) 以科学结果为依据,实事求是,为社区人群提供优质的护理服务。

(8) 努力学习法律知识,特别是新刑法中有关护理部分;提高自己守法的意识,把遵纪守法作为标准来要求自己,对于有违法行为的人要勇于监督检查,运用国家的法律来保护自己的合法权益,维护法律的尊严,以提高社区护理质量。

知识拓展

社区护理的主要目标之一是促进居民自我保健。自我护理是指人为了自己的生存、健康及舒适所进行的自我实践活动。自我护理是社区护理的基本理念,即个人在与其家属或社区群体的相互作用中,选择符合自己健康生活行为的养育、保健及疗养方法,实施自我健康管理。

奥瑞姆(Orem)的自理理论是自我护理的核心,是社区个人健康护理的基础理论。奥瑞姆提出,人在社会中都希望进行自我管理,并对自己及依赖者的健康负责,护士主要是帮助人们建立自我护理能力,使人们对自己的健康负有责任感。奥瑞姆的自理理论包括自理理论、自理缺陷理论、护理系统理论。

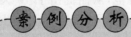

王先生,男,52岁,来到社区卫生中心,希望社区护士给予弟弟帮助。王先生主诉的情况是:"弟弟王冰,男,50岁,2年前,医院确诊为重症肌无力(myasthenia gravis, MG),每周一次由妻陪同去医院就诊。需要完全由他人照顾和护理的弟弟最近夜间痰量增多,出现咳痰困难,弟媳由护理带来的疲劳加重。王先生担心这样继续下去会拖垮弟弟的家庭,来站请求社区护士的援助"。

【问题】

(1) 根据以上资料,请说出本案例属于哪种社区服务方式?

(2) 该服务方式的主要内容包括哪些?

(3) 当社区服务进行两个月时,主治医师说:"由于病情逐渐加重,考虑今后病情会有突然恶化的可能,以及妻子护理负担过重,希望住院治疗。"此时的社区护士最优先做什么事情?

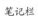

小 结

通过本章的学习,了解社区护理学的基本概念、任务以及社区护士的职责要求,能够应用社区护理学服务方式对社区人群进行护理。

【思考题】

(1) 简述社区的特点与功能。
(2) 社区护理常用的服务方式有哪些?
(3) 社区护士的职责和能力要求有哪些?

(刘永兵 薛 谨)

笔记栏

第二章

以社区为导向的护理

学习要点

- **掌握**：① 社区护理评估的方法；② 社区护理诊断优先次序的确定；③ 社区护理评价的内容；④ 居民健康档案的内容；⑤ 社区居民健康档案的管理。
- **熟悉**：① 社区护理评估的内容；② 社区健康问题的特点；③ 社区护理计划的原则的制定；④ 社区居民健康档案的建立。
- **了解**：① 社区健康问题确定的原则；② 社区护理实施前的准备；③ 社区护理评价的指标；④ 居民健康档案的类型。

社区护理的服务对象包括了个体、家庭、社区等不同层次,不同护理对象的护理需求存在各自特点。基于社区的护理(community-based nursing practice,CBNP)是将服务对象界定为个体及家庭,并没有考虑到社区的环境因素对社区健康的影响。以社区为导向的护理(community-oriented nursing practice,CONP)则考虑到社区环境对于社区健康的影响,是社区护士对社区健康状况、社区居民健康危险因素、社区居民对社区护理服务的需求与利用等,进行资料收集、分析与判断,明确社区主要健康问题,并实施和评价社区护理服务的过程。以社区为导向的护理包括社区护理评估、社区护理诊断、社区护理计划、社区护理计划实施、社区护理评价5个工作步骤。

第一节　社区护理程序

一、社区护理评估

社区护理评估的目的在于发现社区健康问题,确定社区居民的需要和需求及优先次序,并找出造成社区健康问题的相关因素,了解和发掘可利用的社区资源,为分析社区解决问题的程度与能力提供基础。

（一）收集资料的内容

1. 社区环境　　社区的地理位置、自然环境、人为环境均与社区健康状况密切相关。

（1）地理位置与自然环境：包括社区的面积、范围;社区的位置,如社区是否邻近山川河流、交通枢纽、商业区、重工业区;社区气候特点等。

（2）人为环境：是否存在影响社区健康的物理、生物及化学因素,特别是社区范围内有无生产排放有毒、有害的物质,或是有无垃圾污染、噪声等。

2. 人口群体特征　　发现有共同特性和共同健康问题的群体是以社区为导向的护理中一项重要的工作。人口群体特征的评估主要包括评估社区居民基本情况、社区健康状况、重点人群分布等。

（1）社区居民基本情况：包括人口数量、人口密度、人口动态（出生、死亡、婚姻、离婚、死产）以及性别、年龄构成等。

（2）社区群体健康状况：包括社区居民的平均寿命，死因排序及各疾病的死亡率，两周患病率及两周医疗卫生服务利用情况，疾病发病率、患病率、罹患率，社区居民健康自我评价情况等。

（3）重点人群分布：重点人群的疾病预防与管理是当前社区护理工作的重点内容。重点人群包括国家基本公共卫生服务项目要求的 0～6 岁儿童、孕产妇、老年人、慢性病、精神疾病和肺结核患者等。

3. 社会系统特征　　社区居民的生活方式、健康行为受到社区卫生保健资源，社区福利资源，政治和政府决策，社区经济、文化与教育，交通与安全，娱乐，信息传递等社会系统特征的影响，是社区护理工作需要考虑到的因素。

（1）卫生保健资源：包括社区内的卫生保健服务机构的种类、数量、分布、提供的服务内容等。其中，卫生服务机构提供的服务内容及种类一般包括治疗性卫生服务（如各级医院、急救中心）、预防性卫生服务（如疾病预防与控制中心、妇幼保健院）、社区卫生服务（如社区卫生服务中心、社区诊所）和医养结合型卫生服务（如医养结合老年人护理院）。

（2）社区福利资源：评估社区居民对国家提供的福利政策的接受度和满意度，以及社会对于重大疾病、贫困家庭等脆弱群体的社会保障制度、实际利用情况等。

（3）政治和政府决策：政府对于医疗卫生政策的制定对于社区健康问题的解决常常具有重大影响。社区医疗卫生投入力度、资源配置等离不开政府的重视。例如，我国自 2009 年启动国家基本公共卫生服务项目以来，这个项目在基层医疗卫生机构得到了普遍开展，人均基本公共卫生服务经费补助标准从 2011 年的 25 元提高至 2016 年的 45 元，先后增加了中医药健康管理服务和结核病患者健康管理服务，也在一定程度上促进了我国社区护理的发展。常用的评估指标包括现有卫生政策的受益面、实际覆盖率，卫生政策的受损面等。

（4）社区经济、文化与教育：社区经济与社区内的卫生保健机构设备、人员配置，以及社区居民的医疗保险与健康投资等密切相关。社区居民的教育程度影响其健康素养水平，各类教育机构的数量及分布也与社区健康促进及健康教育的实施有关。社区经济的评估指标包括社区内的产业性质、社区居民生活水平、医疗保险及健康投资情况、医疗费用支付比例、社区失业率等。社区文化与教育的评估指标包括社区居民受教育程度与年限、社区居民健康素养水平、社区各级教育机构的数量及分布（包括全日制度教育机构、老年大学、继续教育机构等）、宗教状况等。

（5）交通与安全：社区内便捷的交通设施能够增加残障人员生活的便利性，良好的交通条件有助于急救事件发生时的应急处置，完善的交通安全机制能够减少因交通事故造成的意外伤害，这些都有利于维持和促进社区健康。

（6）娱乐：社区运动、休息等娱乐场所及设备的种类、数量及利用情况，对于社区居民的运动选择、休息方式等具有影响。

（7）信息传递：社区居民对于健康信息的获取、与社区卫生服务机构的沟通及联系等信息传递，均会对社区居民的健康行为产生影响。

4. 社区健康状况

（1）社区居民患病情况：包括社区居民死因构成及死因排序、孕产妇死亡率、婴儿死亡率等，社区居民两周患病率、慢性病患病率、社区居民患病率排序等，性别、年龄不同病因就诊率，性别、年龄不同病因住院率与平均住院天数及社区疾病谱的变化等。

（2）疾病负担情况：残疾现患率和伤残调整期望寿命、不同病因的潜在减寿年数、伤残调整寿命年限、社区居民自评疾病负担等。

（3）社区居民健康危险因素：包括社区环境因素、负性家庭重大生活事件，以及吸烟、酗酒、不合理膳食、不参加体育锻炼、超重、持续高压力状态等健康危险行为或不良生活方式等。

笔记栏

（4）社区医疗卫生服务利用、需求及满意度：包括社区卫生服务机构数量、分布,社区卫生人力资源配置,社区居民对于社区门诊利用情况、转会诊情况、家庭访视情况,社区居民对于社区医疗卫生服务的需求内容及满意度等。

（二）收集资料的方法

收集可靠翔实的资料是开展社区护理诊断的重要前提(表2-1)。根据资料获取的途径,可以将资料分为社区卫生服务中心自己收集的一手资料、现有的二手资料等。其中,现有可利用的二手资料包括社区卫生服务中心自有的居民健康档案、既往社区筛检、患者在社区卫生服务中心就诊及健康体检数据等,其他部门拥有的资料(如社区街道办事处的社区人口资料、疾病预防与控制中心的卫生监督资料、民政部门的伤残资料、卫生机构的患病率及死因排序),以及社区居民持有的医院门诊病历、住院资料等。对现有资料的利用,需要首先对资料的质量进行客观评价,明确资料的可靠性、代表性等。对一手资料收集的常用方法包括社区调查、社区筛检、专题小组讨论、社区重点人物访谈等。

表2-1 常用的现有社区评估资料来源及内容

资 源 来 源	内　　　容	特　　　点
社区卫生服务中心	居民健康档案	常可直接进行比较
	既往社区筛检数据	注意覆盖人口的特点、代表性
	患者就诊记录	常可直接利用
	患者健康体检数据	常可直接进行比较
民政部门	伤残资料	注意标准是否统一
卫生机构	居民患病率、死因排序	注意率计算分母的范围及是否标准化
社区居民	医院门诊病历	患者可能丢失部分纸质资料;不同检测仪器的统一性
	医院住院病历	在各级医疗机构未实现数据共享前需要患者复印住院病历

1. 社区调查

（1）类型：根据社区调查范围及对象的不同,社区调查包括普查、专题抽样调查、典型个案调查、暴发调查等。其中,普查是为了全面了解社区的各种特征而针对社区居民进行的调查。专题抽样调查是针对某一具体健康问题专门组织的调查,用以了解这一健康问题在社区中的发生、发展。典型个案调查是针对社区的偶发健康事件或罕见疾病,对个别发生的典型个案进行的专门调查。暴发调查是对社区短时间内发生多起同种或相似疾病时开展的调查,用以了解事件的共同规律及变化特征。

（2）方法：社区调查常采用体格检查、问卷调查、实验室检查、观察法相结合的方法。体格检查常在患者就诊或在普查、典型个案调查时进行。问卷调查可以采用面对面的方式完成,也可以利用基于互联网如微信、QQ等途径。实验室检查可以在社区卫生服务中心也可以在其他医疗机构完成。观察法常采用挡风玻璃式观察,常用于社区护士对于社区整体的居住环境、卫生状况、交通情况等进行观察。

（3）实施步骤：在开展社区调查时,首先要根据社区护理工作实际,明确调查需要解决的问题,然后明确调查的范围、对象、工具、方法、人员配置、时间进度及经费预算等,并通过预调查,确定最终的调查计划,在调查实施过程中通过互查、复查及补漏等保障调查的质量。

2. 社区筛检

（1）目的：通过社区专项筛检,能够早期发现临床前期及临床初期的可疑患者,从而为早诊断、早治疗提供基础,预防或延缓疾病的发生、发展,并为社区人群疾病预防与控制提供参考。

（2）方法：根据筛检使用方法的数量可以分为单项筛检、多项筛检。根据筛检目的可以分为选择筛检、整群筛检。其中,选择筛检指的是对社区内的重点高危人群进行筛检,最大限度发现那些无临床症状的可疑患者;整群筛检指的是针对社区中某疾病患病率较高时,从社区整个人群中将患病可能性较大的个人筛检出来。

（3）实施步骤：首先需要根据发病率、患病率等疾病资料及治疗的前景、社区居民的参与性等,确定筛检的疾病或健康问题。然后在筛检实施前了解疾病的自然史,选择灵敏度、特异度适宜且安全性高的筛检技术,并考虑到筛检可能对社区居民生理和心理方面带来的风险。在实施筛查后,对筛检出

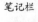

笔记栏

的可疑患者进行治疗或转诊。最后,利用真实性、可靠性、受益等指标对社区筛检过程进行评价。

3. 专题小组讨论

(1)目的:专题小组讨论可用于了解社区居民对于社区常见健康问题的看法、对于解决方法的参与意愿、社区居民对于医疗服务的需求及满意度等。

(2)方法:专题小组讨论根据次数可以分为单次专题小组讨论和连续性专题小组讨论。

(3)实施步骤:在专题小组讨论前,需要确定讨论小组的人员组成,一般需要包括社区卫生服务中心的医护人员、社区居民代表、街道(乡镇)行政管理工作人员等,然后提前确定小组讨论的主题。在开展小组讨论时,主持人需要介绍专题小组讨论的目的并启发、鼓励讨论,并记录讨论的内容。在讨论结束时需要做好总结和评价工作,根据问题的解决程度决定是否进行下一次讨论。

4. 社区重点人物访谈

(1)目的:重点人物是指在社区范围内具有较大个人影响的人,他们常处于非正式组织中,但具有较大的影响力。在收集社区居民对社区卫生服务满意度评价资料及社区居民对社区干预的参与意愿时,常通过重点人群访谈收集资料。

(2)方法:根据访谈前是否确定访谈提纲,分为结构式访谈、半结构式访谈及非结构式访谈。

(3)实施步骤:首先要根据访谈的目的,决定是否制订访谈提纲,联系确定合适的访谈时间和场所。在开展访谈时要取得访谈对象的合作,并在访谈时适当记录或录音录像。在访谈结束后要及时对资料进行整理与分析。

(三)资料的分析

1. 资料的复核 所有资料在处理前都需要复核准确性及有效性,可以利用分析数据特点、与既往资料或其他来源相关资料进行比较等方法进行。

2. 资料的分类 根据资料收集的内容,可以将资料分为社区地理环境、人口群体特征、社区系统特征、社区健康状况等。

3. 资料的处理 一般来说,如果二手资料是构成比、率等相对数,可以直接利用,如果是原始数据等绝对数或是体格检查、问卷调查、实验室检查等数据,可以利用计算机软件辅助进行统计分析。

二、社区护理诊断

社区护理诊断(community nursing diagnosis)是关于个人、家庭或社区对现存的或潜在的社区健康问题及生命过程的反应的一种判断。社区护理诊断能够为社区护士制订护理计划提供基础。社区护理诊断需要针对社区健康问题的特点提出社区护理诊断,并明确社区护理诊断的优先次序。

(一)社区健康问题的特点

1. 健康问题常处于早期未分化阶段 社区健康问题常表现为非典型的、非特异的症状或体征,有时很难在临床表现、社区相关线索与健康问题间建立明确的逻辑关系。

2. 健康问题的病因及影响因素常具有多维性、复杂性 社区健康问题常常不仅是单纯的医疗问题,其涉及的病因及影响因素常包括生理、心理、社会等不同方面,也常与家庭功能、社区系统等有关联。因此,实现社区健康问题的解决要把视域放在社区层面,以整体性的观点囊括所有与社区健康问题有关的要素。

3. 健康问题的影响范围广、持续时间长 社区健康问题通常表现为社区间的聚集性,涉及的社区居民人数较多,健康问题波及的范围较广,持续的时间较长,常需要综合、连续的管理才能解决。

(二)社区健康问题确定的原则

1. 普遍性原则 社区护理诊断是针对社区居民健康需要和需求确定社区主要健康问题的过程,所诊断的社区健康问题须是在社区居民中普遍存在的,因而在确定健康问题时所使用的资料也应该是针对社区人群的参数。

2. 急迫性原则 确定的社区健康问题须是对社区人群的健康状况影响较大,造成的后果较为严重且较紧急的问题。例如,传染性疾病在社区人群中的快速传播问题,慢性疾病对于老年人造

笔记栏

成照顾负担过重问题等。

3. 健康问题可防治原则　　需要对社区健康问题的流行因素基本清楚,有行之有效的治疗手段,且处置手段易于社区居民接受、干预效果可以测量和评价。

4. 效益性原则　　从护理经济学角度考虑,利用成本效益等参数,评价在固定、相同资源条件的前提下,解决社区健康问题的经济效益和社会效益。

(三) 社区护理诊断的确定

1. NANDA　　北美护理诊断协会(North American Nursing Diagnosis Association, NANDA)所提出的护理诊断可以按人类反应型态(human response pattern)、功能健康型态(functional health pattern)、危险因素及特征表现(risk factor and characteristic)等进行分类。其中,按人类反应型态的分类方法的13个领域中,与社区护理诊断相关联的包括健康促进领域、角色关系领域、安全与防护领域等。

2. OMAHA　　护理诊断(问题)分类系统 OMAHA 系统是由美国内布拉斯加州的奥马哈(OMAHA)访视护士协会提出的工作方法,共包括护理诊断/问题分类系统、干预措施分类系统、结局评定系统3个部分(表2-2)。其中,护理诊断/问题分类系统根据问题的属性将社区健康问题分为环境、生理、心理与社会、健康相关行为4个领域。

表 2-2　OMAHA 系统的主要内容

系　　统	领域/类别	内　　容
护理诊断/问题分类系统	环境	收入、卫生、住宅、邻居及工作场所的安全、其他
	生理	听觉、视觉、说话与语言、咀嚼、认知、疼痛、意识、皮肤、神经运动系统与功能、呼吸、循环、消化、排便功能、生殖泌尿功能、产前产后及其他内容
	心理与社会	与社区资源的联系、社会接触、角色改变、人际关系、精神压力、哀伤、情绪稳定性、照顾、忽略儿童/成人、虐待儿童/成人、生长与发育及其他内容
	健康相关行为	营养、睡眠与休息形态、身体活动、个人卫生、物质滥用、家庭计划、健康指导、处方用药、特殊护理技术及其他内容
干预措施分类系统	健康教育、指导与咨询	提供信息和资料,预测患者问题,鼓励患者自我照顾,进行行为的调整适应,协助个人、家庭或社区做出决策
	治疗与程序	技术性的护理活动
	个案管理	协调、倡导、转诊
	监测	追踪随访、测量评价、判断分析和监测
结局评定系统	知识	记忆与解释信息的能力
	行为	能被观察的反应、行为
	症状与体征	主观及客观的症状、体征

知识拓展

OMAHA 系统的发展史

OMAHA 系统是由美国内布拉斯加州的奥马哈(OMAHA)访视护士协会提出的工作方法,其发展史大体上可以划分为3个阶段。第一阶段是1975~1980年,这一阶段开始基于当时已有的描述性研究、前瞻性研究的基础,从实践案例中概括提取了36个最为常见的健康问题,并初步形成了问题分类系统。第二阶段是1984~1986年,这一阶段有更多的机构如居家照护中心等对OMAHA系统进行了多中心的临床研究,对已有的问题分类系统进行了补充和修订,并对干预措施进行了分类,从而形成了OMAHA干预措施分类系统及OMAHA的结局评价尺度。第三阶段是1989~1993年,多家护理机构对OMAHA的三大系统进行了应用,完善了OMAHA系统。

OMAHA 系统护理诊断/问题分类系统、干预措施分类系统、结局评定系统,已成为以社区为导向的护理实践过程中科学的工作方法。

笔记栏

（四）社区护理诊断优先次序的确定

1. 总体原则　　社区护理诊断有可能不只存在一项，考虑到人力资源和时间等因素的限制，在存在多项社区护理诊断时需要确定优先次序并制订解决方案。一般来说，排在首位的社区护理诊断是对社区居民的生命构成威胁，且影响面广、危害大的问题；其次是可影响社区居民身心健康，但不会直接威胁居民生命的问题；最后是那些目前没有影响居民的健康，但将来可能影响居民健康的问题。

2. 方法　　在无法根据总体原则对优先次序做出判断时，可以借鉴计分法以量化的方式进行分析。常用的有 Stanhope & Lancaster 计分法、Muecke 计分法等。其中，Stanhope & Lancaster 计分法的指标包括社区对于健康问题的了解程度、社区解决问题的动机、健康问题的严重程度、预防的效果、社区护士解决问题的能力、政策、快速性及持续性效果等，根据比重（1～10 分范围）及资源（1～10 分范围）计算总分（表 2-3）。Muecke 计分法的指标与 Stanhope & Lancaster 计分法相似，加入了社区可利用的资源这一指标，但在计分时只需计各指标的裸分（0～2 分范围），然后再计算总分即可做出判断（表 2-4）。

表 2-3　Stanhope & Lancaster 计分法示例

拟确定的社区诊断	社区对健康问题的了解程度		社区解决问题的动机		健康问题的严重程度		预防的效果		社区护士解决问题的能力		政策		快速性及持续性效果		合计
	比重	资源	比重	资源	比重	资源	比重	资源	比重	资源	比重	资源	比重	资源	
老年女性骨质疏松筛查不足	5	10	6	10	7	8	10	10	8	10	8	10	8	10	506
预防跌倒发生不到位	4	8	5	6	5	6	4	4	7	7	8	6	4	8	253
多重用药管理不规范	4	8	5	6	2	6	4	4	5	7	4	5	2	2	149

表 2-4　Muecke 计分法示例

拟确定的社区诊断	社区对健康问题的了解程度	社区解决问题的动机	健康问题的严重程度	社区可利用的资源	预防的效果	社区护士解决问题的能力	政策	快速性及持续性效果	合计
老年女性骨质疏松筛查不足	1	1	2	2	2	2	2	2	14
预防跌倒发生不到位	1	1	1	1	1	1	1	1	8
多重用药管理不规范	0	1	1	1	1	1	0	1	6

三、社区护理计划

（一）确定干预活动的对象

社区护理计划是为了解决所诊断的社区健康问题而开展的干预活动。社区护理计划的对象不仅包括了存在共性健康问题的群体，还包括了社区内需要改善的设施及环境因素等。

（二）确定干预活动的目标

1. 干预活动目标的分类　　根据时间长短，干预活动的目标可以分为短期目标、长期目标。其中，短期目标指的是在相对较短的时间内要实现的目标，一般不超过 6～12 个月，而长期目标是指需要相对较长时间才能达到的目标。根据评价指标的不同，干预活动的目标包括认知、情感及行为等方面的改变；根据干预活动参与层次的不同，干预活动的目标包括家庭、社区群体等。

2. 干预活动目标的要求　　干预活动目标是社区医务人员针对相应的社区健康问题，通过各种社区活动所期望达到的预期结果。因此，在制订目标时要具体、与社区健康问题密切相关，要规定时间期限，注意目标应是可观察和可测量的，并通过社区护士和社区自身努力能达到。

笔记栏

3. 制定社区护理计划的原则

(1) 针对性原则：为了保障干预活动的有效性，社区护理计划需要首先满足针对性的要求。确定社区护理诊断的优先次序是保证护理计划具有针对性的重要基础。

(2) 整体性原则：社区护理计划需要针对社区健康问题的个体、家庭、社区等全部相关因素，从整体上把握计划的干预层面。此外，社区护理计划虽然针对的是现有的或潜在的社区健康问题，但其干预并非仅集中于诊断的健康问题，还需要从整体观把健康问题的相关社区及社会因素考虑进去。

(3) 循证性原则：循证医学的核心是在医疗决策中将现有最佳研究证据、患者实际状况与患者意愿相结合，从而制定诊治方案。循证性原则不仅要求在医疗决策中应用最佳证据，还要求体现个体化原则，以及应用卫生经济学的方法对社区健康干预的效果进行评价。

(4) 主动性原则：对于社区护理计划的制订而言，要求社区护士树立预防为主、主动干预的理念，从传统的被动等待患者上门向主动解决社区健康问题转变。

4. 制订具体的活动方案 在制订具体活动方案时，根据社区健康问题优先顺序，将所提出的干预活动目标逐步分解，然后针对各个分目标利用循证医学制订具体的干预策略，进而确定完成干预所需要的人力、物力、财力及环境要素等，并形成计划书。例如，某社区护士发现该社区中女性老年人在围绝经期存在较严重的骨质疏松问题。为此，社区护士制订了表 2-5 中的活动方案。

表 2-5 制订具体活动方案的过程

目 标	亚目标	基于循证的具体干预策略	参与人员	时 间	活动场所	所需设备、工具
提高社区老年女性骨质疏松筛查率	6 个月内完成社区 80% 老年人群筛查	65 岁以上女性接受骨质疏松筛查（美国国家骨质疏松基金会、美国预防服务工作组）	街道行政人员、社区老年人、社区医务人员	即日起 6 个月内的每周一～周五全天	社区卫生服务中心	Achelles Insight 测量仪、骨折风险预测简易工具 FRAX
	8 个月内完成 60% 高危人群筛查	选择性地对骨折高风险的 50～64 岁停经女性进行筛查（美国国家骨质疏松基金会、国际临床骨密度学会）	街道行政人员、高风险女性老年人、社区医务人员	即日起 8 个月内的每周一～周五全天	社区卫生服务中心	Achelles Insight 测量仪、骨折风险预测简易工具 FRAX
……	……	……	……	……	……	……

四、社区护理计划实施

(一) 计划实施前的准备

社区健康计划实施是以社区健康为中心的综合干预。实施是计划付诸行动的阶段，尤其是将计划用于社区健康护理时，实施不仅是一项护理行为，更重要的是如何来协调各项措施的落实。因此，在实施社区护理之前，要对社区护理活动所需要的人力、物力、财力及环境要素等进行准备。其中，环境要素中所涉及的、如何获取政策支持及社区居民的参与是实施前准备的重点。

(二) 计划的实施

由于社区护理计划的制订基于循证医学理念设计，随意更改活动计划有可能影响干预的科学性和效果。因此，社区护理的实施应严格按照制订的计划开展。同时，社区护理的实施需要社区居民的参与和配合，并与其他相关部门合作，共同完成护理计划。因此，在实施社区护理的过程中，要重视社区居民的参与依从性，并在允许的范围内适当调整干预活动，更好地实现干预目标。

(三) 计划实施的质量控制

质量控制是指通过一系列的方法和策略，保证计划执行过程中的质量。质量控制是服务于计划实施的动态过程，并非简单的计划效果的行为效应。质量控制常包括计划是否按时间进度执行、实施的内容是否与计划一致、实施者的知识与技能是否能够满足计划执行的需求等。

五、社区护理评价

(一) 社区护理评价的分类

社区护理评价按照时间顺序可以分为事前评价、中期评价和事后评价;按照干预活动的性质可以分为过程评价和结果评价。其中,过程评价是对社区护理程序的各个阶段进行的评价,而结果评价是针对计划项目的实施所达到的目标和指标的总体效果评价。

(二) 社区护理评价的内容

1. 对社区护理计划的整体评价 通过各阶段的分析,评价护理计划的合理性,分析整个干预计划的实施缓解或解决了多少相关的问题。

2. 干预活动的力度 评价干预活动的力度是否缓解或解决了社区居民的健康需求,是否改善了社区居民的健康状况,其力度如何。

3. 干预活动的进展情况 通过查看干预活动的进展记录表,评价活动的种类、举办次数、参与者数量、举办场所等具体情况。

4. 费用情况 计算每次活动的开支,并分析是否存在既能减低开支又能达到预期效果的其他替代方案。

5. 干预计划的效果 从社区居民所得益处角度,评价护理干预行动对社区居民疾病的治疗和预防的效果,以及其对干预活动的满意度。

6. 干预计划对有关群体的长远影响 在干预计划实施期间连续评估有关群体的健康状况,如发病率、死亡率和其他健康指标等。

7. 干预计划的持久性 监测干预计划的财政状况和人员的流动情况。

(三) 社区护理评价的指标

1. 社区居民的群体健康指标 包括各年度发病率、患病率、就诊率和死亡率的变化。

2. 社区环境状况改善的相关指标 包括社区软硬环境的各项指标,如社区垃圾处理等。

3. 社区预防保健指标 包括新生儿访视率、儿童计划免疫接种的覆盖率等。

4. 社区卫生服务资源的评价指标 包括社区卫生服务中心(站)的数量、人员配备等,社区居民健康档案的建档率,社区医疗费用,居民健康观念和健康行为的转变、家庭健康问题和健康行为的转变等。

第二节 社区居民健康档案的建立与管理

实施国家基本公共卫生服务项目是促进基本公共卫生服务逐步均等化的重要内容,是我国公共卫生制度建设的重要组成部分。居民健康档案作为记录社区居民健康状况及其发展变化,以及影响健康的有关因素和利用医疗卫生服务过程进行系统化记录的系统化文件,是国家基本公共卫生服务项目的重要组成部分。

健康档案是社区居民健康管理(疾病防治、健康保护、健康促进等)过程的规范、科学记录,是以居民个人健康为核心,贯穿整个生命过程,涵盖各种健康相关因素,实现多渠道信息动态收集,满足居民自我保健和健康管理、健康决策需要的信息资源。健康档案与"病历"既有区别也有联系。"病历"是医疗机构对门诊、住院患者(或保健对象)临床诊疗、指导干预的卫生服务工作记录。"病历"是健康档案的主要信息来源和重要组成部分,健康档案对"病历"的信息需求并非"病历"的全部,而是根据健康管理的目的适当取舍。

笔记栏

一、居民健康档案类型及内容

(一)居民健康档案的类型

根据档案记录形式,可以将居民健康档案分为纸质健康档案和电子健康档案。根据档案主体的层次,可以将居民健康档案分为个人健康档案、家庭健康档案和社区健康档案等3个类型。

(二)居民健康档案的内容

1. 个人健康档案　　个人健康档案内容包括个人基本信息、健康问题、重点人群健康管理记录和其他医疗卫生服务记录。

(1) 个人基本信息:包括姓名、性别等基础信息和既往史、家族史等基本健康信息。其中,既往史包括居民建档时还未治愈的慢性病或某些反复发作的疾病、手术史、外伤史、输血史等,有病史卡的以卡上的疾病名称为准,没有病史卡的应有证据证明是经过医院明确诊断的;家族史是指直系亲属(父亲、母亲、兄弟姐妹、子女)中是否患过所列出的具有遗传性或遗传倾向的疾病或症状。

(2) 健康问题:包括一般健康检查、生活方式、健康状况及其疾病用药情况、健康评价等。例如,当前社区卫生服务中心针对老年人和高血压、2型糖尿病和严重精神障碍患者等的年度健康检查包括症状、一般状况、生活方式、脏器功能、查体情况、辅助检查、现存主要健康问题、住院治疗情况、主要用药情况、非免疫规划预防接种史、健康评价、健康指导等。其中,现存主要健康问题是指曾经出现或一直存在,并影响目前身体健康状况的疾病;住院治疗情况是指最近1年内的住院治疗情况;主要用药情况是对长期服药的慢性病患者了解其最近1年内的主要用药情况,如用法、用量、用药时间、服药依从性等。健康问题的记录方式最常用的是以问题为中心的个人健康问题记录(problem-oriented medical record,POMR)。POMR 通常包括主观资料(subject data)、客观资料(object data)、评估(assessment)、计划(plan)等部分,即采用"S-O-A-P"的格式(表2-6)。

表2-6　POMR 的记录

符　号	含　义	实　　　例
S	主观资料	某社区老年人在小区内聊天时会提到"头晕时常出现,血压又变高了"等信息
O	客观资料	某社区18岁以上成人慢性非传染性疾病患病顺位依次为高血压、超重、糖尿病、高血脂
A	评　估	高血压患者中已知高血压的仅占34%,在已知高血压患者中,规律服药的只占57.7%
P	计　划	成立慢性病(高血压)社区综合防治工作小组,开展高血压筛检、社区随访、社区健康教育

(3) 重点人群健康管理记录:包括国家基本公共卫生服务项目要求的0~6岁儿童、孕产妇、老年人及慢性病、严重精神障碍和肺结核患者等各类重点人群的健康管理记录。

(4) 其他医疗卫生服务记录:包括上述记录之外的其他接诊、转诊、会诊记录等。其中,接诊记录单包括就诊者的主观资料、就诊者的客观资料、评估、诊断计划、治疗计划、患者指导计划等;转诊记录单(转出)包括初步印象、主要现病史、主要既往史、治疗经过等,转诊记录单(回转)包括主要检查结果、治疗经过、康复建议等;会诊记录单包括会诊原因、会诊意见、会诊医生及其所在医疗卫生机构名称。

2. 家庭健康档案　　是以家庭为单位,对家庭整体健康状况及家庭各成员健康问题而形成的资料。家庭健康档案是居民健康档案归档管理的基本单位。家庭健康档案主要包括家庭一般资料、家庭评估资料、家庭主要健康问题等内容。

(1) 家庭一般资料:通常置于家庭健康档案的首页,内容主要包括家庭住址,家庭成员人数,家庭各成员的姓名、性别、出生日期、职业、文化程度及家庭整体经济状况、居住环境、卫生设施等。

(2) 家庭评估资料:主要包括家庭结构、家庭功能、家庭发展周期、家庭内外资源、家庭压力和家庭危机等。可以利用家系图、APGAR 家庭功能评估表等进行家庭资料的评估。

(3) 家庭主要健康问题:主要记录家庭发展周期各阶段曾经出现或一直存在的重大生活事件及其他家庭危机问题,及其对当前家庭整体健康状况的影响。

笔记栏

3. 社区健康档案　　是以社区为服务主体,通过记录社区卫生资源、社区主要健康问题、社区居民健康状况,从而使社区医务人员从整体去把握社区的健康问题,为社区居民提供医疗卫生服务,是以社区为导向的护理理念的体现。社区健康档案包括社区一般资料、社区卫生服务资源、社区卫生服务状况、社区居民健康状况等。

(1) 社区一般资料:主要包括社区的自然环境、人口学数据、社区经济文化及组织状况、社区动员潜力等。

(2) 社区卫生服务资源:是指社区卫生服务机构及社区卫生人力资源状况等。

(3) 社区卫生服务状况:主要包括社区门诊利用情况、转会诊情况、家庭访视情况、住院情况等。

(4) 社区居民健康状况:主要包括社区人口数量及构成、社区居民患病情况、社区死亡情况、社区居民健康危险因素评估资料等。

二、社区居民健康档案的建立

(一) 居民健康档案建立的方法

居民健康档案的建立可参照"1-2-6"模式及结合其他公共卫生服务活动的方法。其中,"1-2-6"模式即从"1位就诊患者""2种慢性病""6种特殊重点人群"入手,建立居民健康档案。

1. "1位就诊患者"　　社区居民到乡镇卫生院、村卫生室、社区卫生服务中心(站)接受服务时,由医务人员负责为其建立居民健康档案,并根据其主要健康问题和服务提供情况填写相应记录,同时为服务对象填写并发放居民健康档案信息卡。建立电子健康档案的地区,逐步为就诊患者制作发放居民健康卡,替代居民健康档案信息卡,作为电子健康档案进行身份识别和调阅更新的凭证。这是当前确定建档对象的主要方法之一。

2. "2种慢性病"　　针对我国当前面临的慢性病患者人数快速增加的问题,以糖尿病、高血压2种慢性病为突破口,为慢性非传染性疾病患者建立慢性病随访管理计划,进行系统管理。

3. "6种特殊重点人群"　　《国家基本公共卫生服务规范(第三版)》(2017年)明确指出,居民健康档案的服务对象是辖区内常住居民(即居住半年以上的户籍及非户籍居民),其中以0~6岁儿童、孕产妇、老年人、慢性病患者、严重精神障碍患者和肺结核患者等6类人群为重点,这也是当前确定建档对象的主要方法之一。

4. 结合其他公共卫生服务活动　　通过入户服务(调查)、疾病筛查、健康体检等多种方式,由乡镇卫生院、村卫生室、社区卫生服务中心(站)组织医务人员为居民建立健康档案,并根据其主要健康问题和服务提供情况填写相应记录。例如,国家卫生和计划生育委员会于2017年在全国推广和使用统一的母子健康手册,从而有机整合妊娠前保健、妊娠期保健、住院分娩、儿童保健、儿童预防接种、计划生育服务内容,内容涉及计划妊娠妇女、孕妇、儿童家长自我监测和自我记录及医务人员的健康检查记录,可以用于建立和完善居民健康档案。

(二) 居民健康档案建立的注意事项

1. 规范的居民电子健康档案是实现健康档案信息化管理的前提　　根据国家卫生和计划生育委员会监测数据,截至2015年年底,全国居民电子健康档案建档率达到76.4%,分别管理高血压、糖尿病患者8835万和2164万人。居民电子健康档案的建立能够为健康档案的信息化管理提供基础数据支撑,是实现公共卫生服务大数据分析和利用的基石。已建立居民电子健康档案信息系统的地区应由乡镇卫生院、村卫生室、社区卫生服务中心(站)通过上述方式为个人建立居民电子健康档案。

2. 重视医疗卫生服务过程中的健康档案信息　　居民健康档案应不断补充与完善,并将社区居民利用医疗卫生服务过程中填写的健康档案相关记录表单及时整理,装入居民健康档案袋中统一存放,或是将居民电子健康档案的数据存放在电子健康档案数据中心。

3. 注意伦理原则和安全性原则　　社区居民健康档案的建立要遵循自愿与引导相结合的原则,在建立及完善过程中要注意保护服务对象的个人隐私;建立电子健康档案的地区,要注意保护

笔记栏

信息系统的数据安全。

4. 强调健康档案的记录科学性、规范性　　按照国家有关专项服务规范要求记录健康档案相关内容，记录内容应齐全完整、真实准确、书写规范、基础内容无缺失。如涉及疾病诊断名称时，疾病名称应遵循国际疾病分类标准 ICD－10 填写，涉及疾病中医诊断病名及辨证分型时，应遵循《中医病证分类与代码》(GB/T15657—1995，TCD)。各类检查报告单据应粘贴留存归档，如果服务对象需要可提供副本。已建立电子版化验和检查报告单据的机构，化验及检查的报告单据交社区居民留存。

三、社区居民健康档案的管理

(一) 社区居民健康档案归档过程中的管理

(1) 以家庭为单位进行归档管理：社区居民健康档案的归档管理一般是以家庭为单位，每个家庭拥有一个档案袋或档案编码。在档案袋中或档案编码下，包括家庭健康档案及家庭各成员的个体健康档案。

(2) 电子健康档案归档应做到规范、统一：在对社区居民电子健康档案进行归档时，须使用规范、统一的要求，参照《健康档案公用数据元》《健康档案基本数据集编制规范》等标准执行，为支持健康档案与相关卫生服务活动及其他信息资源库相互间的数据交换与共享提供基础。例如，统一为居民健康档案进行编码，采用 17 位编码制，以国家统一的行政区划编码为基础，村(居)委会为单位，编制居民健康档案唯一编码，同时将建档居民的身份证号作为统一的身份识别码。

(二) 社区居民健康档案使用过程中的管理

(1) 已建档居民到乡镇卫生院、村卫生室、社区卫生服务中心(站)复诊时，在调取其健康档案后，由医务人员根据复诊情况，及时更新、补充相应记录内容。

(2) 入户开展社区护理服务时，应事先查阅服务对象的健康档案并携带相应表单，在服务过程中记录、补充相应内容。已建立电子健康档案信息系统的机构应同时更新电子健康档案。

(3) 对于需要转诊、会诊的社区居民，由医务人员填写转诊、会诊记录。

(4) 所有的服务记录由医务人员或档案管理人员统一汇总、及时归档。

(三) 社区居民健康档案终止和保存的管理

(1) 社区居民健康档案的终止缘由包括死亡、迁出、失访等，均需记录日期。对于迁出辖区的还要记录迁往地点的基本情况、档案交接记录等。

(2) 纸质健康档案应逐步过渡到电子健康档案，纸质和电子健康档案，由健康档案管理单位(即居民死亡或失访前管理其健康档案的单位)参照现有规定中的病历的保存年限、方式负责保存。

知识拓展

国家卫生和计划生育委员会鼓励将电子健康档案对居民开放

由于技术等原因的限制，为了保护居民个人隐私不外泄，既往居民健康档案中的信息只有医疗机构的基层工作人员有权限查阅。国家卫生和计划生育委员会在 2017 年 7 月例行记者发布会上介绍，国家卫生和计划生育委员会鼓励有条件的地方充分利用移动互联网信息技术，探索逐步向居民个人公开电子健康档案，从而以多种线上服务的形式，为群众提供便捷的基本公共卫生服务。

江苏省张家港市已通过本地市民网向居民个人开放了健康档案，当地居民在手机端还能够通过手机 APP 和微信公众号等途径，实时获取医疗机构向居民推送的检验检测报告。安徽省合肥市五里墩街道社区卫生服务中心也已试点实现了个人电子健康档案向居民开放，居民手指"点一点"就能搜寻到自己的所有健康信息，实现了健康管理在基层。

笔记栏

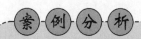 案 例 分 析

　　社区护士在到南山小学校医务室了解小学生健康状况时得知,该校小学生在过去一年内去医务室处理最多的是切割伤。社区护士想到,过去很多人一直认为,切割伤这样的意外伤害是不可预测、难以避免、无法控制的,但目前认为意外伤害虽是突发事件,它的发生既有外部原因,也有其内在规律,可以通过适当的措施进行有效地预防和控制。于是,社区护士在该小学范围内开展了社区护理评估。

　　社区护士利用问卷法对该学校小学生过去一年伤害发生情况及其原因进行统计分析,发现有26.9%的小学生曾去过学校医务室,次数最多的为13次;总伤害发生率为67.6%,主要原因是切割伤(占总伤害的42.1%);按伤害发生的地点从高到低依次为学校、家中、上下学路上及其他(构成比分别为47.3%、26.9%、25.8%)。社区护士还与学校的校医及管理人员进行了专题小组讨论,发现学校开展安全急救教育的主要方式是通过展板和广播的形式进行教育,而通过对家长委员会代表的非结构式访谈发现,绝大多数的家长认为孩子有必要接受应急训练,并认为很有必要将应急训练内容纳入学校的正常教学中。

　　此外,社区护士还了解了学校安全教育相关的政策,对《中小学公共安全教育指导纲要》在该学校的执行情况查阅了学校的相关记录。

【问题】

(1) 该社区护士采用哪些方法对南山小学进行社区护理评估?

(2) 为了减少伤害的发生,该社区护士采取了哪些干预措施?

小 结

　　社区护理评估的常用方法包括查阅现有资料、社区调查、社区筛检、专题小组讨论、社区重点人物访谈等。确定社区护理诊断优先次序常用的量化方法有 Stanhope & Lancaster 计分法、Muecke 计分法等。社区护理评价的内容包括对社区护理计划的整体评价、干预活动的力度、干预活动的进展情况、费用情况、干预计划的效果、干预计划对有关群体的长远影响及干预计划的持久性等。个人健康档案内容包括个人基本信息、健康问题、重点人群健康管理记录和其他医疗卫生服务记录等。

【思考题】

(1) 简述社区护理评估的方法。

(2) 如何确定社区护理诊断的优先次序?

(3) 简述居民健康档案的内容。

(李现文)

笔记栏

第三章

以家庭为中心的护理

- **掌握：**① 家庭的概念、类型，家庭健康护理的特点；② 家庭健康护理程序；③ 家庭访视的概念和意义、内容、过程、注意事项。
- **熟悉：**① 家庭生活周期及家庭面临的发展任务；② 家庭健康护理的主要工作内容；③ 家庭健康护理评估、计划、评价、实施，家庭访视对象、类型。
- **了解：**① 家庭类型、结构及功能；② 家庭健康护理理论。

第一节　家庭护理概述

家庭是社会最基本的单位，联结着个人、社区及社会，具有重要的功能和作用。家庭作为社会规范、道德教育、文化传承、情感满足的基本载体，对家庭成员的健康成长具有直接、持久、潜移默化的影响；同时，家庭在养老、疾病防治、社会扶助等方面也有不可替代的作用。家庭作为社区的基本组成部分，其健康状况直接影响社区整体健康。家庭对社会稳定也起着积极的推动作用。因此，社区护士要掌握家庭的有关知识，维护和促进家庭的健康稳定。

一、家庭

（一）概念

家庭是社会的基本结构和功能单位。不同时代、不同国家、不同民族对家庭的定义有所不同，一般可以将其分为狭义的家庭和广义的家庭。狭义的家庭是指由法定血缘、领养、监护及婚姻关系的人组成的社会基本单位。广义的家庭超出了法定的收养关系和婚姻关系，强调家庭的社会关系，是指由两个或多个具有血缘、婚姻、情感、经济供养关系的个体组成的社会团体中最小的基本单位，是家庭成员间共同生活和彼此相依的处所。

家庭关系基本上是一种终生关系，它不能因整个家庭或某个成员的功能低下或改变而改变某个成员的身份。另外，家庭关系的本质是感情关系，人们主要是彼此有感情，才会在一起组成家庭，比其他社会团体更重视关心、爱护感情关系。所以，从家庭的发展来看，关系健全的家庭至少包含以下几种关系：婚姻关系、血缘关系、亲缘关系、伙伴关系、经济关系、人口生产与再生产、社会化关系等。

（二）类型

从家庭的人口结构来分，家庭类型有以下几种。

1. **核心家庭**　是指由父母及其未婚子女组成的家庭，也包括无子女夫妇家庭，如无生育能力或婚后选择不要子女的家庭，以及养父母与养子女组成的家庭。现代社会中核心家庭已成为主要

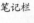

笔记栏

类型。核心家庭的共同特征是：规模小、人数少、结构简单、关系单纯，家庭内部只有一个权力和活动中心，便于做出决定，也便于迁移，与现代工业化、城市化社会相适应。

2. **主干家庭**　又称直系家庭，是指由一对已婚子女同其父母、未婚子女或未婚兄弟姐妹构成的家庭。主干家庭往往有一个权力和活动中心，还有一个次中心存在。

3. **联合家庭**　又称旁系家庭，是指由至少两对或两对以上同代夫妇及其未婚或已婚子女组成的家庭，包括由父母和两对以上已婚子女及孙子女居住在一起的家庭，或两对以上的已婚兄弟姐妹组成的家庭。这类家庭同时存在一个权力和活动中心及几个次中心，或几个权力和活动中心并存。其结构相对松散且不稳定，难以做出一致的决定。

4. **单亲家庭、重婚家庭**　是指由离异、丧偶或未婚的单身父亲或母亲及其子女或领养子女组成的家庭。重组家庭是指夫妻双方至少有一人已经历过一次婚姻，并可有一个或多个既往婚姻的子女及夫妻重组后的共同子女组成的家庭。

5. **丁克家庭**　是指夫妻双方均有收入，又有生育能力，自愿不要子女的家庭。

6. **空巢家庭**　是指无子女共处，只剩下夫妻两人独自生活的家庭。

7. **其他**　如单身家庭、同性家庭等。这些家庭类型虽然不具备传统的家庭形式，但也行使着类似的功能，表现出家庭的主要特征。

随着经济、社会的发展及各种观念的改变，家庭类型也在发生变化，主要表现在两个方面：第一，家庭结构简单化、小型化。例如，孤寡、独居、空巢老人逐渐增多，这些老年人多数以居家养老为主，为养老问题带来严峻考验。第二，家庭模式的多样化。离婚率及再婚率增高、晚婚、未婚生育、同居等社会问题使单亲家庭、重组家庭、丁克家庭等非传统家庭模式大幅度增长。

（三）结构

家庭结构是指家庭的组织结构和家庭成员之间的相互关系。家庭结构对家庭相互关系、家庭资源、家庭功能、家庭健康及其发展均产生不同程度的影响。家庭结构分为家庭外部结构和家庭内部结构。家庭外部结构主要指家庭人口结构，即家庭的类型。一个人一生中可能会因家庭的发展或特殊事件的发生经历多种类型的家庭。例如，一个孩子在一个传统的核心家庭（母亲、父亲、兄弟姐妹）度过他（她）早期的发展阶段，因为父母离婚，他（她）将在单亲家庭里度过一段时间。当单亲父母再婚时他（她）将加入到重组家庭生活。同样是这个孩子，成人以后又可以经历几种不同的家庭类型。他（她）可以与他人同居一段时间后，可能结婚并有自己的孩子，从而再次组成核心家庭，如果离婚，他（她）和其孩子又组成了单亲家庭，这时他（她）可再与其他人同居，一段时间后他可能与有孩子的伙伴再婚组成重组家庭。之后，孩子可能不在身边而成为空巢家庭，最后他（她）因为老年丧偶成为鳏夫（寡妇）构成单身家庭。每一次家庭类型的改变都可能影响家庭功能的发挥，从而给家庭成员带来不同程度的身心影响，因此，社区护士要帮助家庭成员渡过家庭类型的转变时期，以减少负面影响。家庭内部结构指家庭成员间的互动行为，其表现为家庭关系。一般认为家庭的内部结构包括家庭角色、家庭权利、家庭沟通和家庭价值观4个方面。

1. **家庭角色**　是指家庭成员在家庭中所占有的特定身份。一般家庭成员依照在家庭中责任对家庭角色进行分配。在一个健康的家庭，他们均自愿扮演自己的角色，且角色行为符合社会规范。通常家庭成员在家庭中同时承担多种角色，如既是母亲或婆婆，又是妻子，也可能是女儿或儿媳，还可能是姐姐或嫂子。家庭成员在家庭中的身份和所扮演的角色可能随时间的推移而改变。成年人的角色占主导地位，它是促进家庭健康发展的主要因素。角色也决定了家庭成员的行为，赋予他们在家庭和社会中应该执行的责任、义务和权利。家庭成员也可在没有充分准备的情况下进入到另一角色，如十几岁的高中生变成一个未婚生育的母亲。家庭角色的这种异常转变，可导致家庭功能的异常改变，从而影响家庭成员的身心健康。因此，在评估家庭角色时要注意家庭成员间角色负荷过重、角色匹配不当等角色适应不良的现象。

家庭角色功能的优劣是影响家庭功能的重要因素之一，进行家庭评估时应考虑到家庭角色的问题。社区护士可依据下面5个标准来判断家庭角色功能是否充分。

笔记栏

（1）家庭对某一角色的期望是一致的。

（2）各个家庭成员都能适应自己的角色模式。

（3）家庭的角色模式符合社会规范，能被社会接受。

（4）家庭成员的角色能满足成员的心理需要，即家庭成员乐意扮演自己的角色。

（5）家庭角色具有一定的弹性，能适应角色转换，承担各种不同的角色。

2. 家庭权力　　是指家庭成员对家庭的影响力、控制权和支配权。家庭的权力结构可分为三种类型。

（1）传统权威型：由家庭所在的社会文化传统"规定"而形成的权威。例如，在男性主导社会，父亲通常是一家之主，家庭成员都认可他的权威，而不考虑他的社会地位、职业、收入、健康、能力等。

（2）情况权威型：负责供养家庭、掌握经济大权的人，被认为是这种家庭类型的权威人物。妻子或子女若能处在这种位置上，也可能成为家庭的决策者。

（3）分享权威型：家庭成员分享权力，共同协商做出决定，由个人的能力和兴趣来决定所承担的责任。这是现代社会所推崇的类型。

每个家庭可以有多种权利结构并存，而且家庭权力结构并非固定不变，它有时会随着家庭生活周期阶段的改变、家庭变故、社会价值观的变迁等家庭内外因素的变化而转化。

3. 家庭沟通　　家庭沟通指家庭成员之间在情感、愿望、需要及信息、意见等方面进行交换的过程，通过语言和非语言的互动来完成。沟通是家庭成员间相互作用的关键，是相互交换信息、沟通感情、调控行为和维持家庭稳定的有效手段，也是评价家庭功能的重要指标。沟通是家庭达成一致、完成应有功能的重要条件，因此，家庭关系建立的好坏，关键在于沟通。

4. 家庭价值观　　家庭价值观指家庭判断是非的标准及对某事件所持的态度，它常常不被意识，却深深地影响各个家庭成员的思维和行为方式，也深深影响着家庭成员对外界干预的感受和反应性行为。家庭价值观受到家庭成员在所处的文化背景、宗教信仰和社会价值观的影响。

（四）功能

家庭功能是指家庭本身所固有的性能和功用。家庭作为人们生活的基本环境，对家庭成员具有满足其生理、心理及社会各方面、各层次需求的功能。具体来说，家庭具有以下几种功能。

1. 情感功能　　是形成和维持家庭的重要基础，指家庭成员之间通过彼此相互理解、关爱和支持，缓解或消除生活中的各种烦恼、压力，从而维持均衡、和谐的心理状态，它可以使家庭成员体会到归属感和安全感。

2. 社会化功能　　是指家庭有培养其年幼的成员走向社会的责任与义务，使其通过学习群体文化和承担社会角色，适应社会的过程。人的社会化始于家庭，家庭通过提供社会教育，帮助子女完成社会化的过程，并依照社会规范约束家庭成员的语言和行为。家庭还是文化、价值、道德的传播者，影响其成员人生观、价值观、世界观的形成。

3. 生殖养育功能　　家庭是目前社会所认可的生育子女、繁衍后代、赡养老人的合法社会组织，是人口再生产的唯一社会单位，发挥着延续人类、种群和社会的作用。

4. 经济功能　　是指提供家庭成员的经济资源，满足家庭成员衣、食、住、行、娱乐、教育等各方面的需要。

5. 健康照顾功能　　家庭不仅有保护、促进家庭成员健康的功能，还有在成员患病时提供各种所需照顾和支持的功能，主要的内容包括提供健康饮食、维持有益于健康的生活环境、提供适宜衣物、提供基本卫生资源与配合社区健康工作等。

（五）生活周期及其发展任务

家庭生活周期是指家庭遵循社会与自然的规律所经历的产生、发展与消亡的过程，人一样也有生活周期和发展任务，家庭关系最初是由一对新婚夫妇所建立，最终以夫妇的相继离世而终结，通常经历恋爱、结婚、怀孕、抚养孩子、孩子成家、空巢、退休、丧偶独居等时期。家庭成员在家庭生活周期的不同阶段具有不同的责任与任务,健康的家庭能妥善完成各阶段的任务,能够平稳发展;相反,若不能妥善解决家庭问题,就不能发挥家庭的功能,影响家庭成员的健康发展。

健康领域多应用美国杜瓦尔(Duvall)的家庭生活周期理论,Duvall根据家庭在各个发展时期的结构和功能特征将家庭生活周期分为8个阶段(表3-1):新婚期、第一个孩子出生、有学龄前儿童、有学期儿童、有青少年、孩子离家创业、空巢期、退休和丧偶独居期。但并非每个家庭都要经历上述8个阶段,家庭可在任何一个阶段开始或结束,如离婚和再婚,而这样的家庭可能存在更多的问题。

表3-1　Duvall家庭生活周期表

阶　　段	平均长度(年)	定　　义	重要发展任务
新婚期	2(最短)	男女结合	夫妻相互适应与沟通,建立亲戚关系,协调性生活,计划生育
第一个孩子出生	2.5	最大孩子为0~30个月	父母角色适应,应对经济和照顾孩子的压力,协调因家庭成员增多而发生的冲突
有学龄前儿童	3.5	最大孩子为30个月至6岁	促进儿童的身心发展,使其社会化,维持良好的夫妻关系
有学龄儿童	7	最大孩子为6~13岁	儿童身心发展,上学问题,使孩子适应上学,逐步社会化
有青少年	7	最大孩子为13~20岁	青少年的教育与沟通,青少年与异性交往,青少年性教育
孩子离家创业	8	最大孩子离家至最小孩子离家	父母与孩子关系改为成人关系,父母逐渐有孤独感
空巢期	15	所有孩子离家至家长退休	恢复夫妇二人世界,重新适应婚姻关系,感到孤独,开始计划退休后生活
退休	10~15	退休至死亡	经济及生活的依赖性高,面临各种老年疾病及死亡的打击

二、家庭护理

社区护理服务对象包括个人、家庭、人群及整个社区。家庭护理是以家庭为中心的护理,社区护士运用护理学、社会学、家庭治疗与行为健康学等基础理论与技术,为整个家庭提供健康服务。

(一)概念

家庭护理(family nursing)是社区护士以家庭为单位,与家庭及其成员有目的地进行互动,帮助家庭充分发挥家庭的健康潜能,预防、应对、解决家庭发展阶段的各种健康问题,以促进和维护家庭及其成员健康的活动。家庭访视是提供家庭护理的主要工作手段。

(二)意义

1. 早防范、早治疗与遗传相关的家庭健康问题　　人类的健康与疾病受到遗传因素影响,很多病呈现家族聚集性,如疾病21三体综合征、苯丙酮尿症,与遗传有关的疾病如宫颈癌、乳腺癌、高血压、糖尿病、冠心病等。通过家庭护理,可以对家庭成员进行早期的遗传性疾病筛查,做到早发现、早治疗。

2. 有效控制疾病的发生、发展及传播　　社区护士通过观察和沟通,了解与疾病发生、发展及传播相关的因素,如家庭的健康观念、防病意识、就医和遵医行为、生活和卫生习惯,找出影响家庭健康的问题,协助家庭解决这些问题。如社区护士通过健康教育,影响家庭的健康观念,增强防病意识,促使其成员采纳健康的行为和生活方式,改变就医和遵医行为,消除或减轻影响健康的危险因素,从而有效控制疾病的发生、发展及传播。

3. 促进儿童的生长发育　　家庭是儿童生理、心理、社会、文化、精神等各方面的成熟与发展的基本环境。良好的家庭护理,可使儿童接受良好的教育、合理的喂养,促进儿童生理心理发育。

4. 促进疾病的康复　　通过家庭护理,不仅可以促进家庭对其患病成员的关心、照顾及经济和情感的支持,还可以帮助家庭掌握康复的相关知识和技能,从而更好地促进家庭成员的康复。

(三)相关理论

家庭护理常用的理论有家庭系统理论、结构-功能理论、发展理论、系统性阻止模式等。作为社区护士应做到熟悉以上理论,根据每个家庭的情况运用到社区家庭护理工作中。

笔记栏

（四）对象

1. 有健康问题的家庭及家庭成员　　家庭中有出院后需继续治疗的患者、处于康复期的患者、在家休养的慢性病患者等，需要社区护士提供治疗护理、康复护理等内容。

2. 有重点保健人群的家庭及家庭成员　　家庭中有妇女、儿童、老年人等社区重点保健人群，需要对这些人群进行生理及心理的护理。

3. 具有疾病高危因素的家庭及家庭成员　　家庭中存在一些具有某种危险性高的疾病，其发病率高于其他家庭，社区护士应指导家庭早期进行防范，并定期进行体检。

4. 有癌症患者的家庭及家庭成员　　家庭中有癌症终末期患者，社区护士需做家庭访视，提供临终护理，减轻患者痛苦，帮助家庭成员度过悲伤期。

5. 有精神病患者的家庭及家庭成员　　家庭中有精神障碍如精神行为失常、精神分裂症，但处于稳定期的患者，社区护士应定期随访，进行心理疏导，并对家属及照顾者提供指导。

对于社区护士来讲，辖区范围内所有的家庭都是家庭护理的对象，但因社区家庭和人口数目较多、社区护士人员不足、时间有限，目前还不能满足每个家庭护理的需要。

（五）内容

1. 为家庭成员提供医疗、护理及保健服务　　社区护士通过家庭评估了解家庭成员的健康状况，协助家庭成员发现健康问题，指导家庭成员及早明确诊断，接受治疗。社区护士为患者及其家属提供有关疾病、护理的知识和技术及相应的保健指导，增强家庭成员应对健康问题的基本能力，督促他们掌握与疾病相关的基础知识。社区护士应指导患者及家属相应的护理操作，并向患者及家属说明可能会遇到的问题及解决问题的办法。

2. 为有传染病患者的家庭提供控制传染病的知识和技能　　有传染病患者的家庭，社区护士需对其做家庭访视，了解家庭生活环境、患者状况，协助家庭消灭病原体，切断传播途径，从营养、休息、运动及规律生活等方面对家庭成员进行指导，以增强免疫力。指导家庭学习消毒方法及各类防护技术，避免家庭其他成员及社区居民感染传染病。

3. 为有精神病患者的家庭提供心理指导　　社区护士需对该类家庭进行定期随访，对患者进行心理疏导，并指导家属及照顾者为患者提供心理指导，鼓励其参加社区及社会活动。

4. 协助家庭成员提高心理和社会适应能力　　社区护士应了解家庭所处的发展阶段及其发展任务，协助家庭成员自身调节和改变角色功能，满足家庭成员各发展阶段心理、社会需要。社区护士可以运用心理学的理论和技能，通过各种途径指导家庭成员调整心态，减轻压力，放松身心，使家庭成员都具有健康的心理和良好的社会适应能力，达到并维持最佳健康状态。

5. 协助家庭成员建立或维持健康的环境和生活方式　　针对家庭各成员的健康观念、防病意识、生活和卫生习惯、身体健康状况等，向家庭成员讲述目前存在的不健康行为及危害健康的因素，与家庭成员交换意见，共同探讨造成这些危险因素的原因及执行健康行为的能力，提供家庭成员相关的建议及相应的保健指导，督促家庭成员在条件允许的情况下改善不利于健康的环境和生活方式，使每个家庭成员都能在安全舒适的环境中成长和生活。

6. 协助家庭利用健康资源　　社区护士可以根据家庭的社会关系图了解家庭与社会组织（社会支持性团体、社会福利机构等）和他人（亲属、朋友、邻里、同事等）之间的关系，找出家庭的优势、可以寻求和利用的家庭资源，提供有关资源的信息，帮助家庭认识并充分利用这些资源，以解决家庭的健康问题。

7. 协助家庭参与社区活动　　社区卫生服务中心为培养人们良好的卫生习惯，传授预防疾病的常识，经常举办健康知识讲座；也会根据社区人群的健康状况开办各种俱乐部，如比较常见的高血压、糖尿病俱乐部；社区卫生服务中心还会对社区人群进行必要的急救知识和技能的培训，提高居民自救和互救的能力，如触电、溺水、气管异物、中毒等，此外，社区举办的一些文化、娱乐活动也有利于促进个体的身心健康。社区护士应向家庭提供这些活动的信息并鼓励家庭参与，使家庭成员获得保健知识和技能，提高整个社区的健康水平。

笔记栏

第二节　家庭护理程序

家庭护理程序是运用护理程序为家庭提供护理的方法。社区护士通过家庭评估判断出家庭健康问题，提出家庭护理诊断，制订家庭护理计划并实施，评价护理效果，并根据效果评价对护理计划做出必要的修正，最终达到解决家庭问题、维护和促进家庭健康的目的。

一、家庭护理评估

家庭护理评估（family nursing assessment）是为确定家庭存在的健康问题和确定解决这些问题的家庭优势而收集主观和客观资料的过程，其目的是了解家庭的结构和功能，分析家庭与个人健康状况，掌握健康问题的真正来源。社区护士可利用家庭护理理论模式及相应的评估工具进行评估，也可以结合该社区具体情况进行评估。

（一）家庭护理评估内容

家庭护理评估的内容有家庭一般资料、家庭成员患病情况、家庭发展阶段级人物和发展历史、家庭结构、家庭功能、家庭功能、家庭资源、家庭与社会关系、家庭应对与处理问题的能力与方法等（表3-2）。

表3-2　家庭护理评估内容

评 估 项 目	评估具体内容
家庭一般资料	1. 家庭基本信息（家庭地址、户主姓名、家庭电话） 2. 家庭成员基本资料（姓名、性别、出生年月、家庭角色、职业、文化程度、婚姻状况、宗教信仰） 3. 家庭成员健康状况及健康资料（医疗保障、过敏史、家族史、身高、体重）
家庭成员患病情况	1. 所患疾病的种类、日常生活受影响的程度 2. 疾病愈后 3. 家庭角色履行情况 4. 经济负担
家庭发展阶段及任务	1. 家庭目前所处的发展阶段及任务 2. 家庭履行发展任务的情况
家庭结构	1. 家庭成员间的关系（患者与家庭成员间、家庭成员间） 2. 家庭沟通交流：交流的方式、特点、结果及影响因素 3. 家庭角色（角色的变化、家庭的分工） 4. 家庭权利（传统权威型、情况权威型、分享权威型） 5. 家庭价值观（家庭成员观念、态度、信仰、健康观）
家庭功能	1. 家庭成员间的情感 2. 培养子女社会化的情况 3. 卫生保健情况（家庭对健康的感知、信念、行为、习惯）
家庭资源	1. 家庭内资源：家庭居住条件（面积、楼层、朝向、饮用水来源）、交通便利情况、经济来源、医疗保险、知识、风俗习惯、道德观念、信息、教育、文学欣赏 2. 家庭外资源 （1）家庭周围社会支持性团体（朋友、同事、邻里、志愿者和家政服务部门等） （2）社会保障设施（医疗保险机构、居民委员会、养老院、社区卫生服务中心等）
家庭与社会关系	1. 家庭与亲属、社区、社会的关系 2. 家庭利用社会资源的情况及能力
家庭应对与处理问题的能力与方法	1. 家庭成员对健康问题的认识（疾病的理解和认识等） 2. 家庭成员间情绪上的变化 3. 家庭战胜疾病的决心 4. 家庭应对健康问题的方式 5. 生活方式的调整（饮食、睡眠、作息时间） 6. 对家庭的经济影响 7. 家庭成员健康状况的影响

笔记栏

（二）常用评估工具

家庭评估常用家系图、家庭社会关系图、家庭关怀度指数等评估工具进行。

1. **家系图**　　是以家谱的形式提供整个家庭的构成、家庭的信息（重要的生活事件、社会问题、健康问题、文化宗教）及家庭成员之间的关系。家庭结构图由三代及以上的家庭成员信息组成，不同性别、角色和关系用不同的结构符号来表示。传统上将丈夫的符号放在左边，同代人中年龄大的排在左边，年龄小的排在右边，并在每个人的符号旁注上年龄、婚姻状况、出生或死亡日期、遗传病或慢性病等资料，在第一代人中，家庭结构图上根据需要可在符号（图 3-1、图 3-2）的下面或侧方标注家庭成员的姓名、出生年月（或年龄）、职业、健康问题、死因、（结婚、离婚、分居）时间、同居与再婚时间、受教育程度、体检的次数，也可在图旁边标注家庭的危险因素、家庭的优势、家族遗传性疾病等。

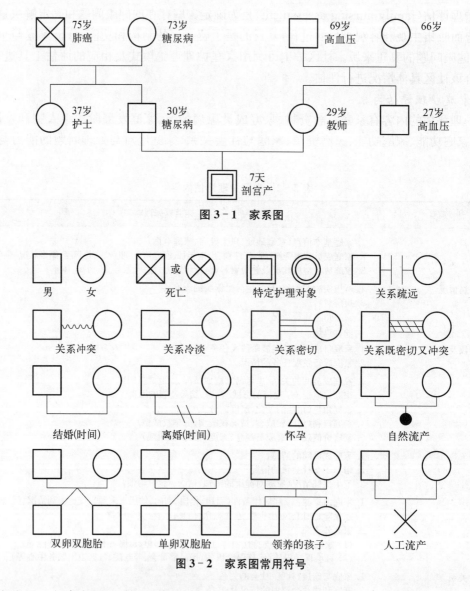

图 3-1　家系图

图 3-2　家系图常用符号

2. **家庭圈**　　家庭圈反映的是家庭成员主观上对家庭的看法及家庭关系网络。这种主观看法一般代表当前对家庭的看法、在家庭中的地位及成员间关系，将随时间不断地发生变化，需要不断修正。家庭圈的画法是：先让家庭成员画一个大圈，再在大圈内画上若干个小圈，分别代表自己和他认为重要的家庭成员；圈的大小代表权威或重要程度，圈与圈之间的距离代表关系的亲疏；家庭成员绘图时社区护士需回避（图 3-3）。家庭成员完成绘图后，社区护士通过向家庭成员提问或让家庭成员向社区护士解释图的含义，从而了解其家庭的情况。

笔记栏

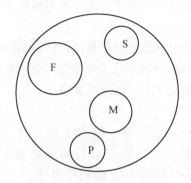 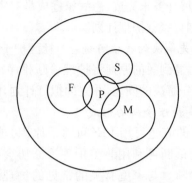

<table>
<tr><td>患者是位15岁的青少年，处于
叛逆期，很少寻求家庭帮助</td><td>患者是位19岁的大一学生，与家
人相处融洽，遇事寻求家庭帮助</td></tr>
</table>

图 3-3 家庭圈

F：父亲；M：母亲；S：姐妹；P：患者

3. **家庭关怀度指数** 家庭关怀度指数测评表又称家庭功能评估表，是用来检测家庭功能的问卷，是自我报告法中比较简便的一种，反映了个别家庭成员对家庭功能的主观满意度。测评表共5个题目，每个题目代表一项家庭功能，分别为适应度(adaptation)、合作度(partnership)、成熟度(growth)、情感度(affection)、亲密度(resolve)，简称 APGAR 问卷，分值在 0～3 分表示家庭功能严重障碍；4～6 分表示家庭功能中度障碍；7～10 分表示家庭功能良好。该问卷回答问题少，评分容易，可以粗略、快速地评价家庭功能，适宜在社区中使用。具体内容见表 3-3。

表 3-3 家庭关怀度指数测评表

	经常 (2分)	有时 (2分)	几乎从不 (2分)
1. 当我遇到问题时，可以从家人处得到满意的帮助(适应度)	☐	☐	☐
2. 我很满意家人与我讨论各种事情及分担问题的方式(合作度)	☐	☐	☐
3. 当我希望从事新的活动或发展时，家人都能接受且给予支持(成熟度)	☐	☐	☐
4. 我很满意家人对我表达感情的方式及对我情绪(如愤怒、悲伤、爱)的反应 (情感度)	☐	☐	☐
5. 我很满意家人与我共度时光的方式(亲密度)	☐	☐	☐

家庭护理评估是护士进行家庭护理干预的基础，家庭评估的好坏将直接影响采取的护理措施是否恰当。在评估过程中，护士应该与家庭成员建立相互信赖的关系，有利于收集到比较全面、真实、有参考价值的资料。评估是一个反复进行的过程，护士要不断收集新资料，并对资料进行正确的分析和判断，随时修改计划。同时，护士要应用自己的专业知识对自己收集到的资料和其他医务工作者收集到的资料进行客观综合的评价，避免主观判断。

二、家庭护理诊断

家庭护理诊断(family nursing diagnosis)是根据评估收集的资料，判断家庭存在的健康问题，确定需要提供护理服务内容的过程。

(一)基本步骤

1. **收集、分析资料** 社区护士对评估收集的资料进行归纳和分类整理，确定家庭问题的类别，判断哪些问题需要并能通过护理干预解决；哪些问题需要其他专业人员解决；哪些问题家庭能够自己解决。

2. **确定护理诊断** 综合资料，提出护理问题，指出原因。社区护士要从整体的角度预测家庭健康问题的结果和护理干预的成功点，使护理的目的更明确。社区护士需要重点分析家庭在各发

笔记栏

展阶段有无发展任务未完成、患病家庭成员对家庭的影响、家庭意外事件等家庭健康问题。根据护理诊断,指导制订家庭护理计划。

3. 判断优先解决的护理问题　　社区护士需判断护理诊断的严重性,并根据问题的严重程度,按由重到轻、由急到缓的原则将护理诊断排序。对家庭威胁最大、后果严重、家庭急待解决的健康问题视为需优先解决的问题,并立即拟订计划,优先解决,其他问题依次解决。

(二) 家庭护理诊断的形成

护理诊断的陈述可用 PE(问题+原因)或 PES(家庭问题+原因+主客观资料)等方式陈述。家庭护理诊断可利用北美护理诊断协会(NANDA,2015~2017)的诊断系统,根据家庭实际情况提出诊断。与家庭有关的常见的护理诊断名称包括:① 母乳喂养不当;② 照顾者角色紧张;③ 沟通障碍;④ 家庭应对能力缺陷;⑤ 家庭娱乐活动缺乏;⑥ 健康知识缺乏;⑦ 有孤独感危险;⑧ 治疗不当或无效;⑨ 家庭执行治疗方案无效;⑩ 家庭利用社会资源差;等等。

三、家庭护理计划

家庭护理计划(family nursing planning)是以家庭护理诊断为依据,结合家庭日常生活情况,充分发挥家庭资源优势解决健康问题的蓝图。其内容包括建立目标(短期目标和长期目标)、拟订护理措施、建立评价标准和评价方法。

(一) 制订家庭护理计划的原则

1. 互动性　　家庭有权对自己的健康做出决定,社区护士应该和家庭成员一起制订家庭护理计划,让每个家庭成员都参与计划的制订。

2. 意愿性　　在计划制订的过程中,社区护士应考虑家庭成员的想法、家庭的健康观念、家庭成员的生活习惯等,增加家庭成员的自主性和自尊,为家庭提供指导、信息和辅助家庭完成计划。

3. 差异性　　每个家庭的情况不同,即使存在相同的问题,也应该根据家庭的具体情况制订相应的护理计划。

4. 可行性　　在制订护理计划时,社区护士应充分考虑到家庭的时间、资源、结构和功能水平的限制,力求使计划能够切实可行,并与家庭成员或协助每位家庭成员就每一项措施达成一致意见。

5. 合作性　　计划制订应与社区服务机构及工作人员的充分合作,充分利用可利用的资源,有效促进家庭的健康。

(二) 家庭护理计划的基本步骤

1. 确定护理目标　　针对家庭护理诊断确定预期目标,包括长期目标和短期目标。长期目标是指家庭和护士希望实现的最终目的,而短期目标是为实现长期目标在几天、几周或几个月内实现的短期目标。明确的护理目标是实施计划的指南,也是护理实施评价的标准。目标确立之前应与家属进行讨论,并不断进行调整,最终确定一个有效的目标。

2. 制订家庭护理计划　　家庭护理计划应包括为实现预期目标而制订的最佳干预策略,如任务、时间、地点、家庭可利用的资源、具体护理措施、评价方法等,家庭护理计划应包括以下内容(表3-4)。

表3-4　家庭护理计划

日　期	家庭护理诊断	目　标	实施计划		评价计划	护士/患者或家属
			护理措施	实施时间		
	家庭、家庭成员及家庭环境的护理诊断	长期目标				
		短期目标				

在家庭护理中,计划的制订应以家庭护理诊断为依据。护理计划同样包括问题排序、制定目标、拟定护理措施、计划成文等步骤。家庭问题优先顺序的确定应考虑家庭最关心的、能够影响整

个家庭的、家庭成员易实施的、家庭通过实际行动能够看到变化结果的及紧急的问题等因素。

四、家庭护理实施与评价

(一)家庭护理实施

家庭护理实施(family nursing implementation)是将家庭护理计划付诸行动的过程。为保证此过程能顺利完成,往往需要充分利用家庭的资源,由相关人员共同执行,包括家庭成员、社区护士、其他健康护理小组成员、家庭社会关系网中的其他人员等。主要的实施者和责任者是家庭成员,其他人员主要是提供信息、指导和帮助。主要包括以下内容。

1. 一般家庭护理　社区护士除了向护理对象提供常规的卫生咨询和护理,还应该把家庭也作为一个患者,综合考虑家庭对其成员疾病的影响及两者间的相互作用,社区护士应在整个家庭的范围内,提供咨询、教育、护理和预防。

2. 家庭咨询　家庭咨询的对象是整个家庭,而不是家庭中的某个人。家庭咨询的内容是家庭问题,是所有成员的共同问题,经常是一种家庭关系问题。

3. 家庭治疗　家庭治疗是治疗者与家庭面对面交往的过程,通过交往,治疗者了解家庭的动力学过程,评价家庭的功能状况,鉴定家庭问题的性质和原因,然后,帮助家庭制订干预计划,并与家庭合作,实施干预计划,最后评价干预的效果,及时调整干预计划和措施。

家庭护理实施过程中可能会遇到障碍,如家庭执行方案无效、家庭冷淡、无价值感、怀疑与忧虑等,面临困难的家属可能会退缩,不愿意执行下去。对于可能预期的障碍,社区护士应及早采取措施予以排除,保证护理计划能顺利实施,解决家庭健康问题。

(二)家庭护理评价

家庭护理评价(family nursing evaluation)贯穿家庭护理活动的全过程,是保证家庭护理计划成功实施的重要措施,包括过程评价和结果评价。

1. 过程评价　也称阶段评价,是对家庭护理活动的评估、诊断、计划、实施等不同阶段分别进行评价的过程,根据评价结果随时修改各阶段的计划和内容。

(1)评估阶段:评价收集的资料是否真实完整,是否有利于分析家庭的健康问题。

(2)诊断阶段:评价护理诊断是否围绕家庭主要问题而提出。

(3)计划阶段:评价家庭计划的制订是否考虑家庭资源,家庭成员就计划内容是否达成一致。

(4)实施阶段:计划是否顺利执行、有无障碍、障碍产生的原因等。

2. 结果评价　也称总结性评价,是评价家庭在接受护理干预后的效果,将效果与预期目标作比较、判断,评价解决问题的程度。根据家庭存在的问题,预期目标可能涉及家庭及家庭成员两个方面,应分别对其评价。

家庭护理评价虽然是家庭护理程序的最后一个步骤,但并不意味着它是护理活动的终结。社区护士应根据评价结果决定下一步的工作,如评价结果显示制订的计划不能解决家庭问题,需对计划做进一步的修改;评价结果显示所制订的计划是有效的,继续原有的计划或新的家庭护理过程;评价结果显示家庭及家庭成员的问题都已解决,达到了预期的目标,继续帮助家庭及家庭成员维持家庭的健康。

第三节　家庭访视及居家护理

一、家庭访视

(一)家庭访视的概念

家庭访视(home visit)简称家访,是指为了维持和促进个人和家庭的健康,为访视对象及其家庭成员提供的有目的的护理服务活动。它是家庭护理的重要方法和主要服务形式。

（二）家庭访视的目的

通过家庭访视，可以帮助护士更准确地评估家庭的结构、环境、家庭成员在家庭环境中的行为、家庭的功能及家庭成员的健康状况等，从而发现家庭及其整个社区的健康问题，根据实际需求和现有的内外资源制订护理计划，实施护理活动，解决家庭的健康问题，达到维持和促进家庭健康的目的。

（1）协助家庭发现现存或潜在的健康问题。

（2）确定阻碍家庭健康的因素和支持系统。

（3）寻求家庭内解决问题的方法。

（4）为居家患者及其家庭成员提供适当、有效的护理服务。

（5）提高家庭成员的自我保健管理能力，促进家庭及其成员正常成长和发展，提供有关健康促进和预防疾病的健康教育。

（6）促进家庭功能的充分发挥及健康家庭的形成。

（7）为判断社区人群健康状况提供线索。

（8）加强家庭功能的发挥，促进家庭成员之间的关系。

（三）家庭访视的类型

1. **预防性家庭访视**　健康促进及预防疾病，主要用于妇幼保健方面的家庭访视与计划免疫等。

2. **评估性家庭访视**　对服务对象的家庭进行评估，常用于有家庭危机或健康问题的家庭，以及有年老、体弱、残疾成员的家庭。

3. **连续照顾性家庭访视**　为老年人及患者提供连续性的照顾，定期进行家访。常用于老年人，患有慢性病或需要康复护理的家庭，患有精神疾病需要疏导的家庭，有行动不便、临终患者等的家庭。

4. **急诊性家庭访视**　为出现的临时问题或突发情况的患者提供护理或帮助。

（四）家庭访视程序

家庭访视的程序可分为访视前准备、访视中、访视后的工作。

1. **访视前准备**　访视前的各项准备内容包括：确定访视对象、确定访视目标、准备访视用品、联络访视家庭等。

（1）确定访视对象：在许多需要接受家庭访视的对象中有婴幼儿、产妇、慢性病患者、高危人群等。社区护士在有限的时间、人力情况下，应安排好家庭访视的优先次序，以便充分利用时间和人力。确定优先次序时需考虑一下因素。

1）影响人数的多少：一般地讲，影响人数多则应考虑优先，尤其是传染病，若不优先加以控制，将会影响到更多人的健康。

2）对生命的影响：对于社区致死率高的疾病，应列为优先访视。

3）是否留下后遗症：疾病的后遗症会造成患者家庭和社会的负担，如心肌梗死、脑卒中等出院后仍需加强护理的患者，所以应优先访视和安排具体的家庭护理。

4）卫生资源的控制：对于预约健康筛查未能如期进行的患者，如糖尿病、高血压患者，疾病的控制如何将对其今后生活质量产生很大影响，此类患者应优先访视。

（2）确定访视目的：在初次访视之前，社区护士查询家庭健康档案等资料获取访视家庭、家庭成员的健康相关信息，结合家庭的需求，确定访视的目的，制订访视计划。对需要连续性访视的家庭，每次访视前应了解访视记录及相关信息，明确访视目标，并依据目标评价结果，对计划进行调整。

（3）准备访视用品：访视用品包括访视前应准备的基本用品和根据访视的目的及家庭的具体情况增设的访视用品。基本用品包括常用的体检工具（体温计、血压计、听诊器、手电筒、量尺）、常

笔记栏

用的消毒物品和外科器械(乙醇、棉球、剪刀、止血钳、纱布)、隔离用品(帽子、口罩、工作衣、塑料围裙、消毒手套)、常用药物、注射用具、记录单、家庭护理手册、健康教育资料及联系工具(地图、电话本)。增设的访视用品,如产后访视应准备手提磅秤、有关母乳喂养及婴儿计划免疫的宣传资料等。

(4)联络访视家庭:安排访视之前可通过电话与家庭预约,考虑到预约可使家庭有所准备,掩盖真实情况,也可安排临时性突击访视。如电话预约的家庭不愿意接受访视,护士应分析拒绝的原因,并向访视对象解释访视的目的、必要性、所提供的服务及所需时间等。访视路线根据访视对象健康问题的优先顺序安排。如在同等情况下,应尽量节约交通时间,由远而近或由近及远进行访视。

2.**访视中的工作**　家庭访视分为初次访视和连续性访视。初次访视的目的是与家庭建立良好的关系,获取基本资料,确定家庭健康问题。连续性访视是社区护士对上次访视计划进行评价和修订后,制订下次的访视计划并按新计划提供护理。

(1)初次访视:社区护士要向访视对象介绍本人的姓名、角色、职责和所属单位名称,本次访视的目的,所提供的服务及所需时间等,同时应征求访视对象的意见、要求,对其意见、要求应尽量满足。正式访视开始前,社区护士可以与访视对象谈一些比较轻松的话题,使双方都放松并建立相互信任的关系。

(2)评估:对访视对象、其他家庭成员及家庭进行评估,掌握家庭存在的问题或自上次访视后的变化情况。

(3)计划:根据评估结果和家庭的意见与访视对象共同制订护理计划或调整计划,提高访视对象主动参与的积极性,降低抵触情绪,使护理计划更适合访视对象。

(4)实施护理干预:对访视对象进行健康教育或护理操作,操作过程中严格遵循无菌技术原则和消毒隔离制度防止交叉感染,操作结束后正确处理用物并洗手。

(5)记录访视情况:在访视过程中要对收集到的资料、实施的护理措施进行简要记录,及时回答访视对象提出的问题,必要时介绍转诊机构。

(6)结束访视:与家庭一起复习总结,结束访视时应核查访视内容,并确认有无被遗漏的健康问题,再次征求家庭对这次访视的意见。根据情况与访视对象协商决定是否需要再次访视,如果需要,与访视对象预约下次访视的时间和内容。为访视对象留下联系方式,以便其有问题可以随时咨询。

3.**访视后工作**

(1)消毒和整理用物:检查、整理、消毒使用过的物品并及时补充访视包内的物品。

(2)记录和总结:遵循正确、简洁、时效的原则重新整理家庭记录,记录内容应包括访视对象的态度、检查结果、现存的健康问题、访视对象的意见及要求、注意事项等,评价访视效果,判断访视目的实现情况,做好阶段性总结。

(3)修改护理计划:分析家庭访视获取的资料,判断家庭新出现的问题及问题的改善情况,提出解决问题的策略和方法,根据需要修改并完善护理计划。

(4)协调合作:与其他相关的工作人员交流访视对象的情况,如个案讨论、汇报等。如现有的资源不能满足访视对象的需求,问题又不在社区护士的职责和能力范围之内,访视者应与其他服务机构联系,为服务对象做转诊安排或提供帮助。

(五)家庭访视的注意事项

1.**仪表态度**　着装得体、整洁,便于工作,随身带身份证、工作证、通信工具等。穿舒适的鞋,减轻疲劳也便于必要时迅速离开危险环境。态度稳重大方,合乎礼节,尊重访视对象及其家庭的交流方式、文化背景、社会经历等,保守访视对象的秘密。

2.**访视时间**　不宜太早、太晚,也不宜在吃饭或会客时间访视,每次访视时间以 30～60 min 为宜,如果时间少于 20 min 可将两次访视合并,如果超过 60 min,最好能将访视分成两次进行。

3.**服务项目与收费**　社区护士与家庭双方要明确收费项目与免费项目,一般访视人员不直

笔记栏

接参与收费。

4. 安全　家访前与社区卫生服务机构其他人员共同准备好行程计划,包括家访的时间、走访家庭的姓名、地址电话及交通工具等以便使他人了解其家访计划。社区护士只在计划好的时间内进行访视;护理箱应放在社区护士的视野内便于取物,社区护士应避免单独到偏僻的场所或偏远的地方,在必要的情况下,有权要求陪同人员同行;服务对象的家中出现不安全因素,如家庭打架、酗酒、吸毒、有武器等,社区护士可立即离开,保护自己的安全,向访视家庭要求更换家访时间,并向所在卫生服务机构通报此事;另外,社区护士也应注意保护家庭成员的安全,家庭成员正在受伤或具有生命危险,社区护士必须立即实施抢救和报警。

二、居家护理

(一)概念

居家护理(home care nursing)是社区护士在家庭环境里向患者提供护理,护理对象是在医院外的患者,包括所有年龄段的急、慢性病患者,临终者等。患者在家中就可享受到专业人员的照顾,减轻家庭照顾者的负担,节约治疗成本,在我国主要是围绕家庭病床的患者开展护理工作。

美国护理联盟(National League for Nursing, NLN)将居家护理定义为"生病、失能及损伤的人能在他们居住的地方接受多种专科性健康护理",其目的为维护健康,促进康复或减少因疾病所致的后遗症或残障。

(二)形式

居家护理主要有三种形式,即社区卫生服务中心、家庭病床和家庭护理服务中心。我国居家护理形式主要是社区卫生服务中心和家庭病床,日本、美国等发达国家以家庭护理服务中心的社区护士为家庭中需要护理服务的人提供居家护理。

(三)服务对象

居家护理的服务对象范围非常广泛,多为居家患者。一般包括脊椎损伤、脑血管疾病、损伤、糖尿病、高血压、结核、麻风病、各种癌症患者及产妇及新生儿等。选择护理对象时要考虑:① 有必要接受居家护理的患者;② 负责医生推荐的患者;③ 患者及家属愿意在家接受护理者;④ 有条件接受家属照顾的患者等。

(四)目的

1. 患者及家庭方面

(1)提供持续性医疗照护,使患者在出院后仍能获得完整的照护。

(2)降低出院患者的再住院率及急诊的求诊频率。

(3)鼓励学习自我照顾,提高患者的生活质量。

(4)减少患者家属往返奔波医院之苦。

(5)减少家庭的经济负担,增进家属照顾患者的知识与技能。

2. 护理专业方面和医疗机构方面

(1)扩展护理专业领域,促进护理专业的发展。

(2)缩短患者住院日数,增加病床的利用率。

知识拓展

居家护理质量评价指标研究

　　1966 年美国著名学者 Langemo 等提出用护理结构、护理过程、护理结果模式作为构建护理质量评价指标体系的理论框架。后来家庭护理研究者在此模式基础上,从服务对象的环境、护士角色要求、服务对象的需求、疾病管理、最终护理效果等方面构建了家庭护理质量评价指标和评价体系。近年来,随着护理学科信息化与数据化的迅速发展,一些国家对家庭护理质量评价指

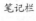

笔记栏

标的研究进行了改革和更新,不但注重照护人员的感受,还借助网络大数据着重强调结局评价指标在居家护理中的重要性。例如,患者生活自理功能改善情况(activities of daily living, ADL)、日常生活功能改善情况(instrumental activities of daily living, IAD)、跌倒发生率及疼痛管理等用于居家护理的质量改进。目前,欧美国家用于评价居家护理质量比较流行的指标主要是基于最小数据集的居家护理质量指标(home care quality indicators, HC-QIs)。

　　来源:汤先萍,孟宪梅,周兰姝,等.国外居家护理质量评价指标的研究进展及启示.中华护理杂志,2016,51(04):479-482.

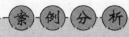

　　某社区居民李某,女,62岁,患有高血压,刚刚确诊,在口服降压药,其丈夫因肺癌晚期去世不到4周,儿子是一名外科大夫,在一家医院上班,工作稳定,但由于工作忙压力大,患有胃溃疡,媳妇在一周前顺产分娩下一个男婴,刚从医院回家休养。

　　【问题】

　　(1) 请问案例中家庭护理问题有哪些?

　　(2) 作为社区护士对此家庭如何开展家庭护理?

小　结

　　通过本章的学习,了解家庭护理的概念、意义、家庭护理相关理论、工作内容以及家庭访视程序,能够运用家庭护理程序为服务对象提供相应护理。

【思考题】

(1) 何谓家庭访视? 家庭访视的目的及内容是什么?

(2) 在进行家访时,应注意哪些安全问题?

(3) 何谓家庭、家庭发展任务、家庭健康护理?

(丁平俊)

笔记栏

第四章

社区健康促进与健康教育

学习要点

- **掌握**：① 社区健康促进与健康教育的概念；② 社区健康促进项目设计的基本步骤；③ 社区健康教育的步骤。
- **熟悉**：① 社区健康促进的目标；② 社区健康教育与社区健康促进的关系。
- **了解**：① 国内外社区健康促进的发展；② 社区健康教育的意义。

第一节　社区健康促进

社区健康促进（community health promotion）是指通过健康教育和环境支持改变个体或群体的行为、生活方式及社会的影响，降低社区的发病率和死亡率，提高社区居民健康水平和生活质量而进行的活动。它的构成要素包括健康教育及一切能够促使行为和环境向有益于健康的方向改变的支持系统。社区健康促进活动的有效实施需要来自社会各层面从政策、组织、经济等方面对社区健康提供支持，增强社区医疗卫生保健服务的水平与质量，为社区群众营造良好的物理环境与社会环境，进而促进社区居民的生理与心理健康。

一、社区健康促进概念、特征及目标

（一）健康促进的概念

早在 20 世纪 20 年代"健康促进"一词就出现在了公共文献中，随着人们对健康和自身认识的不断提高，健康促进的概念逐渐成熟、完善，进而引起了广泛的重视。WHO 于 1986 年在加拿大渥太华召开了第一届国际健康促进大会，会议中发表了举世闻名的《渥太华宣言》，宣言中提出"健康促进是个人和社会加强对健康影响因素的控制能力和改善其整体健康的全过程，是身体的、精神的，以及社会适应的完整状态"。1995 年，WHO 又指出"健康促进是指个人以及家庭、社会一起采取措施鼓励健康行为，增强人们改善和处理自身问题的能力"。发展到此时，健康促进的内涵已经基本包括改变个体行为及社会行为两个方面，与此同时，概念中还强调重视个人，家庭和社会的合作，共同发挥健康潜能。1997 年，第四届健康促进大会的《雅加达宣言》提出了 21 世纪健康促进的重点，包括增加健康发展的投资；增强社会对健康的责任感；增加社区的能力和给予个人的权利；巩固和扩大有利于健康的伙伴关系；保证健康促进的基础设施；鼓励影响政府、非政府组织教育机构和私人部门采取行动来确保健康促进资源的开发达到最大限度。目前，我们普遍采用的健康促进概念是由美国健康教育专家格林（Lawrence. W. Green）提出的。它是指综合一切能促进行为和生活条件向有益于健康方向改变的教育与环境支持的结合体，其中环境包括社会、政治、经济及自然的环

境；支持指来源于政策、立法、财政等各个系统的支持。

健康促进除了包括医疗卫生服务系统的健康保证，它还需要社会多部门及全体社会人员的共同协调和参与，是一项复杂的社会系统工程。因此，人们一般以《渥太华宣言》中提出的 5 条策略作为健康促进有效实施的保障。

1. 制定促进健康的公共政策　　健康促进的概念已经超出了卫生保健的范畴。在全社会各级政府、各相关部门和组织的共同协作下，制定健康相关的公共政策是健康促进顺利进行的首要保障。对健康有着重要影响的公共政策能创造有利于健康的政治环境，这促使政府各部门在制定公共政策时应把健康作为制定政策考虑的基本要素，从而在公共政策的制定和实施中投入必要的资金支持，出台环境保护、控制烟酒销售的策略，颁布改善税收、福利基金及住房等条例，甚至公共场所所设立的禁烟立法等都是有利健康促进的措施。除此之外，政府部门应加大促进健康的公共政策的宣传，认真细致地做好解释说明教育工作，使受政策影响最大的人群都知晓并能自觉执行。

2. 创造支持性环境　　支持性环境对于健康的作用意义重大。支持性环境的建立可以持续的影响健康，也可以促进不良健康行为的改变。对健康更加支持的社会环境、经济环境、文化环境、政治环境、物质环境必须是安全、舒适、满意、愉悦的，是有助于健康而不是损害健康的。具体的支持措施可从强调如下几个方面开展：① 社会环境：无迫害、无暴力、有安全感的生活环境；团结合作、愉快的工作环境；支持性社会网络。② 经济环境：有满意的工作、充足的收入。③ 文化环境：个体的情绪或态度可通过舞蹈、音乐、艺术自由表达，无种族主义、无色情等。④ 政治环境：有利于健康的政策与规章制度，可人人参与政策的制定。⑤ 物质环境：舒适的住房、无污染的环境、安全的食品与饮用水、安全方便的交通设施。另外，系统全面地评价环境变化对健康及健康相关行为的影响，通过政策倡导社会多部门和社区群体提出有针对性的策略，保证自然环境和社会环境的健康发展，合理开发并充分利用社区资源。

3. 加强社区的活动　　充分发挥社区在参与健康教育计划的制订、执行及评价中的积极作用，开展提高社区物质和社会环境能力的各种活动，提高社区居民健康意识进而及早发现自身健康问题，协助居民共同制订解决问题的方案。作为健康促进的重要活动领域，社区可以通过具体有效的活动，发现现存或潜在的健康问题，明确健康目标并确定优先顺序，做出决策。利用社区力量和社区资源，帮助社区人群参与到自身健康问题的管理中，从而提高人群有关健康权利和健康责任的知识，以增强自我保健能力。另外，敦促社区居民共同参与解决社区健康问题，促进居民健康生活方式的建立从而提高人群整体的健康水平和生活质量也是社区所发挥的作用之一。

4. 调整卫生服务方向　　WHO 指出："卫生部门的作用不仅是提供临床与治疗服务，还必须坚持健康促进的方向。卫生系统的发展必须由初级卫生保健原则和有关政策推动，使其朝着改善人群健康的目标前进。卫生部门更广泛地与社会、政治、经济和物质环境部门合作，共同承担卫生服务的责任，并立足于把完整的人的总体需要作为服务内容。"由此可见，将以医院为基础、以医疗为中心的服务体制和模式转变为以健康为中心、以社区为基础是至关重要的，将健康促进和疾病的预防作为卫生服务模式的一部分，能够缩短卫生投入及资源配置与人群健康需求之间的差距，是适应人类健康发展和社会平稳进步的根本保障。

5. 发展个人技能　　个人的技能涉及社会生活的方方面面，主要包括基本的健康知识、疾病预防、自我保健技能、自我健康维护和家庭健康管理能力、保护环境与节约资源的意识，维护公众健康与安全的意识和能力等。健康促进通过提供信息、开展健康教育及增进社区居民生活技能进而提高群体中个人的能力，使其有准备地应对人生各个阶段可能出现的健康问题。同时，帮助社区居民掌握各种慢性病和意外伤害的处理方法和应对技巧，促使人们更加有效地管理自身的健康问题和生存环境。

（二）健康促进的特征

1. 社区各级机构和群众参与是健康促进发展的基础　　健康促进内涵中所包括的不仅限于预防造成疾病的某些危险因素，更涉及整个人群的健康，涵盖到了人们日常生活的各个方面。因此，

笔记栏

采用多学科、多手段的综合方法促进群体的健康,包括传播、教育、立法、财政、组织、社会开发等活动,通过健康教育激发各级领导,社区各级机构和个人参与的意愿。在此过程中要特别强调群众的积极和有效参与,重视家庭成员在健康促进中提供的支持力量的作用,鼓励和启发个人和群众充分认识自身健康问题,参加社区卫生保健活动,提高自我保健能力,改变不良的健康行为和生活方式,保证社会群体健康处于良好状态。

2. 强调疾病的一级预防　　在疾病三级预防中的一级预防,又称病因预防,即是在疾病尚未发生时针对病因(或危险因素)采取的预防措施。因此,健康促进在人们生活中所发挥的作用即成为疾病一级预防的主要内容。强调一级预防,消除和减少各种不利行为,改善社会环境,降低疾病的危险因素,对于全面促进健康素质具有极其重要的作用。

3. 社区健康教育　　是以健康为中心的全民教育社区健康教育需要全社区人群的参与,通过提高全体居民的自我保健意识和能力,提高认知水平、态度和价值观,进而采取有益于健康的行为和生活方式。加强体育运动,合理调配饮食,保持心理平衡,戒除吸烟、酗酒、滥用药物及不洁性生活等危害健康的行为都是社区健康教育的核心内容。此外,产前健康咨询可以避免或减少某些遗传性、先天性疾病的发生,提高人口素质。因此,包含健康教育的健康促进涉及整个人群,强调政府部门在组织、政策、经济、法律等方面的支持,对行为改变有持久的约束性。

(三) 健康促进目标

随着经济的发展,工业化、城镇化、人口老龄化及疾病谱、生态环境和生活方式的不断变化,我国的医疗卫生服务依然面临多重疾病威胁并存、多种健康影响因素交织的复杂局面。加强健康促进与教育,提高人民健康素养,是提高全民健康水平最根本、最经济、最有效的措施之一。

2017 年年初,国家卫生和计划生育委员会印发关于"十三五"全国健康促进与教育工作规划的通知,根据《"健康中国 2030"规划纲要》《"十三五"卫生与健康规划》《关于加强健康促进与教育的指导意见》,编制完成了《"十三五"全国健康促进与教育工作规划》,提出关于中国的健康促进与教育在"十三五"时期的工作任务,主要涵盖如下内容:到 2020 年,健康的生活方式和行为基本普及,人民群众维护和促进自身健康的意识和能力有较大提升,"把健康融入所有政策"方针有效实施,健康促进县(区)、学校、机关、企业、医院和健康社区、健康家庭建设取得明显成效,健康促进与教育工作体系建设得到加强。在健康生活方面,全国居民健康素养水平达到 20%,超过 15 岁的群体烟草使用流行率<25%;在健康文化方面,建立覆盖全省为单位的健康科普平台;在健康环境方面,健康促进县(区)的比例可达到 20%,每县(区)中健康促进医院、健康社区及健康家庭三者的比例分别达到 40%,20% 和 20%;在组织保障方面,区域性健康教育专业机构中的人员配置率达到 1.75 人/10 万人口。影响健康的社会、环境等因素得到进一步改善,人民群众健康福祉不断增进。为了工作任务的顺利实施与质量保证,国家还提出了相应的实施策略,具体如下:

1. 宣传、倡导、推动落实"把健康融入所有政策"　　充分认识社会、经济、环境、生活方式和行为等因素对人群健康的深刻影响,广泛宣传公共政策对公众健康的重要影响作用,坚持"把健康融入所有政策"的策略,使之落到实处。开展高层倡导,在当地党委政府领导下,建立覆盖各个部门的健康促进工作决策机制和协调机制,统筹领导当地健康促进与教育工作。地方各级政府要建立"把健康融入所有政策"的长效机制,构建"政府主导、多部门协作、全社会参与"的工作格局。推动将促进健康的理念融入公共政策制定实施的全过程,全面建立健康影响评价评估制度,系统评估各项经济社会发展规划和政策及重大工程项目对健康的影响。各地要针对威胁当地居民健康的主要问题,研究制订综合防治策略和干预措施,开展跨部门健康行动。地方各级政府要加大对健康服务业的扶持力度,研究制订相关行业标准,建立健全监管机制,规范健康产业市场,提高健康管理服务质量。

2. 大力创建健康支持性环境　　针对不同场所、不同人群的主要健康问题及主要影响因素,研究制定综合防治策略和干预措施,指导相关部门和单位开展健康管理制度建设、健康支持性环境创建、健康服务提供、健康素养提升等工作,创造有利于健康的生活、工作和学习环境。协助制订、完

笔记栏

善工作标准和规范,配合做好效果评价和经验总结推广,推动健康促进场所建设。

(1)加强农村地区的健康促进与教育工作:针对农村人口健康需求,广泛宣传居民健康素养基本知识和技能,提升农村人口健康意识,形成良好卫生习惯和健康生活方式。做好农村地区重点慢性病、传染病、地方病的预防与控制,加大妇幼健康工作力度,在贫困地区全面实施免费妊娠前优生健康检查、农村妇女增补叶酸预防神经管缺陷、农村妇女"两癌"(乳腺癌和宫颈癌)筛查、儿童营养改善、新生儿疾病筛查等项目,实施贫困地区农村人居环境改善扶贫行动和人畜分离工程,加快农村卫生厕所建设进程,实施农村饮水安全巩固提升工程,推进农村垃圾污水治理,有效提升人居环境质量。

(2)加强学校的健康促进与教育工作:以中小学为重点,国民教育体系中涵盖健康教育,促进建立相关学科教学与教育活动相结合、课堂教育与课外实践相结合、经常性宣传教育与集中式宣传教育相结合的健康教育模式。做好学生常见病的预防与控制工作;确保学生饮食安全和供餐营养;实施贫困地区农村义务教育学生营养改善计划;开展学生体质监测;重视学校体育教育;促进学校、家庭和社会多方配合以确保学生校内体育活动时间每日超过1小时,督促青少年体育活动促进计划的实施。

(3)加强机关和企事业单位的健康促进与教育工作:在各类机关和企事业单位中开展工作场所健康促进,提高干部职工健康意识,倡导健康生活方式。加强无烟机关建设,改善机关和企事业单位卫生环境和体育锻炼设施,推行工间健身制度,倡导每日健身1 h。举办健康知识讲座,开展符合单位特点的健身和竞赛活动,定期组织职工体检。督促企业完善安全生产和职业病防治制度,为职工提供必要的劳动保护措施,预防和控制职业损害和职业病发生。

(4)加强医疗卫生机构的健康促进与教育工作:各级各类医疗卫生机构要加强医患沟通和科普宣传,围绕健康维护、慢性病和传染病防治、妇幼健康、心理健康、合理膳食、老年保健等重要内容,开展健康教育和行为干预,普及合理用药和科学就医知识,提高群众防病就医能力。改善医院诊疗和卫生环境,创建医疗卫生机构无烟环境,在医院设置戒烟门诊,提供戒烟咨询和戒烟服务。

(5)加强社区和家庭的健康促进与教育工作:依托社区,广泛开展"健康家庭行动""新家庭计划""营养进万家"活动。以家庭整体为对象,通过健全健康家庭服务体系、投放健康家庭工具包、创建示范健康家庭、重点家庭健康帮扶等措施,为家庭成员提供有针对性的健康指导服务。提高家庭成员健康意识,倡导家庭健康生活方式。

(6)营造绿色安全的健康环境:切实解决影响人民群众健康的突出环境问题。全面推进卫生城市、健康城市和健康促进县(区)建设,形成健康社区、健康村镇、健康单位、健康学校、健康家庭等建设广泛开展的良好局面;提升食品药品安全保障水平,健全公共安全体系;提升防灾减灾能力,努力减少公共安全事件对人民生命健康的威胁;健全口岸公共卫生体系,主动预防、控制、应对境外突发公共事件。

3. 不断提高居民健康素养水平　　以国家基本公共卫生服务健康教育项目、全民健康素养促进行动、国民营养计划等为重要抓手,充分整合卫生计生系统健康促进与教育资源,充分发挥医疗卫生机构和医务人员的主力军作用,利用好健康中国行、全民健康生活方式、婚育新风进万家、卫生应急"五进"活动等平台,促进健康生活方式形成,提升全国居民健康素养水平。

(1)倡导健康生活方式:大力普及健康知识与技能,引导群众建立合理膳食、适量运动、戒烟限酒和心理平衡的健康生活方式。面向老年人及其家庭开展知识普及和健康促进,结合老年人健康特点,提高老年人群健康素养。加大控烟力度,深入开展控烟宣传教育,公共场所禁烟工作进行全面推进,戒烟服务进行进一步强化。到2020年,超过15岁的人群(包括15岁)烟草使用流行率比2015年下降3个百分点。加强限酒健康教育,减少酗酒。以青少年、育龄妇女、流动人群及性传播风险高危行为人群为重点,开展性道德、性健康、性安全的宣传教育和干预。大力普及有关毒品滥用的危害、应对措施和治疗途径等相关知识。

(2)积极推进全民健身:加强全民健身宣传教育,普及科学健身知识和方法,让体育健身成为群众生活的一个重要部分。具体措施包括发布《中国人体育健身活动指南》,开展国民体质监测和全民健身活动状况调查,以促进全民健身运动得到广泛开展,全民健身公共服务体系进一步完善,公共体育设施免费或低收费开放持续推行,结合"体医结合"健康服务模式的建立,进而提高全民健身科学化水平。到2020年,经常参加体育锻炼人数达到4.35亿。

(3)高度重视心理健康问题:加大心理健康问题基础性研究,做好心理健康知识和心理疾病科普工作,提升人民群众心理健康素养。规范发展心理治疗、心理咨询等心理健康服务,加强心理健康专业人才培养。加大对重点人群和特殊职业人群心理问题早期发现和及时干预力度。重点加强严重精神障碍患者报告登记和救治救助管理。全面推进精神障碍社区康复服务,提高突发事件心理危机的干预能力和水平。

(4)大力弘扬中医药健康文化:推动中医药健康养生文化创造性转化和创新性发展,使之与现代健康理念相融相通。建设中医药文化宣传教育基地及中医药健康文化传播体验中心,打造宣传、展示、体验中医药知识及服务的平台。实施中医药健康文化素养提升工程,开展"中医中药中国行——中医药健康文化推进行动",实现"2020年人民群众中医药健康文化素养提升10%"的目标。

4.深入推进健康文化建设　　广泛宣传党和国家关于维护促进人民健康的重大战略和方针政策,宣传健康中国建设的重大意义、总体战略、目标任务和重大举措。加强正面宣传、舆论引导和典型报道,增强社会公众对健康中国建设的深刻认识,推进以良好的身体素质、精神风貌、生活环境和社会氛围为主要特征的健康文化建设。

(1)广泛开展健康知识和技能传播:加大公益宣传力度,多用人民群众听得到、听得懂、听得进的途径和方法普及健康知识和技能,让健康知识植入人心。建立居民健康素养基本知识和技能传播资源库,构建数字化的健康传播平台。创新健康教育的方式和载体,对健康教育加以规范,把关报纸杂志、广播电视、图书网络等宣传途径。

(2)做好健康信息发布和舆情引导:建立健全健康知识和技能核心信息发布制度,完善信息发布平台。加强对媒体健康传播活动的监管,开展舆情监测,加大对医疗保健类广告的监督和管理力度。

(3)培育"弘扬健康文化、人人关注健康"的社会氛围:积极培育和践行社会主义核心价值观,推进以良好的身体素质、精神风貌、生活环境和社会氛围为主要特征的健康文化建设。充分发挥工会、共青团、妇联、科协等群众团体的桥梁纽带作用和宣传动员优势,传播健康文化,动员全社会广泛参与健康促进行动。调动各类社会组织和个人的积极性,注重培育和发展健康促进志愿者和根植于民间的健康促进力量。

二、国内外健康促进概况

为了应对全世界对新公共卫生运动日益增长的期望,1986年在加拿大渥太华召开了第一届全球健康促进大会,大会中明确了健康促进的定义和5大行动领域,奠定了全球健康促进发展的理论基础和核心策略。另外,会议还确定了未来十几年内的战略目标:"2000年人人享有卫生保健。"第三届世界健康促进大会在瑞典的松兹瓦尔举行。大会上邀请了近一半的发展中国家代表参会,说明健康促进与健康教育在发展中国家的重要性已经在全球范围内得到关注。本次会议以5大行动领域中的"创设有利于健康的支持性环境"为主题,倡导建立物质、社会经济及政治环境以促进健康,并发表了《松兹瓦尔宣言》,对全球的健康促进起到了很大的推动作用。

在首届健康促进大会通过的《阿拉木图宣言》对初级卫生保健的原则做出承诺面临兑现的20世纪末,1997年,第四届全球健康促进大会第一次在发展中国家印度尼西亚的雅加达召开,其主题为"新时期的新角色:将健康促进带进21世纪"。大会明确了健康的决定因素取决于社会、经济和环境的支持,并提出新世纪健康促进的重点主要包括如下5点:① 加强社会对健康的责任;② 加大对健康发展的投入;③ 巩固和扩大健康合作关系;④ 提升社区及个人的能力;⑤ 保障健康促进的基础设施。2000年,在墨西哥召开了以"促进健康,缩短公平的差距"为主题的第五次全球健康促进大会,旨在揭示健康促进政策和行动的完善能够促进人群的健康和生活质量。会议上重申人人健康和平等的目标,分析和反馈不同策略在监督公平和减少不公平中的影响,深入探讨了健康促进在缩短公平差距中所发挥的作用,并进一步提出各国及全球关于未来健康促进的行动设想。作为 WHO 预防和控制疾病的三大措施之一,健康促进不仅是 21 世纪前 20 年全世界减轻疾病负担的重要策略,也是未来健康工作的重要方向。2006 年,在首届全球健康促进大会的 20 年后,在泰国曼谷召开了第六届全球健康促进大会,围绕"政策与伙伴行动:解决健康的决定因素"的主题,《曼谷宪章》倡议将健康促进视为政府核心责任、社区和民间社会的关注重点并纳入全球发展中心议程。

2016 年,中国上海首次举办了第九届全球健康促进大会。在"可持续发展中的健康促进"的主题指引下,结合健康促进的理论与实践争取实现联合国 2030 可持续发展目标。本届大会中提出的《上海宣言》为下阶段的全球健康促进工作指明了方向,力求进一步发展健康促进的理论和实践,凸显健康在联合国 2030 可持续发展目标中的作用和地位。

首届全球健康促进大会后的 30 年里,健康促进在提高全世界范围内多数国家人口的健康水平、增强社会保健意识方面发挥了极其重要的作用。例如,芬兰在心脑血管疾病,波兰在预防乙型肝炎以及土耳其的伊斯坦布尔在对待生殖健康问题方面都从长期开展的健康教育与健康促进活动中受益良多。然而,如何使弱势群体、低收入国家通过健康促进获取更多收益,成为当今全球化背景下健康促进所面临的巨大挑战。

我国健康教育与健康促进的发展经历了两个历史阶段。1935 年和 1936 年先后成立了中国卫生教育社和中华健康教育学会,这标志着中国健康教育的兴起。中华人民共和国成立后,健康教育事业的发展经历了 3 个时期:20 世纪 50~60 年代的卫生宣教与爱国卫生运动时期,80 年代的健康教育学科的建立与网络初步形成时期,90 年代以来的健康教育与健康促进时期。进入 21 世纪,我国健康促进实践开始与国际接轨,健康促进已成为我国应对重大公共卫生问题的重要策略。目前,烟草控制,艾滋病、结核病、慢性病的防治及妇幼保健等众多工作领域都纳入健康促进活动,并初步建立了相应的考核指标。自 2008 年至今,我国顺利举办了 9 届中国健康教育与健康促进大会。2016 年的第九届中国健康教育与健康促进大会提出了我国健康教育与健康促进所面临的主要工作任务,涵盖工作规划的制订和实施、工作体系的完善、健康素养促进行动的开展、健康促进场所的全面建设及健康科普工作水平的有效提升。同年的 11 月份,中国上海亦成功举办了第九届全球健康促进大会,它不仅全面启动了联合国 2030 年可持续发展目标的实施,也向全世界展示出中国在健康促进发展中的成就,与其他各国分享中国经验,同时也加快了"健康中国"建设的步伐。与此同时,值得注意的是虽然我国的健康促进工作取得了很大成绩,但仍存在许多滞后于我国人口健康状况与人民保健需求、与卫生事业改革和发展不相适应的问题。例如,管理与相关制度法规不完善;专业机构不健全,专业人员数量不足,素质较低;工作计划、实施与评价不科学;等等。这些问题的存在需要我们从管理体制、运行机制、加强健康教育专业化建设、科学地制订计划、实施与评估等方面采取策略。这不仅是健康教育工作者的责任,还是医务工作者,特别是护理人员的责任,同时也是全社会每一位公民的责任。

三、社区健康促进项目

社区健康促进项目完整、有效的实施需要科学地制订健康促进计划,需要有正确的评估、实施与评价过程。有目标、系统地进行社区健康促进项目是社区卫生工作人员应该掌握的一项基本专业技能。格林模式(PRECEDE - PROCEED Model)是由格林(Green. L. W)和克鲁塔(Kreuter)于 1980 年首先提出的评估模型(PRECEDE Model),经过发展于 1991 年形成的评估-执行-评价模型(PRECEDE - PROCEED Model),我国称之为健康诊断与评估模式或优先模式,主要用于测量和诊断学习需要。该模式可以通过客观、科学的方法确定社区主要健康问题及其影响因素,以及与该问题有关的该社区内的组织机构、政策和资源情况,最终可以得到一个诊断,为开展健康促进项目做出准备。在实施项目之后,通过该模式也可以进行多方面系统的评估。

笔记栏

进一步发展优化后的健康促进项目,在格林模式中被设计成 2 个阶段,8 个步骤。第 1 个阶段 PRECEDE,即评估阶段,分别是由 Predisposing,Reinforcingand,Enabling,Caused,Educational,Diagnosis,Evaluation 7 个英文单词的首字母构成,主要是指在教育、诊断和评价中运用倾向、促进及强化因素,包括社会诊断,流行病学、行为与环境诊断,教育与组织诊断和管理与政策诊断 4 个步骤。第 2 阶段 PROCEED,即执行与评价阶段,分别由 Policy,Regulatory and Organizational Constructs in Educational and Environmental Development 7 个英文单词的首字母组成,其中第 5 个步骤为健康促进计划的实施,第 6~8 个步骤分别为过程评价、效果评价和结果评价,详细步骤见图 4-1。

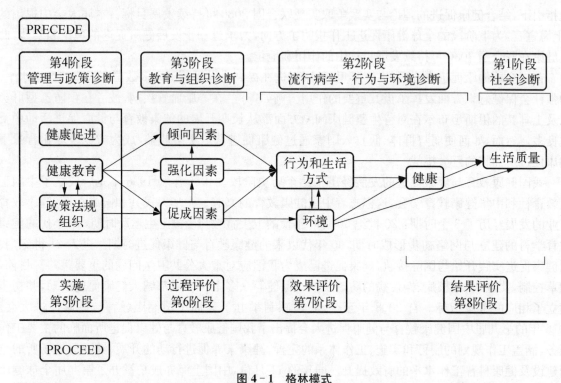

图 4-1 格林模式

资料来源:Green LW,Kreuter MW. Health Promotion Planning:An Education and Ecological Approach (4th Ed.). New York:McGraw-Hill Higher Education,2005.

格林模式特别注重的是第 3 个步骤的教育与组织诊断,强调影响健康行为的因素有三方面,即倾向因素、促进因素和强化因素。另外,强调促进的最终目标是提高整体人群的生活质量。

（一）格林模式的 9 个步骤

1. 社会诊断(social diagnosis)　　评估影响社区健康的因素和社会需求。社会是教育对象生活、学习、工作的基本环境,它与教育对象的健康有着密切的关系,包括生活质量和社会环境评估两个方面。生活质量受社会政策、社会服务、卫生政策和社会经济水平的影响。社会环境的评价包括社会政策环境、社会经济环境、社会文化环境、卫生服务系统是否将健康教育纳入服务内容及社会资源状况对健康的投入等。

2. 流行病学、行为与环境诊断(epidemiological,behavioral and environmental diagnosis)通过流行病学评估,确定存在的主要健康问题。在确定了社区人群的健康问题后,健康服务人员通过分析有关流行病学资料,进一步找出社区人群存在的主要健康问题及其影响因素。其包括威胁社区人群生命与健康的主要问题,导致该疾病或健康问题的危险因素,健康问题的受累人群,人群的分布特征,疾病或健康问题在地域、季节、持续时间上的分布规律,哪些干预措施最为敏感,可能获得的预期效果等,为确定干预重点和目标人群提供依据。针对存在的健康问题,分析导致这些健康问题的行为和环境因素。针对社区人群所存在的健康问题,健康服务人员通过调查分析,找出导

笔记栏

致健康问题的行为和环境因素,通过分析各因素的重要性和可变性,确定与健康问题相关的、能够确定为干预目标的行为。

3. 教育与组织诊断(educational and organizational diagnosis)　　确认哪些行为和环境因素引起这些健康问题,以确定需要干预的影响因素。明确了特定的健康行为后,分析其影响因素,并根据各种因素的重要程度及资源情况确定优先目标,制定健康教育的干预重点,依据影响健康行为的因素进行教育与组织诊断。依据影响健康行为的倾向因素(predisposing factor)、促成因素(enabling factor)和强化因素(reinforcing factor),进行教育与组织诊断。这3个因素常共同作用影响人们的健康行为,其中倾向因素是内在动力,促成因素和强化因素是外在条件。

(1) 倾向因素(predisposing factor):是产生某种行为的原因和动机。它包括了以前的知、信、行模式的内容,如个体或群体的知识、信念、态度及价值观等。

(2) 促成因素(enabling factor):是指促使某种行为的动机或愿望得以实现的因素。它强调了1986年《渥太华宣言》健康促进中个人所处的社会环境,把社会资源和个人技术作为促成因素,包括保健设施、保健技术、交通工具、医务人员、政策法律、诊所、医疗费用等。

(3) 强化因素(reinforcing factor):是激励或减弱某种行为发展和行为维持的因素。它强调的是来自家庭成员和社区友人等周围人的支持,包括家人的陪伴、社会支持、同伴的开导等,也包括人群对行为后果的感受。

4. 管理与政策诊断(administrative and policy diagnosis)　　管理诊断即对资源的评估,而政策诊断即对政策支持或阻碍教育项目所发挥出的作用的评估。管理诊断主要的评估内容包括:计划制订和实施的组织及其协调能力,健康教育的支持性资源及人力、时间等条件,社区进行健康促进的机构设置情况及其对健康促进活动的重视程度;政策诊断的评估内容主要涵盖政策和规章制度对健康促进项目开展的积极或消极的态度。

5. 健康促进项目的实施(implementation)　　按照已制订的计划执行、实施健康促进。评价规划实施过程中各项干预活动的进度、质量与效率;社区人群知识、信念、态度、技能等的提高程度。评估确认教育目的,制订目标内容和具体实施方案,进行指导咨询和实施后的信息反馈。

6. 近期效果评价(process evaluation)　　经健康教育和健康促进活动实施后及政策、法规、组织机构的出台后所产生的影响。在健康促进项目实施的过程中及时对结果进行评价,发现现存或潜在的问题以便对计划进行适当调整,可以增进计划的可行性。

7. 中期效果评价(impact evaluation)　　行为和环境矫正效果的评价。判断不良健康行为、生活方式、环境及生活质量有无提高。主要的评价指标包括干预人群对待健康的知识、态度及信念等是否发生了转变。

8. 远期效果评价(outcome evaluation)　　健康状况和生活质量提高程度及成本效益和效果评价。即在活动结束之时,评价本健康促进项目是否依照按照制订的计划要求实现了长期目标。评价的内容包括健康促进是否促进了身心健康、提高了生活质量。常用评价指标有发病率、伤残率和死亡率等。

(二) 建立健康促进的评价指标体系

1. 支持性指标领导支持、组织支持和经济支持。

(1) 建立领导机构。

(2) 制定和开展政策支持项目。

(3) 有无网络组织和部门间的协调。

(4) 经费支持程度。

2. 工作性指标干预手段的过程评价。

(1) 培训率、培训量、覆盖面。

(2) 提供知识、技能、服务的数量和质量。

(3) 开展环境监测和健康监护的数量和质量。

笔记栏

（4）质量控制和核准进度。

3. 效果性指标近、中、远效果。

（1）近期指标：

1）知识，信念，态度等倾向因素。

2）技能、资源等促成因素。

3）鼓励或抑制某种行为的强化因素。

（2）中期指标：

1）行为目标是否达到：如饮食习惯、居民锻炼率、吸烟率、酗酒率及吸服违禁药品等。

2）环境状况是否改善：如环境污染指标、基础设施的质量、住房质量、供水和环境美化程度。

（3）远期指标：传统的健康指标和成本、效益（效果）评估等经济学指标。

1）人群健康学指标：生长发育、出生生育、期望寿命、期望健康。

2）日常生活质量指标：无病痛或残疾、情绪愉快，精力旺盛、良好地适应个人和社会生活。

3）临床健康学指标：疾病和健康缺陷指标如发病率、罹患率、患病率；死亡统计指标如死亡率、病死率等。

4）社会健康学指标：生理适应度、情感、社会活动等指标。

第二节　社区健康教育

一、社区健康教育的概念及意义

（一）概念

健康教育（health education）是通过有计划、有组织、有系统的社会和教育活动，帮助个体和群体掌握卫生保健知识、树立健康观念、促使人们自觉地采纳有益于健康的行为和生活方式，消除或减轻影响健康的危险因素，预防疾病，促进健康和提高生活质量。不良的行为和生活方式往往受到文化背景、社会习俗、经济水平及卫生服务条件等诸多因素的影响。这导致改变行为和生活方式成了一个复杂且艰巨的过程，需要社会各方面的支持力量及多文化、多学科的共同努力。来自社区有效的监督、资源的有力保障、积极的社会支持及自我健康管理的辅助指导都可增进个体或群体的健康行为。此外，采取多种教育的手段辅助健康教育过程，实现健康目的，确保达到理想中的健康目标与效果。

社区健康教育是指以社区人群为教育对象，为全面促进健康所进行的有计划、有评价的健康教育活动。它是初级卫生保健的第一要素，也是社区卫生服务和社区护理的基本工作和工作重点。社区个体和群体的健康教育旨在引导和协助社区居民培养健康意识，关注自身、家人及社区群体的健康问题，自觉参与健康教育与健康促进活动计划的制订和开展，建立健康的生活方式和良好的卫生习惯，促进自我保健能力和整体健康水平的提高，从而达到人群理想的健康状态。

社区健康教育的对象包括社区个体和群体。根据教育对象不同，其教育的侧重点不同的特点，可将社区健康教育对象分为如下几类。

1. 健康人群　　是社区人群中所占比例最大的人群，也是卫生服务人员容易忽视的人群。我们应根据健康人群不同年龄段，不同生理、心理健康的特点，有针对性地做好健康教育内容和实施手段的计划。

2. 具有某些致病危险因素的高危人群　　卫生服务人员应根据目标人群当前健康存在的致病生物因素、不良行为及生活习惯等进行预防性卫生教育，拓展对疾病知识的了解，掌握自我保健的技能和疾病的自我检查，监测纠正不良卫生习惯和生活方式，消除健康隐患。

3. 社区患病人群　　包括各种疾病恢复期患者、慢性病患者和临终患者。疾病恢复期患者侧重进行疾病康复知识的教育,以帮助他们提高遵医行为,自觉进行康复锻炼,尽可能减少残障促进康复。慢性病患者可注重并发症的发生和疾病重症化的健康教育。而针对临终患者的健康教育是帮助他们正确对待死亡,高质量安详地度过最后的人生。

(二) 意义

(1) 社区健康教育可促进社区居民自我保健意识和自我保健能力,提高居民健康素养,引导个体和群体建立科学文明健康的生活方式,进而为实现"人人享有卫生保健"的战略目标奠定坚实基础。

(2) 社区健康教育是社区疾病预防、控制和干预的重要方法。随着当今社会疾病谱的变化,慢性非传染性疾病已成为人群健康的主要威胁,不良的生活方式和行为是导致这些疾病发生率、死亡率不断升高的主要因素。社区健康教育可以发挥其投入少、产出高的特点,有效地预防和控制这些慢性疾病。

(3) 社区健康教育对丰富健康教育的实践经验和理论发展,建立符合中国国情的健康教育学科体系,具有非常重要的作用。

二、健康教育与健康促进的关系

我国健康教育发展经历了卫生宣传、健康教育与健康促进三个阶段(表 4-1),三者的关系是后者包容前者,后者又是前者的延续和发展,不同点在于卫生宣传是从生物医学模式的角度,以疾病为中心的卫生知识传播。健康教育的实质是行为干预卫生宣传事宜,普及以健康知识为主的群众性宣传。然而,健康促进则是在健康教育的基础上,由政府支持参与来提高人群的整体健康水平,其基本内涵包括了个人行为和政府行为(社会环境)的改变,除了发挥个人家庭的健康潜能之外,重视社会环境在促进健康中的作用。

表 4-1　卫生宣传、健康教育与健康促进的比较

分析标准	卫 生 宣 传	健 康 教 育	健 康 促 进
内　　涵	传播知识	通过以健康为目标的教育促进群众参与,从而改变行为	强调行为改变,建立可持续性的环境支持
主要方法	单纯的知识传播	以教育为主的知识传播	强调在多因素全方位的整合下,组织行为和营造支持性环境
特　　点	信息的单向传递	以行为改变为核心,常局限于疾病的危险因素	全社会参与、多部门合作,对影响健康的危险因素进行全方位干预
效　　果	单纯卫生知识的积累	促进知识、态度、行为的变化,可提高个体健康水平,但持续效果不良	个体与群体健康水平的提高且持久性好

健康教育是健康促进中的重要组成部分,为健康促进发挥着推动和落实的作用。健康促进要求全社会承担健康职责、参与健康活动。其战略的明确和实施,为健康教育的开展提供了机遇和挑战,为健康行为的改善提供了保障。事实上,在健康促进战略中,最活跃、最具有推动力的工作措施即是健康教育。不同于健康教育,健康促进涵盖了客观的支持和主观的参与。政策和环境的支持构成了客观的支持,主观参与则强调了个人和社会的参与意识和参与水平。提高个体和群体的健康保健意识,协助其改善健康行为,健康教育与健康促进营造出有益健康的环境,提高了广大人民群众自我保健能力。这些作用对于健康相关危险因素的减少和消除、重大疾病和突发公共卫生事件的预防和控制、人民健康的保护和增进及人口整体健康素质的提高具有重要意义。社区卫生服务人员,尤其是社区护士通过对社区人群和家庭的健康评估,了解有关健康保健中存在的问题,提出有效措施,增进人群的健康水平,使卫生服务工作在保健和促进人们的健康中发挥重要作用。

三、社区健康教育的步骤

社区健康教育是有组织、有计划、有目的的社区教育活动,其成功与否取决于整个过程有无周密的组织和计划。社区健康教育程序与护理程序类似,主要包括需求评估、制订教育计划、实施教

笔记栏

育计划及评价其过程和效果等 4 个步骤。

（一）社区健康教育需求评估

社区健康教育需求评估是指社区护士通过各种方式收集有关健康教育对象的资料，包括其人口学资料、健康知识程度、学习态度及学习环境等，从而了解教育对象对健康教育的需求，为开展健康教育提供依据。评估中可按照以下 3 个步骤收集相关健康教育的资料。

1. 确定教育对象　　对健康教育的需求多种因素影响着教育对象对健康教育的需求。社区护士可重点收集以下资料。

（1）人口学资料：包括性别、年龄、籍贯、住址、民族、职业、学历、婚姻状况、家庭情况等，一般可通过人口普查资料或从人口管理部门的资料中获取。

（2）健康知识程度：个人的健康知识程度对拟定社区健康教育计划及实施非常重要，可通过询问健康教育对象的日常生活方式如饮食、烟酒嗜好、睡眠、锻炼等对某些疾病的认识程度等来确定。

（3）学习态度：教育对象的学习态度是有效完成社区健康教育计划的重要因素之一，因此社区护士首先应了解健康教育对象对其自身学习需求的看法，一般可从以下 4 个方面进行了解：① 健康教育对象对健康的认识及健康观；② 健康教育对象对个体健康状况的评估；③ 健康教育对象所采取的促进健康、预防和治疗疾病的措施及有效性；④ 健康教育对象对健康教育指导和健康教育资源的信任程度等。

（4）学习环境：健康教育环境是由社区护士和健康教育对象共同营造的，教育者的能力水平、经验及对健康教育的热情等可影响健康教育对象对社区护士的信赖程度，从而影响社区健康教育的效果，因此除根据社区现有条件外，社区护士需做好充分准备，如自身的形象及语言等。

2. 帮助教育对象　　排列健康教育需求的次序同时拥有多个健康教育需求可能是健康教育普遍存在的现象，但是根据健康对象对健康教育需求的紧迫性，社区护士与教育对象需要结合健康教育的能力和资源共同安排健康教育需求的先后顺序。

3. 确定教育对象的学习方式　　社区健康教育的对象涵盖了不同年龄、文化程度、学习能力、健康状况等方面形形色色的个体与群体，为保证健康教育的质量，社区护士应注意系统地收集可能影响教育对象学习的各种资料，协助确定教育对象的学习方式。除此之外，针对不同的对象采取不同的评估方式也是确保质量的重要举措。评估方式主要包括直接评估与间接评估，直接评估包括观察、面谈、问卷等方式，间接评估则多通过查阅相关档案资料、询问亲朋好友等方法。

（二）制订社区健康教育计划

以教育对象为中心的社区健康教育计划应由社区护士、社区基层组织领导、其他社区卫生服务人员及教育对象共同商议制订。其内容主要应包括以下 2 个方面。

1. 设定社区健康教育的长期目标和短期目标　　长期目标和短期目标是开展健康教育的指南。长期目标是健康教育的最终目标，通常是教育对象需求的直接描述，如造瘘术后患者对健康教育最迫切的需求是尽快熟悉如何正确管理自己的造瘘口，其长期目标可设定为教会患者在 3 个月内熟练管理造瘘口。为确保长期目标的实现，可将其分解成若干具体的阶段性目标即短期目标，短期目标准确与否将直接影响长期目标的实现与否。因此，为保证短期目标的清晰明确，其描述应包括对象、行为、条件和标准 4 个部分，即短期目标应清晰地描述健康教育将在什么条件下使哪个对象产生什么程度的哪种行为。

2. 选择适当的社区健康教育方法　　健康教育方法的恰当与否可影响健康教育目标的实现，在选择健康教育方法时应以围绕教育对象的需求、充分利用教育对象的优势为原则，根据教育对象的数量选择不同的教育规模，如家庭健康教育或群体健康教育。针对教育对象的生理和心理状况、文化水平，选择文字或影像讲座、座谈、角色扮演等不同形式的健康教育，以确保健康教育长、短期目标的实现。

（三）社区健康教育计划实施

实施社区健康教育计划就是将计划付诸行动实现相应目标的过程。计划实施需要有严密的组

笔记栏

织、充分的准备、严格的质量控制和完整科学的记录。

1.**严密的组织是各项计划顺利进行的重要保证**　通过合理安排人力、物力、财力，科学安排时间，可以保证计划的各个阶段协调而有序的发展。

2.**充分的准备是健康教育计划实施的前提**　主要包括以下内容。

（1）制订时间表：根据实施计划将健康教育按时间、分步骤制订科学可行的时间表，引导各部门及所有参与人员相互协调合作。

（2）培训人员：为保证健康教育计划规范进行，需要对参与实施的健康教育者进行培训。培训的内容一般包括项目实施的管理规章及与其相关的专业知识、技能，如项目的管理方法、实施过程的注意事项、可能涉及的法律问题及其对策、调查的方法、传播知识的技巧等。

（3）准备物资：应预先准备健康教育实施过程中需要的物资，如健康教育的材料、经费和其他配套设施等，通知目标人群健康教育的主要内容、时间和地点等。

3.**严格的质量控制是社区健康教育的重要手段**　建立信息反馈系统在社区健康教育计划的实施中，应对实施过程不断地进行观察，检查各项活动是否按预定目标顺利进行，并随时注意发现问题，以便及时对整个社区健康教育计划及其细节做出必要的修改。

4.**建立完整科学的记录是社区健康教育计划顺利进行的保障**　记录包括抽样观察，群众对计划所提的意见和建议等。资料的记录可协助发现社区健康教育计划实施人员是否按计划要求和时间安排进行记录，健康教育对象在完成计划后知识、态度、信念及行为是否出现变化、变化程度如何、活动经费使用是否合理、活动经费有无超支等，记录资料应便于统计和比较。

（四）社区健康教育评价过程与效果

社区健康教育评价是在对社区的健康教育活动进行全面的监测、检查和控制中，不断地评判实施效果，发现现存或潜在的问题，便以随时调整与完善实施计划与方式等。其作为社区健康教育计划成功实施的保证，对社区健康教育的评价应贯穿社区健康教育活动的整个过程。

1.评价方式

（1）过程评价：即对健康教育程序中的每个步骤进行评价。利用持续收集到的关于教育对象对健康教育活动的反馈信息，社区护士定期评价教育过程中短期目标实现的情况，以便及时调整策略，从而尽可能地满足教育对象的需求。

（2）效果评价：是在健康教育结束时对整体活动的结果在量性和质性上的评价，包括近期效果和远期效果评价。远期效果评价是评价教育活动对计划目标实现的程度，包括环境状况的改变、社会效益和经济效益、疾病和健康状况的变化、生活质量的变化等。

2.评价指标

（1）反映个体或人群卫生知识水平的指标：

$$卫生知识均分（\%）=\frac{受调查者知识得分之和}{受调查总人数}\times100\%$$

$$卫生知识合格率（\%）=\frac{卫生知识达标人数}{受调查总人数}\times100\%$$

（2）反映个体或群体对健康行为态度的指标：对某健康行为的支持（反对）率，如：

$$对规律运动的支持、反对率（\%）=\frac{被调查范围内支持、反对规律运动的人数}{被调查总人数}\times100\%$$

（3）反映个体或群体健康生活习惯或健康行为形成情况的指标：

$$健康行为参与率（\%）=\frac{某范围内坚持参与某项健康行为的人数}{该范围内有能力参与健康行为的人数}\times100\%$$

$$不良生活习惯转变率（\%）=\frac{某范围内改变或纠正某种不良生活习惯人数}{该范围内原有某种不良生活习惯人数}\times100\%$$

笔记栏

（4）反映健康教育深度和广度的指标：

$$健康知识普及率（\%）＝\frac{某范围内已达到健康知识普及要求人数}{该范围内总人数}×100\%$$

$$社区健康教育覆盖率（\%）＝\frac{某范围内接受某种形式健康教育的人数}{该范围内总人数}×100\%$$

（5）反映群体健康状况的指标有患病率、发病率、死亡率、平均寿命、人均期望寿命及少年儿童的生长发育指标等。

（6）反映生活质量的指标有生活质量指数、主观生活质量、社会适应性和社会支持等。

知识拓展

当前，中国正处于全面建成小康社会的决胜阶段。前不久，中国召开了新世纪第一次全国卫生与健康大会。习近平主席发表重要讲话，从国家发展的战略和全局高度，深刻阐述了建设健康中国的总体要求、目标任务，明确提出了"以基层为重点，以改革创新为动力，预防为主，中西医并重，将健康融入所有政策，人民共建共享"的卫生与健康工作方针。我们颁布了《"健康中国 2030"规划纲要》，目标是力争到 2030 年人人享有全方位、全生命周期的健康服务，人均预期寿命达到 79 岁，主要健康指标进入高收入国家行列。

——李克强同志在第九届全球健康促进大会开幕式上的致辞

案例分析

根据 2016 年某城区留守儿童现状调查发现，留守儿童率达 13.1%，高于全国城区平均留守率。留守儿童父母打工的特点多为外省，打工时长超过五年。调查中发现，在过去的一年中，留守儿童遭遇割伤、坠落摔伤、蛇虫咬伤、烧伤烫伤和被动物抓咬伤等各种意外伤害的比例皆高于非留守儿童，其中前四项分别高 4.1%、2.5%、1.7% 和 1.1%。

【问题】

请根据实际状况设计一项完整的健康教育计划。

小 结

通过本章的学习，能够掌握健康促进与健康教育的定义，设计健康促进项目和社区健康教育的基本步骤；熟悉健康促进的特征与目标以及健康教育与健康促进的关系。了解国内外健康促进的发展状况与社区健康教育的意义。

【思考题】

（1）健康促进与健康教育的内涵与本质有哪些？

（2）保证健康促进的策略有哪些？

（3）社区健康促进与社区健康教育的关系如何？

笔记栏

（宋　艳）

第五章

社区常见慢性病的护理与管理

随着社会经济的发展和人口的老龄化，慢性病已逐渐取代急性、传染性疾病，成为影响我国社区居民健康的主要问题，如心脏病、脑卒中、癌症、慢性呼吸系统疾病和糖尿病等，慢性病已成为全世界最主要的死因。慢性病通常是终身性疾病，影响患者的健康和生活质量，也给家庭和社会带来巨大的经济负担。慢性病患者大多数时间是在家庭和社区生活中度过的，在社区中开展慢性病患者的护理与管理，提高社区慢性病患者群体的自我护理能力，对控制慢性病的发病率、致残率和死亡率，改善和提高患者的生活质量具有积极的作用。

第一节　慢性病概述及社区管理

一、慢性病的概念、危险因素及社区管理

（一）概念

WHO 将慢性病（chronic disease）定义为病情持续时间长、发展缓慢的疾病。我国原卫生部《全国慢性病预防控制工作规范》（试行）指出，慢性病是慢性非传染性疾病（noninfectious chronic disease，NCD）的简称，是对一类起病隐匿、病程长且病情迁延不愈、缺乏明确的传染性生物病因证据、病因复杂或病因未完全确认的疾病的概括性总称。

（二）危险因素

常见的慢性病危险因素有以下几个方面。

1. 不良的生活方式　常见的不良生活方式主要包括不合理膳食、缺乏身体运动和使用烟草、过度饮酒等。

（1）不合理膳食：均衡饮食是机体健康的基础，而不合理膳食是慢性病的主要原因之一。不合理膳食具体表现为饮食结构不合理、烹饪方法不当、不良饮食习惯等。

（2）缺乏身体运动：运动可以加快血液循环，增加肺活量；增强心肌收缩力，维持各器官的健康。但是，现代生活节奏快、交通工具便利、活动范围小，从而导致身体运动量不足。缺乏运动是造成超重和肥胖的重要原因，也是许多慢性病的危险因素。

（3）使用烟草：吸烟是恶性肿瘤、慢性阻塞性肺疾病等慢性病的重要危险因素；吸烟者心脑血管疾病的发病率比不吸烟者高2～3倍；吸烟量越大、吸烟年龄越小、吸烟史越长，对身体的损害就越大。WHO将烟草流行作为全球最严重的公共卫生问题列入重点控制领域。

2. 自然环境和社会环境　　自然环境中空气污染、噪声污染、水源污染、土壤污染等，都与恶性肿瘤和肺部疾病等慢性病的发生密切相关。社会环境中健全的社会组织、教育程度的普及、医疗保健服务体系等都会影响人群的健康水平。

3. 个人的遗传和生物及家庭因素　　慢性病可以发生于任何年龄，但发生的比例与年龄成正比。家庭对个体健康行为和生活方式的影响较大，许多慢性病，如高血压、糖尿病、动脉粥样硬化性心脏病等都有家族倾向，这可能与遗传因素或家庭共同的生活习惯有关。

4. 精神心理因素　　生活及工作压力会引起紧张、失眠甚至精神失常。长期处于精神压力下，可使血压升高、血中胆固醇增加，还会降低机体的免疫功能，增加慢性病发病的可能。

（三）社区管理

慢性病社区管理的工作任务主要由3部分组成，即健康调查、健康评价和健康干预。健康调查即收集社区居民的健康资料；健康评价即根据所收集的健康信息对居民的健康状况及危险因素进行评估、分析；健康干预即针对居民的健康状况和危险因素，制订实施合理的健康改善计划，以达到控制危险因素、促进健康的目的。由于慢性病病种多样，进行慢性病的社区管理首先要由社区卫生服务机构通过健康体检、健康调查等方式收集健康信息；在所收集信息的基础上，确定居民的健康状况和危险因素，对患病人群和高危人群进行筛选；针对不同人群进行重点干预。目前，社区卫生服务机构进行慢性病患者社区管理多采用全科团队的模式，由全科医师、社区护士、公共卫生医师等组成专业团队，为一定数量的社区居民提供服务。这一管理模式可以充分发挥团队成员的优势和特长，相互协作，共同为社区居民提供服务。

二、社区护士在慢性病管理中的作用

1. 作为全科团队成员与其他卫生技术人员协同开展工作　　社区护理人员在全科团队工作中，应发挥自己的专业特长，与其他团队成员一起完成社区慢性病管理工作任务，收集和分析社区居民的健康状况，解决社区居民的主要健康问题。

2. 利用全科的知识和技能延伸护理服务范围　　社区护士是面向社区居民的复合型护理专业技术人员，他们在一个相对开放、宽松的工作环境中为社区居民进行健康服务。由于影响人群健康的因素是多方面的，社区护士除了预防疾病、促进健康、维护健康等基本护理服务外，还要从卫生管理、社会支持、家庭和个人保护、咨询等方面对社区居民进行全面的健康服务。

3. 一专多能的综合服务能力满足社区居民多方面需求　　社区护理是一专多能的综合性服务，其目标是满足社区居民的健康需求。既要对重点患者进行身心整体护理，又能针对重点人群进行公共卫生指导；既要指导患者进行恢复期康复锻炼，又能开展健康教育；既要开展社区卫生防疫，又能协助管理慢性病患者。

4. 在社区卫生服务中心、社区居委会与社区居民中起桥梁和纽带作用　　与社区居委会建立良好的合作关系，定期深入每一个家庭，与他们进行有效的沟通，建立相互信任的人际关系，及时将各种信息进行传递和反馈，为深入开展社区卫生服务工作做好准备。

笔记栏

第二节　常见慢性病的社区护理与管理

一、原发性高血压患者的社区护理与管理

高血压(hypertension)是以血压升高,收缩压≥140 mmHg 和(或)舒张压≥90 mmHg 为主要临床表现的综合征。高血压是心、脑血管疾病的重要病因和危险因素。高血压被认为是危害社区居民健康最严重的疾病之一,被列为国家社区慢性病管理和预防的重点疾病。在临床上,根据病因的不同,高血压又分为原发性高血压和继发性高血压两类,其中原发性高血压简称高血压,占所有高血压患者的 90%以上,是社区居民中最常见的高血压类型。

(一)高血压的流行病学特点

1. 患病率逐年升高　　2002 年卫生部组织的全国居民 27 万人营养与健康状况调查资料显示,我国 18 岁以上居民高血压患病率为 18.8%,估计全国患病人数超过 1.6 亿。这一结果与 1991 年相比,患病率上升 31.0%,患病人数增加 7 000 多万。

2. 致残率和病死率高　　高血压是心脑血管病的主要危险因素,是我国城乡居民前四位的死因。随着血压水平升高,心脑血管疾病发病危险增加,这也是导致患者致残的主要原因。

3. 知晓率、治疗率和控制率偏低　　高血压知晓率、治疗率和控制率(以下简称"三率")是高血压流行病学和防治研究的重要参数。1991 年的调查结果显示,全国高血压患者三率分别为 26.3%、12.1%和 2.8%。2002 年全国抽样调查的三率分别为 30.2%、24.7%和 6.1%。而美国在 2000 年的调查显示,居民高血压的三率分别达 70%、59%和 34%,显著高于我国水平。我国高血压患病率逐年升高,而知晓率、治疗率和控制率均较低,这势必引起我国高血压患者发生心脑血管疾病的比例增加。

(二)高血压的危险因素

原发性高血压的病因尚未阐明,高血压危险因素可分为不可改变因素和可改变因素。

1. 不可改变因素　　遗传、年龄和性别是高血压不可改变的危险因素。高血压的发病以多基因遗传为主,有较明显的家族聚集性。高血压发病的危险度随年龄而升高。男性发病率高于女性,但 60 岁以后性别差异缩小。

2. 可改变的危险因素　　超重和肥胖、膳食高钠低钾、吸烟、饮酒、缺少运动、心理因素是高血压可改变的危险因素。超重和肥胖是高血压的主要危险因素之一。因此,在加强对高血压控制的同时,也应强化对超重和肥胖的管理,减轻体重;钠盐的摄入量与血压水平呈显著相关;高钠摄入可使血压升高;保持足量的钾盐摄入可降低血压。

(三)高血压的诊断与评估

1. 高血压的诊断　　首次发现血压增高的患者,应在不同的时点多次测量血压,在未服用抗高血压药物的情况下,非同日 3 次测量,收缩压≥140 mmHg(18.7 kPa)和(或)舒张压≥90 mmHg(12 kPa),可诊断为高血压。此外,患者既往有高血压史,目前正在服用抗高血压药,血压虽低于140/90 mmHg,也应诊断为高血压。同时,还应进行相关检查,排除继发性高血压的可能后,才能确诊为高血压。确诊后按血压增高水平分为 1、2、3 级(表 5-1)。

2. 按患者的心血管危险水平分层　　从指导治疗和判断预后的角度,主张对高血压患者做心血管危险水平分层。按血压分级和影响预后因素的合并作用,将高血压患者的心血管危险水平分为低危、中危、高危、很高危四层,分别表示 10 年内将发生心脑血管病事件的概率为<15%、15%~20%、20%~30%、>30%。

(1)影响预后的因素:影响高血压患者预后的因素包括心血管的危险因素、靶器官损害及并存

的临床情况。心血管的危险因素包括年龄≥55 岁、吸烟、血脂异常、早发心血管病家族史、肥胖、缺乏体力活动;靶器官损害包括左心室肥厚、颈动脉内膜增厚或斑块、肾功能受损;并存的临床情况包括脑血管病、心脏病、肾脏病、周围血管病、视网膜病变、糖尿病。对初诊患者可通过全面询问病史、体格检查及各项辅助检查,找出影响预后的因素。

表 5-1 高血压的分级

类　别	收缩压(mmHg)	舒张压(mmHg)
1 级高血压(轻度)	140～159	90～99
2 级高血压(中度)	160～179	100～109
3 级高血压(重度)	≥180	≥110

注:若患者的收缩压与舒张压分属不同的级别时,则以较高的分级为准。单纯收缩期高血压也可按照收缩压水平分为1、2、3 级。

（2）心血管危险水平分层见表 5-2。

表 5-2 高血压患者心血管危险水平分层

其他危险因素和病史	高血压分级		
	1 级	2 级	3 级
无其他危险因素	低危	中危	高危
1～2 个危险因素	中危	中危	很高危
≥3 个危险因素	高危	高危	很高危
靶器官损害	高危	高危	很高危
并存临床情况	很高危	很高危	很高危

（四）高血压患者的社区管理

管理内容根据《国家基本公共卫生服务规范(第三版)》(2017 年)的要求,高血压患者的社区管理内容如下:

（1）高血压筛查见图 5-1。

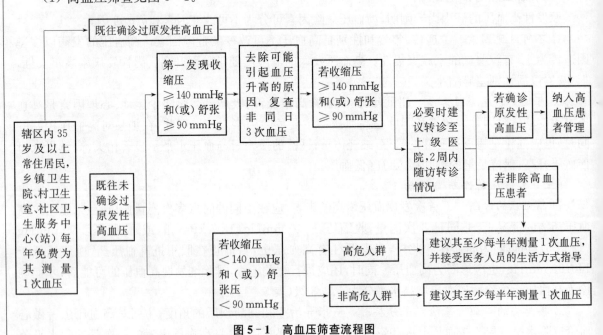

图 5-1　高血压筛查流程图

来源:国家基本公共卫生服务规范(第三版)(2017 年)

（2）高血压患者随访:对原发性高血压患者,每年要提供至少 4 次面对面的随访。高血压患者随访流程图见图 5-2。

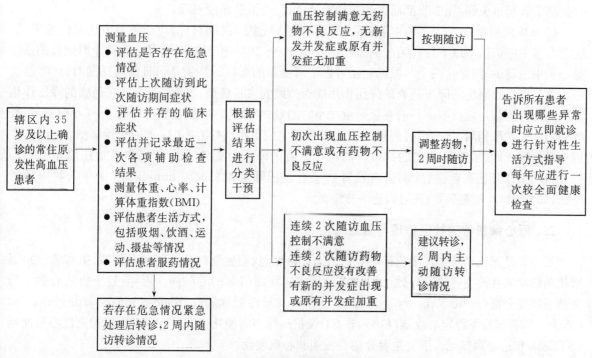

图 5-2　高血压患者随访流程图
来源：国家基本公共卫生服务规范(第三版)(2017 年)

(3) 分类干预：对血压控制满意(收缩压＜140 mmHg 且舒张压＜90 mmHg)、无药物不良反应、无新发并发症或原有并发症无加重的患者,预约进行下一次随访时间。对第一次出现血压控制不满意,结合其服药依从性,必要时增加现用药物剂量、更换或增加不同类的降压药物,2 周内随访。对连续两次出现血压控制不满意,建议其转诊到上级医院,2 周内主动随访转诊情况。对所有的患者进行有针对性的健康教育,与患者一起制订生活方式、改进目标,并在下一次随访时评估进展,指导患者出现哪些异常时应立即就诊。

(4) 健康体检：原发性高血压患者,每年进行 1 次较全面的健康检查,可与随访相结合。

(五) 高血压患者的健康指导

1. **生活方式指导**　对正常人群、高危人群、处于血压正常高值者及所有高血压患者,不论是否接受药物治疗,均需针对危险因素进行改变不良行为和生活方式的指导。中国高血压防治指南指出,针对高血压发病的 3 个主要危险因素的预防措施是减重、限酒和低盐。超重者应注意限制热量和脂类的摄入,并增加体育锻炼。有饮酒习惯的高血压患者最好戒酒,特别是超重的高血压患者更应戒酒。高血压患者的食盐摄入量应低于健康人群,建议每日低于 6 g。此外,高血压患者生活方式指导的内容还包括合理膳食、戒烟、平衡心理、预防便秘、提高服药的依从性、规范监测血压等,并持之以恒,以达到预防和控制高血压及其他心血管疾病的发病危险。

2. **药物治疗指导**　主要内容包括：① 监测服药与血压的关系,指导患者及家属测量血压,并记录血压与服药的关系;② 强调长期药物治疗的重要性,用降压药使血压降至理想水平后,应继续服用维持量,以保持血压相对稳定,对无症状者更应强调;③ 要求患者必须遵医嘱按时按量服药,知晓降压药的名称、剂量、用法、不良反应;④ 要求患者不能擅自突然停药,经治疗血压得到满意控制后,可以遵医嘱逐渐减少剂量。

3. **直立性低血压的预防和处理**　首先要告诉患者直立性低血压表现为乏力、头晕、心悸、出汗、恶心、呕吐等,在联合用药、服用首剂药物或加量时应特别注意。指导患者预防方法：避免长时间站立,尤其在服药后最初几个小时;改变姿势,特别是从卧位、坐位起立时动作宜缓慢;服药时间可选在平静休息时,服药后继续休息一段时间再下床活动;如在睡前服药,夜间起床排尿时应注意;避免用过热的水洗澡,更不宜大量饮酒。还应指导患者在直立性低血压发生时取头低足高位平卧,可抬高下肢超过头部,屈曲股部肌肉和摇动脚趾,以促进下肢血液回流。

4. 血压监测指导　　指导内容主要包括监测频率、血压控制目标、血压测量方法及注意事项。患者在家中应该监测以下几种情况的血压:① 上午 6～10 点和下午 4～8 点:这两个时间段的血压是一天中最高的,测量这两个时段的血压可以了解血压的高峰。特别是每日清晨睡醒时,此时的血压水平可以反映服用的降压药物的降压作用能否持续到次日清晨。② 服药后:在药物的降压作用达到高峰时测量。短效制剂一般在服药后 2 小时测量;中效药物一般在服药后的 2～4 小时测量;长效药物一般在服药后 3～6 小时测量。③ 血压不稳定或更换治疗方案时:此时应连续测 2～4 周,掌握自身血压规律、了解新方案的疗效。高血压患者的降压目标为:① 普通患者血压降至＜140/90 mmHg;② 年轻患者、糖尿病患者及肾病患者血压降至＜130/80 mmHg;③ 老年人收缩压降至＜150 mmHg,如能耐受,还可以进一步降低。

二、冠心病患者的社区护理与管理

冠心病是冠状动脉粥样硬化性心脏病的简称,指冠状动脉粥样硬化使血管狭窄、阻塞和(或)因冠状动脉功能性改变(痉挛)导致心肌缺血缺氧或坏死而引起的心脏病。近年,趋于将冠心病分为急性冠脉综合征(acute coronary syndrome,ACS)和慢性冠脉病(chronic coronary artery disease,CAD)。前者包括不稳定心绞痛(UA),非 ST 段抬高性心肌梗死(NSTEMI)、ST 段抬高性心肌梗死(STEMI)和冠心病猝死。下文主要介绍心绞痛和心肌梗死。

(一) 冠心病的流行情况

近年来,中国冠心病的发病率和死亡率迅速上升,严重威胁人们的健康。冠心病多发生在 40 岁以后,男性多于女性,脑力劳动者多于体力劳动者,城市多于农村。随着生活方式的改变,冠心病发病率还呈现出年轻化的趋势。据世界卫生组织 2011 年资料显示,我国冠心病死亡人数已列世界第二位。

(二) 冠心病的危险因素

本病病因尚未完全明确,目前认为是多种因素作用于不同环节所致的冠状动脉粥样硬化。这些危险因素主要有:

1. 年龄、性别　　本病多见于 40 岁以上人群,49 岁以后进展较快,男性与女性相比,女性发病率较低,但在更年期后发病率明显增加。

2. 血脂异常　　脂质代谢异常是动脉粥样硬化最重要的危险因素。总胆固醇、低密度脂蛋白、三酰甘油升高及高密度脂蛋白降低都认为是危险因素。在临床实践中,以总胆固醇、低密度脂蛋白增高最受关注。

3. 高血压　　血压增高与本病密切相关。冠心病患者 60%～70% 有高血压,高血压患者并发冠心病者是血压正常者的 3～4 倍。

4. 吸烟　　是冠心病的独立危险因素。吸烟者与不吸烟者比较,冠心病的发病率和死亡率增高 2～6 倍,且与每日吸烟的支数成正比,被动吸烟也是危险因素。

5. 糖尿病和糖耐量异常　　与无糖尿病患者比较,糖尿病患者并发心血管疾病风险增加 2～5 倍,且动脉粥样硬化进展迅速,未来 10 年发生心肌梗死危险高达 20%。糖耐量减低也常见于本病患者。

6. 其他危险因素　　如肥胖、缺少体力活动、饮食、遗传因素、血中同型半胱氨酸增高、胰岛素抵抗、病毒感染、衣原体感染、血中纤维蛋白原及一些凝血因子增高等。

(三) 冠心病的临床特征

1. 临床表现　　心绞痛的临床表现为发作性胸骨中上部压榨样疼痛,常放射至左肩,持续 3～5 min,休息或含服硝酸甘油可缓解。心肌梗死表现为胸痛症状持久而严重,休息和服硝酸甘油不能缓解。

2. 诊断　　主要通过临床表现、心肌酶学检查和心电图诊断。近年来,出现了许多新的检查方

笔记栏

法和技术,如放射性核素检查、超声心动图、冠状动脉造影、心血池显像等。

3. 治疗 药物治疗主要有抗血小板聚集药物,以阿司匹林最为常用。扩张冠状动脉的药物,以硝酸甘油类为主。介入治疗主要针对药物治疗不能控制的冠心病患者,方法有经皮腔内冠状动脉成形术、冠状动脉内斑块旋切术、冠状动脉支架术等。冠心病外科治疗的手术方法主要是冠状动脉搭桥手术。

(四)冠心病患者的社区管理

预防冠心病应从儿童开始,培养良好的生活方式,坚持运动、合理膳食、不吸烟、不饮酒、防肥胖及高血脂。帮助人群实施戒烟计划;同时做好高危人群的管理,通过定期体检,及时发现高血压、高血脂、糖尿病等冠心病的高危人群,建立健康档案,定时测量血压、血脂、血糖、心电图,实施健康干预,防止疾病进展。

(五)冠心病患者的健康指导

1. 生活方式的指导 生活方式的改变是冠心病治疗的基础,应指导患者:① 合理膳食:宜低热量、低脂、低胆固醇、低盐饮食,多食蔬菜、水果和粗纤维食物如芹菜、糙米等,避免暴饮暴食,注意少食多餐。② 戒烟、限酒。③ 适量运动:运动方式应以有氧运动为主,注意运动的强调和时间因病情和个体差异而不同,必要时需要在监测下进行。④ 自我心理调适:调整心态,减轻精神压力,逐渐改变急躁易怒性格,保持心理平衡。

2. 用药指导 指导患者遵医嘱服药,不要擅自增减药量,自我监测药物的不良反应。外出随身携带硝酸甘油以备急需。硝酸甘油见光易分解,应放棕色瓶内存放于干燥处,以免潮解失效。药瓶开封后每 6 个月更换 1 次,以确保疗效。

3. 病情监测指导 患者及家属知晓心绞痛发作时的缓解方法,胸痛发作时应立即停止活动或舌下含服硝酸甘油。如果连续含服硝酸甘油 3 次仍不缓解,或心绞痛发作比以往频繁、程度加重,疼痛时间延长,应及时就医,警惕心肌梗死的发生。

4. 康复锻炼指导 运动项目应以行走、慢跑、太极拳、自行车等耐力运动为主。运动强度以心率＝170－年龄为宜每次运动持续时间一般为 30 min;每周运动次数为 3~5 次。注意循序渐进,最大活动量以不出现症状为原则。另外,运动方式要根据心功能和患者个体的耐力情况而定,做些力所能及的活动。

5. 社区心肌梗死患者排便注意事项 急性心肌梗死患者用力排便时,可导致血压升高,心率加快,心肌耗氧量增加,心肌缺血加重,使梗死范围扩大,导致严重后果。因此,积极防治便秘,注意排便时安全非常重要。帮助患者养成定时排便的习惯;要鼓励患者多吃水果、蔬菜等含膳食纤维丰富的食物,以利于排便;习惯性便秘者可服缓泻剂,如 3 天未解大便,当有便意时可使用开塞露或液状石蜡,如粪块质硬不能排出,应立即设法掏出。

6. 冠心病患者家属须知 冠心病患者的康复与家庭有密切关系。家人应经常鼓励患者,增强战胜疾病的信心,并致力于创造充满生机与欢乐的家庭氛围。在患者康复期,最好陪患者一起进行康复活动。如果患者不舒服,应督促和陪伴去医院检查诊治。及时提醒患者遵医嘱服药。在家里要为患者创造一个安静的休息环境,以保证患者有充足的睡眠。为患者准备合理饮食。家属还应学点冠心病知识,发生急症时,首先要卧床、镇静,并含服硝酸甘油;同时应立即拨打急救电话。家属平时应掌握现场急救操作方法,如发生心搏骤停等危症,则应迅速抢救,这样才能挽救患者的生命。

三、脑卒中患者的社区护理与管理

脑血管疾病(cerebrovascular disease, CVD)是指在脑血管病变或血流障碍的基础上发生的局限性或弥漫性脑功能障碍。脑卒中(stroke)是急性起病,是脑局部血液循环障碍所致的神经功能缺损综合征,症状持续时间至少 24 h,包括脑梗死、脑出血、蛛网膜下腔出血等。脑卒中所引起的神经系统局灶性症状和体征与受累脑血管的血供区域一致。

笔记栏

（一）脑卒中的流行情况

脑血管疾病是神经系统的常见病和多发病，也是导致人类死亡的三大主要疾病之一。近年来我国的流行病学资料表明，脑血管疾病分别列于城市和农村人口死因顺序的第一、第二位。我国城市脑卒中年发病率、死亡率和时点患病率分别为 219/10 万、116/10 万和 719/10 万；农村地区分别为 185/10 万、142/10 万和 394/10 万。据此估算，每年新发脑卒中患者约 200 万人，死于脑卒中的患者约 150 万人，存活的脑卒中患者为 600 万～700 万人。在存活的脑卒中患者中，约 3/4 的患者不同程度地丧失劳动能力，其中重度致残者约占 40%。脑卒中的发病率、死亡率和患病率与年龄呈正相关，75 岁以上组发病率是 45～54 岁组的 5～8 倍。有研究表明，社会经济状况、职业和种族等，均与脑血管疾病的发病有关。

（二）脑卒中的危险因素

脑卒中的危险因素分为可干预与不可干预两种，年龄、性别、性格、种族、遗传是不可干预的危险因素。随着年龄的增长，脑卒中的危险性持续增加，55 岁以后每十年脑卒中的危险性增加 1 倍。脑卒中的发病率和死亡率男性高于女性，男女之比为(1.3～1.7)∶1。父母双方有脑卒中史的子女患脑卒中的风险增加。可干预的一些危险因素包括高血压、高血脂、心脏病、糖尿病、高同型半胱氨酸血症、吸烟、酗酒、体力活动少、高盐饮食、超重、感染等。

（三）脑卒中的临床特征

1. 临床表现　　① 脑卒中的先兆症状：脸部、手臂或腿部麻木，尤其是身体单侧麻木；说话困难或理解困难；单眼或双眼视力出现问题，视物不清；行走困难，头晕眼花，失去平衡或协调能力；不明原因的剧烈头痛。② 出血性脑卒中的临床表现：脑出血多突然发病，症状在数分钟至数小时内达高峰，多有血压明显升高，常有头痛、呕吐、肢体瘫痪、失语和意识障碍。临床表现轻重主要取决于出血量和出血部位。蛛网膜下腔出血时突发头部剧烈胀痛或炸裂样痛，位于前额、枕部或全头部，常伴恶心、喷射状呕吐。50% 的患者发病时有短暂的意识障碍或烦躁、谵妄等精神症状，脑膜刺激征。③ 缺血性脑卒中的临床表现：脑血栓形成的患者多在安静状态下发病，发病较缓，有先兆症状，意识清楚，偏瘫，失语，症状和体征因受累血管不同而不同。

2. 诊断　　根据病史、临床表现、怀疑为脑卒中的患者应尽快进行头颅 CT 检查；对蛛网膜下腔出血的患者应争取进行数字减影全脑血管造影或磁共振检查，以明确出血原因及病变性质。对条件不具备又需要尽快明确诊断者，可行腰椎穿刺。

3. 治疗　　缺血性脑卒中的治疗要点是溶栓，发病后越早开始治疗，效果越好，病残程度就有可能越低。但必须严格掌握适应证和禁忌证，否则容易合并颅内出血或其他内脏出血，增加死亡率和致残率。出血性脑卒中的治疗要点是止血和降颅压。

（四）脑卒中患者的社区管理

对社区居民开展脑卒中的健康调查、并进行脑卒中发病情况及危险因素的分析评估，制订健康干预计划。对于脑卒中患者，开展家庭康复护理健康教育讲座，使家属能充分地利用有效资源为患者提供康复护理并预防并发症的发生。健康教育的主要内容包括：对脑卒中的危害、诊断标准、临床表现、治疗目标、常用药物及副作用等进行宣传。使公众充分了解罹患脑卒中的高危因素，从而加强自我保健意识，采取戒烟、限酒、低脂肪和充足维生素及微量元素饮食、规律的体育锻炼等合理的生活方式。对高危患者应定期体检，指导患者增加对药物治疗的依从性。

（五）脑卒中患者的健康指导

1. 康复护理　　急性脑血管病引起的残障以偏瘫为多，康复训练越早进行，效果越好。康复的目标在于尽可能地恢复患者的日常生活和工作能力，回归社会。到患者家中进行康复护理，指导照顾者帮助患者被动运动，协助患者练习床上翻身、床上坐起、床边行走、室内行走及一些小关节的精细运动。与患者、照顾者一起制订康复护理计划，使患者主动活动和被动活动相结合，床上锻炼和下地锻炼相结合，全身锻炼和局部锻炼相结合。身体条件允许的患者可以到社区医院的康复训练室，在专业康复师的指导下，进行康复训练。

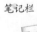

笔记栏

2. 心理护理　　脑卒中的患者由于自理能力受限，病程较长，容易对治疗产生急躁情绪，或失去信心。护士应让患者参与康复护理计划的制订，所提目标要切合实际，不要过高，以免影响患者的情绪。当患者取得进步时，要及时鼓励。

3. 预防脑卒中　　循证医学证据表明，对脑卒中的危险因素进行早期干预，可显著降低脑卒中的发病风险。可干预因素是脑卒中一级预防主要针对的目标。防治高血压、防治心脏病、防治血脂异常、防治糖尿病、戒烟限酒、将 BMI 控制在 $<28 \text{ kg/m}^2$ 或腰围/臀围<1，波动范围$<10\%$，降低血浆中同型半胱氨酸水平。二级预防是针对发生过一次或多次脑卒中的患者，包括一级预防中的所有措施、抗血小板聚集、治疗一过性脑缺血发作（transient ischemic attack，TIA）、防止脑卒中后认知障碍。脑卒中发生后早期应用阿司匹林有助于防止痴呆的发生。

4. 并发症的预防　　脑卒中的患者由于长期卧床，容易出现褥疮、泌尿系感染、肺炎、便秘等并发症。社区护士在家庭访视时要注意观察患者有无并发症的早期表现，指导照顾者掌握预防并发症的护理要点及方法。例如不能下床的患者应经常扶起来坐一坐，并叩背，预防坠积性肺炎。患者容易发生排尿障碍，应多饮水。预防压疮要给患者经常翻身，保持床单干燥、平整等。护士还应经常检查照顾者的工作，发现问题及时予以纠正。

5. 做好院前急救　　急性脑血管病常突然起病，且大多是在家庭或工作单位里发病，有的是在出差或旅游时，因此院前处理是抢救患者的一个重要环节。① 正确安置患者体位：当患者突然发病跌倒时，要注意不要将患者从地上扶起至坐位或立位，更不能背起患者，或一人抬头、一人抬脚，这样会使患者病情加重。最好是由 2～3 人轻轻地托住患者的头肩、背臀和腿部，同时将患者抬起，然后轻放于床上。② 保持呼吸道通畅：患者平卧后可将其上身稍许垫高，头偏向一侧，以防呕吐物和口鼻腔分泌物被吸入气管。有较多分泌物时应及时擦除，防止窒息和吸入性肺炎。同时解开患者的衣领纽扣、皮带，取出假牙。③ 避免病情加重，减轻脑水肿：不随意搬动患者的上半身，或在床上、担架上任意翻动患者，以免加重病情。转运患者时，应头朝上、脚朝下，以减轻脑水肿。在患者送往医院的途中，可以轻托患者的头部和上半身，避免头部因震动过大而导致出血加重，或使患者呕吐加重甚至发生窒息。④ 拨打急救电话求救：宜用担架或床等平稳地运送患者到医院，一路颠簸易使患者脑出血加重或引起脑疝，也易致呼吸不畅而使患者窒息。因此，经一般的紧急处理后，应拨打急救电话求救。

四、糖尿病患者的社区护理与管理

糖尿病（diabetes mellitus，DM）是由于胰岛素分泌绝对或相对不足而引起的一种代谢紊乱综合征，临床以高血糖为主要特点，是一种慢性、终身性疾病，如病情控制不好，可引起酮症酸中毒、高渗性昏迷等急性代谢紊乱，也可导致眼、肾、神经、血管、心脏等器官的损害，重者可以致残、致死，给患者及其家属带来巨大的痛苦。糖尿病是社区常见病、多发病，糖尿病的防治及其管理是社区卫生服务面临的重要任务。2009 年卫生部颁发了《国家基本公共卫生服务规范》，2017 年进行修订，进一步帮助基层医护人员提高社区糖尿病防治水平，指导和规范糖尿病的社区综合防治与管理。

(一) 糖尿病的流行病学特点

糖尿病已成为发达国家继心血管病和肿瘤之后的第三大慢性病。据国际糖尿病联盟的最新统计显示，目前全世界有 2.46 亿人患糖尿病，预计到 2025 年将达到 3.8 亿。我国糖尿病发病率也正在以惊人的速度上升。2007 年全国糖尿病患病人数为 4 000 万，预计 2025 年糖尿病患者总数将接近 1 亿，成为世界上糖尿病患者数仅次于印度的第二大国。我国糖尿病的发病特点是城市高于农村；患病率随年龄增长而升高，女性发病高峰在 60 岁组，男性发病高峰则在 70 岁组。但近些年的发病有年轻化的趋势，中年人糖尿病的发病率增长最为迅速，可能与不健康的生活方式有关。

新的糖尿病分类法建议将糖尿病分成 1 型、2 型、妊娠型和其他特殊类型 4 大类，其中 2 型糖尿

笔记栏

病约占糖尿病患者总数的90%。1型糖尿病是由于免疫因素导致胰腺β细胞被破坏,从而导致胰岛素分泌缺乏,必须依赖外源性胰岛素以降低血糖,多见于儿童、青少年。2型糖尿病是由于胰岛素分泌功能下降和(或)胰岛素抵抗,导致胰岛素分泌相对不足,多见于中老年人。

(二)糖尿病的危险因素

1. **不可改变的危险因素**　　包括遗传因素、年龄、先天的子宫内营养环境不良等。

2. **可改变的危险因素**　　包括不良生活方式、生物源和化学因素等。

(三)糖尿病的诊断和评估

1. **糖尿病的诊断标准**　　糖尿病诊断标准为,糖尿病症状加任意时间血浆葡萄糖水平$\geqslant$11.1 mmol/L(200 mg/dL);或空腹血浆葡萄糖(fasting blood glucose,FBG)$\geqslant$7.0 mmol/L(126 mg/dL);或口服葡萄糖耐量试验(oral glucose tolerance test,OGTT)中 2 h 葡萄糖水平(2 hPG)$\geqslant$11.1 mmol/L(200 mg/dL)。

2. **糖调节受损的诊断标准**　　糖调节受损(impaired glucose regulation,IGR)是指诊断标准中划出的处于正常血糖与糖尿病血糖水平之间的状态,即血糖水平已高出正常,但尚未达到目前界定的糖尿病诊断水平,包括空腹血糖受损和(或)糖耐量受损。① 空腹血糖调节受损(impaired fasting glucose,IFG)指一类非糖尿病性空腹高血糖,其血糖浓度高于正常但低于糖尿病的诊断值,即6.1～6.9 mmol/L。② 糖耐量受损(Impaired glucose tolerance,IGT)是葡萄糖不耐受的一种类型,现普遍称其为糖尿病前期。IGT 者口服葡萄糖耐量试验 2 h 葡萄糖水平为 7.8～11.0 mmol/L。

3. **常见健康问题**　　糖尿病患者的常见健康问题包括糖尿病症状、急性并发症、慢性并发症等。① 糖尿病症状:糖尿病患者可无明显症状,仅于健康检查时发现高血糖;也可表现为典型的"三多一少"症状,即多食、多饮、多尿和体重减轻。除典型症状之外,患者常伴有疲劳、乏力、皮肤瘙痒、容易感染、伤口长时间不愈合、便秘、腹泻等症状。② 急性并发症:包括低血糖、酮症酸中毒。低血糖多由进食量过少、药物剂量过大、活动量过多等引起,轻者表现为心慌、大汗、无力、手抖、饥饿感等;严重者可出现意识模糊、嗜睡、抽搐、昏迷甚至死亡;部分患者在多次低血糖症发作后会出现无警觉性低血糖症,可无先兆直接进入昏迷状态,实验室检测血糖$\leqslant$2.8 mmol/L(50 mg/dL)。糖尿病酮症酸中毒是糖尿病的一种严重急性并发症,常见于 1 型糖尿病患者,多发生于伴发感染、胰岛素治疗中断、饮食失调等情况;2 型糖尿病如代谢控制差、伴有严重应激时亦可发生。糖尿病酮症酸中毒的主要表现为糖尿病症状加重,出现极度口渴、多饮、多尿伴恶心、呕吐、头痛、头晕、烦躁等症状,血糖$>$16.7 mmol/L,尿酮体＋～＋＋＋＋,如果没有及时得到控制,病情将进一步恶化,重者出现神志不清、昏迷。③ 慢性并发症:包括心脑血管病、糖尿病肾病、糖尿病眼病、糖尿病足等。糖尿病患者发生高血压、冠心病、脑卒中等心脑血管系统疾病的概率是非糖尿病人群的 2～3 倍。冠心病和脑血管病已成为糖尿糖患者的主要致死原因。糖尿病肾病是一个逐渐发展的过程,早期一般没有症状,经过合理治疗大多数可以逆转;而一旦进入晚期阶段,此时病情已经不可逆转,最后逐渐发展至肾衰竭。糖尿病眼部病变早期往往没有任何症状,需要通过眼底检查才能发现。常见的眼部病变包括:视网膜病变、白内障、青光眼。糖尿病眼病的发生率高,对视力损害严重,重者可致失明,据统计糖尿病患者失明的发生率是一般人的 25 倍。糖尿病导致的神经病变以多发性周围神经病变最为常见,表现为对称性肢端感觉异常,夜间及寒冷季节加重,后期累及运动神经可出现肌力减弱、肌萎缩和瘫痪。自主神经病变也较常见,表现为排汗异常、腹泻或便秘、直立性低血压、尿失禁或尿潴留等。下肢血管病变以下肢动脉硬化较为常见,严重供血不足可致肢端坏疽。糖尿病足是指在糖尿病足部神经病变和血管病变的基础上合并感染,如治疗不及时,则很可能引起足坏死,需要进行截肢术。除上述并发症外,糖尿病患者还容易出现骨质疏松、牙周炎、皮肤感染、甲状腺功能亢进、性功能障碍等问题。

(四)糖尿病患者的社区管理

根据《国家基本公共卫生服务规范(第三版)》(2017 年)的要求,糖尿病患者的社区管理包括:糖尿病筛查、糖尿病患者随访、分类干预、健康体检。糖尿病患者的社区管理流程见图 5-3。

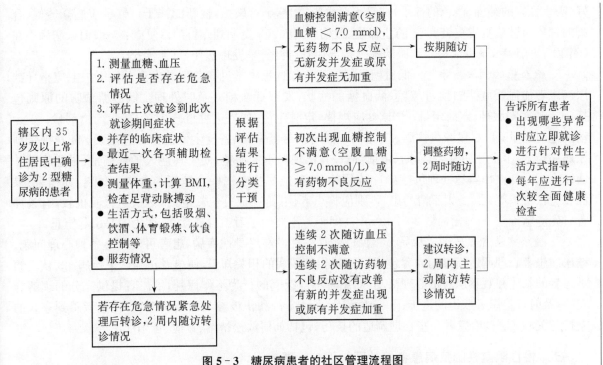

图 5 - 3　糖尿病患者的社区管理流程图

来源：国家基本公共卫生服务规范(第三版)(2017 年)

（五）糖尿病患者的健康指导

1. **饮食指导**　　合理饮食是糖尿病治疗的一项基础措施，无论糖尿病的类型、病情轻重，也无论是否用药物治疗，都必须持之以恒地严格执行饮食控制。糖尿病饮食控制的总原则：① 控制总热量，均衡营养；② 定时定量，少量多餐；③ 饮食清淡，避免高糖、高脂、高盐饮食；④ 适当增加膳食纤维的摄入；⑤ 多饮水，限制饮酒，坚决戒烟。

2. **运动指导**　　运动治疗是糖尿病治疗的另一项基础措施。糖尿病患者运动指导的具体内容包括：① 运动要保证一定的强度和频率，一般每周运动 3～5 次，每次运动至少 30 min；应尽量选择中等强度的有氧运动，如慢跑、快走、爬山等；老年糖尿病患者可适当选择低强度的运动，如散步、快走、气功、太极拳、保健操等。② 选择合适的运动时间，选在饭后 0.5 h 或 1 h 为宜，不宜空腹时进行运动。③ 运动过程要注意安全，包括选择合适的运动场地、穿合适的服装和鞋子，随身携带易于吸收的含糖食物。④ 有下列情况的患者不宜运动：血糖未得到较好控制(血糖＞14 mmol/L，尿酮体阳性)或血糖不稳定者；合并严重眼、足、心、肾并发症者；新近发生血栓者。

3. **药物治疗指导**　　糖尿病药物治疗包括口服降糖药物治疗和胰岛素治疗。针对口服降糖药物治疗的患者，社区护士应指导患者遵医嘱服药，掌握正确的服药方法，同时熟悉药物可能引起的不良反应，并做好应对。如需注射胰岛素，则教会患者如何注射和药物保存方法及如何避免低血糖的发生等。

4. **自我监测与检查指导**　　糖尿病患者应进行病情的自我监测与定期复查，有助于及时了解血糖控制情况，为药物治疗和非药物治疗的调整提供依据；也有助于早期发现糖尿病急慢性并发症，早期治疗，减少因并发症而导致的严重后果。

5. **足部护理指导**　　糖尿病足溃疡和坏疽是糖尿病患者致残、致死的重要原因之一，在日常生活中，糖尿病患者应重视足部护理。① 应每日检查足部，保存皮肤的完整，如有异常及时正确处理，避免足部感染。② 应养成每日用温水洗脚的良好习惯：水温不超过 40℃；泡脚时间以 10～15 min 为宜。洗完后用柔软的毛巾擦干，注意擦干两脚趾缝之间的位置；如足部比较干燥，可涂抹适量的润肤乳，以保持足部皮肤润滑。③ 定期修剪趾甲：修剪趾甲的方法：一般在洗脚后，用趾甲刀横向直剪，趾甲长度与趾尖同一水平即可，不要太短。④ 选择合适的鞋袜：袜子的选择最好选择透气性

笔记栏

好、吸水性好的纯棉、浅色的袜子,袜口不要太紧;如袜子有破损,换新的袜子。鞋子应选择透气、合脚的棉质布鞋或真皮皮鞋。⑤ 防止冻伤、烫伤、外伤。⑥ 定期到专科门诊复查:一般糖尿病病程在5年以上的患者,至少应每年到医院检查足部血管、神经,早发现病变,早期治疗。

6. 低血糖的预防指导　　低血糖是糖尿病治疗过程中常见的急性并发症。社区护上应指导糖尿病患者加强低血糖的预防,熟悉低血糖的症状,发现低血糖并及时处理。低血糖预防的原则包括:① 遵医嘱服药,定时定量;② 饮食应规律,定时定量,如果进食量减少,应减少药物剂量;③ 运动要适时适量;④ 尽量减少饮酒;⑤ 平时应随身携带糖果,以备发生低血糖时急用;⑥ 随身携带糖尿病病情卡,卡上注明姓名、诊断、电话等,一旦出现严重低血糖,便于其他人了解病情、紧急施救并通知家人。低血糖紧急处理包括:① 清醒的患者,应尽快吃一些含糖高的食物或饮料,如糖果、果汁、蜂蜜、饼干等;② 意识不清的患者,则应将患者侧卧,并拨打急救电话,尽快送医院抢救,有条件者可先静脉推注 50% 葡萄糖 20~40 mL。但千万不要给患者喂食或饮水,因为容易引起窒息。

7. 糖尿病患者心理调适指导　　糖尿病是一种慢性终身性疾病,患者可能发生各种心理问题。糖尿病患者心理调适指导的内容包括:① 提供糖尿病的相关知识,使患者正确认识疾病;② 认真倾听患者的叙述并观察患者的心理活动,对患者不遵医嘱的行为不作评判,给患者提供充分的理解与支持,及时肯定患者取得的进步;③ 鼓励患者家属支持和积极参与糖尿病控制,使患者感到家人的支持与关心;④ 教给患者一些心理调适的技巧,包括如何放松情绪、宣泄、音乐疗法等。

五、慢性阻塞性肺疾病患者的社区护理与管理

慢性阻塞性肺疾病(chronic obstructive pulmonary disease, COPD)是一种具有气流受限特征的可以预防和治疗的疾病,气流受限不完全可逆,呈进行性发展。COPD 与慢性支气管炎及肺气肿密切相关。当慢性支气管炎和(或)肺气肿患者肺功能检查出现气流受限并且不能完全可逆时,则诊断为 COPD。

(一) COPD 的流行情况

COPD 居全球死亡原因的第四位。在我国居死亡原因的第三位,居农村死因的首位。据对我国 7 个地区 20 245 名成人的调查数据显示,COPD 的患病率占 40 岁以上人群的 8.2%。COPD 可引起肺功能进行性减退,严重影响患者的劳动力和生活质量,从而造成巨大的社会经济负担。世界银行/WHO 的研究报告指出,至 2020 年,COPD 将位居世界疾病经济负担的第五位。

(二) COPD 的危险因素

COPD 的有关危险因素包括个体易感因素及环境因素,两者相互影响。

1. 吸烟　　为重要的发病因素,吸烟者慢性支气管炎的患病率比不吸烟者高 2~8 倍,吸烟时间越长,吸烟量越大,COPD 患病率越高。

2. 职业粉尘和化学物质　　接触职业粉尘及化学物质如烟雾及室内空气污染均可导致 COPD的发生。

3. 空气污染　　损伤气道黏膜上皮,使纤毛清除功能下降,黏液分泌增加,并为细菌感染创造条件。

4. 感染因素　　是 COPD 发生发展的重要因素之一。

5. 蛋白酶-抗蛋白酶失衡、氧化应激、炎症机制、神经功能失调、营养不良、气温变化等都有可能参与 COPD 的发生、发展。

(三) COPD 的临床特征

1. 临床表现　　起病缓慢,病程较长,反复急性发作。主要症状有:慢性咳嗽、咳痰、气短或呼吸困难且呈逐渐加重,也是 COPD 的标志性症状、喘息和胸闷,晚期有体重下降,食欲减退。

2. 诊断　　主要根据存在吸烟等高危因素、临床症状、体征及肺功能检查等综合分析确定。不完全可逆的气流受限是 COPD 诊断的必备条件。

3. 治疗　　① 稳定期治疗主要目的是减轻症状,阻止 COPD 病情发展,缓解或阻止肺功能下

笔记栏

降,改善 COPD 患者的活动能力,提高其生活质量,降低死亡率。其包括教育与管理、支气管舒张药、祛痰药、糖皮质激素、长期家庭氧疗、夜间无创机械通气。② 急性加重期治疗首先确定导致急性加重期的原因,最常见的是细菌或病毒感染。其包括支气管舒张药、低流量吸氧、控制感染、糖皮质激素、祛痰药。

(四) COPD 的社区管理

对社区居民开展 COPD 人群健康调查,进行疾病发病情况和危险因素的分析评估,分类进行健康干预。健康教育的主要内容包括:COPD 诊断标准、临床表现、治疗目标、常用药物及副作用等进行宣传。使公众充分了解 COPD 的危险因素,从而加强自我保健意识,采取戒烟、平衡膳食、规律的体育锻炼等合理的生活方式,主动规避危险因素。对高危患者应定期体检,指导患者增加对药物治疗的依从性。

(五) COPD 的健康教育

1. 疾病预防指导　戒烟是预防 COPD 的重要措施,应对吸烟者采取多种宣教措施劝导戒烟。避免或减少有害粉尘、烟雾或气体的吸入,防治呼吸道感染对预防 COPD 也十分重要。对于患有慢性支气管炎的患者应指导其进行肺通气功能的监测,及早发现慢性气流阻塞、及时采取措施。

2. 疾病知识指导　教会患者和家属依据呼吸困难与活动之间的关系,判断呼吸困难的严重程度,以便合理安排工作和生活,以不感到疲劳、不加重症状为宜。使患者理解康复锻炼的意义,发挥患者的主观能动性,制订个体化锻炼计划,进行腹式呼吸或缩唇呼吸训练等,以及进行步行、慢跑、气功等体育锻炼。指导患者识别使病情恶化的因素,吸烟者戒烟能有效延缓肺功能进行性下降。在呼吸道传染病流行期间,尽量避免到人群密集的公共场所。潮湿、大风、严寒气候时避免室外活动,根据气候变化及时增减衣物,避免受凉感冒。

3. 饮食指导　呼吸功的增加可使热量和蛋白质消耗增多,导致营养不良,应制订高热量、高蛋白、高维生素的饮食计划。正餐进食量不足时,应安排少量多餐,避免在餐前和进餐时过多饮水。腹胀的患者应进软食。避免进食产气食物,如汽水、啤酒、豆类、马铃薯和胡萝卜等;避免易引起便秘的食物,如油煎食物、干果等。

4. 心理指导　引导患者适应慢性病并以积极的心态对待疾病,培养生活兴趣,如听音乐、养花种草等爱好,以分散注意力,减少孤独感,缓解焦虑、紧张的精神状态。鼓励患者生活自理,增加生活的信心。

5. 家庭氧疗指导　护士应指导患者和家属做到:① 了解氧疗的目的、必要性及注意事项。② 注意安全:供氧装置周围严禁烟火,防止氧气燃烧爆炸。③ 氧疗装置定期更换、清洁、消毒。

六、癌症患者的社区护理与管理

癌症是一组疾病,其特征为异常细胞的失控生长,并由原发部位向其他部位播散,这种播散如无法控制,将侵犯要害器官,引起衰竭,最后导致死亡。

(一) 癌症的流行情况

我国癌症发病近十年来呈上升趋势,每年增加约 4%,居各类死因之首。预计到 2020 年,我国每年的新发生癌症总数和癌症死亡总数将达 300 万左右,患病总数将达 660 万。癌症在我国人群中的分布,男性死亡率高于女性。农村增长幅度大于城市。

(二) 癌症发病的危险因素

卫生部印发的《中国癌症预防与控制规划纲要(2004~2010)》中表明,我国癌症的主要危险因素依次为吸烟、乙肝病毒感染、膳食不合理及职业危害。

1. 吸烟许多研究已经证实吸烟是致癌因素。肺癌是我国第一大癌症,而控烟可减少 80% 以上的肺癌和 30% 的肺癌死亡的发生。同时控烟还可减少慢性肺病、脑卒中、缺血性心脏病和肺结核等疾病的发病率。

2. 乙肝病毒感染我国乙肝病毒的感染率达 60%,乙肝病毒的携带率大于 10%,是造成慢性肝炎、肝硬化及肝癌的主要原因。最有效的预防乙肝病毒感染的措施就是新生儿接种乙肝病毒疫苗，切断母婴传播。

3. 膳食不合理 从世界范围看，膳食不合理是仅次于吸烟的第二个重要的、可避免的癌症危险因素。人类约有 1/3 的癌症与膳食不当有关。近 20 年来，随着经济发展和人民生活的改善，居民的膳食结构及生活方式发生了明显的"西方化"趋势，城市和富裕农村中超重和肥胖已成为重要的公共卫生问题，同时也是结直肠癌及乳腺癌发病率上升的重要原因。而在贫困地区，一些营养素的缺乏与某些癌症的高发密切相关（如硒的缺乏与食管癌）。

4. 职业危害 随着经济的发展，我国职业危害及由此导致的癌症逐年增加。

（三）癌症临床特征

1. 临床表现 大多数的癌症早期无特殊症状，晚期癌症患者根据癌症原发及转移部位不同会出现各种局部症状，同时伴随有一些全身症状，如疼痛、疲乏、恶病质等。

2. 诊断 癌症的诊断方法 包括影像学检查、病理学检查、内镜检查、放射免疫学检查等。相当一部分肿瘤可以通过详细询问病史、全面的体格检查而被发现。另外，通过开展区域性防癌普查，能够发现早期癌症患者，对提高癌症患者的生存率非常重要。

3. 治疗 目前，临床治疗癌症比较有效的方法主要是外科手术、放射疗法和化学疗法。近年，介入疗法、生物疗法、基因疗法等新的治疗方法在临床得到应用。另外，我国一些传统的中药具有抗癌作用。

（四）癌症患者的社区管理

85% 以上的人类肿瘤由环境因素引起，通过消除已知的致癌因素和实施健康教育计划，许多癌症是可以预防的。那么，如何预防癌症的发生呢？专家普遍认为，通过改变个人不良生活方式，可以达到预防癌症的目的。开展社区人群健康教育和癌症患者的管理工作，主要包括良好生活方式的养成、癌症的早期发现、癌症患者的社区护理。

（五）癌症患者的健康教育

1. 养成良好的生活方式 ① 宣传戒烟，被动吸烟往往对不吸烟者危害更大，因此应提倡在所有公共场所禁烟。宣传戒烟尤其应从青少年和女性开始。② 避免酗酒。③ 提倡进行适当的体育锻炼，长期坐姿工作的人，应定期活动，至少每周 3 次，每次 30 min。④ 改进饮食习惯。教育居民多食含有丰富维生素的食品，如绿色蔬菜和水果。⑤ 减重，肥胖的人患大肠癌、乳腺癌、前列腺癌、子宫癌和卵巢癌的危险性比正常体重的人高。⑥ 过度日光照射易引起皮肤癌症（基底细胞癌、鳞状细胞癌、恶性黑色素瘤等）。户外工作者应注意防止日光直接照射，戴帽、穿防护衣和涂防晒油可以预防皮肤癌症的发生。

2. 癌症早期发现 对于恶性肿瘤，早期正确诊断是施行合理治疗及治疗成功的关键。开展防治结合的肿瘤普查，是早期发现恶性肿瘤的最好方式，尤其是肿瘤高发区，更要经常定期进行普查。只要重视癌症的早期症状和体征，及时进行检查，或定期进行普查，大部分癌症可以做到早期发现。WHO 提出的恶性肿瘤 8 个早期警号：① 可触及的硬结或硬变，如乳腺、皮肤及舌部发现的硬结；② 疣（赘瘤）或黑痣发生明显的变化；③ 持续性消化不良，持续性嘶哑、干咳、吞咽困难；④ 月经不正常的大出血，经期以外的出血；⑤ 鼻、耳、膀胱或肠道不明原因的出血；⑥ 经久不愈的伤口；⑦ 不消的肿胀；⑧ 原因不明的体重下降。

3. 癌症日常保健 ① 手术后患者的护理：社区护士要了解患者所接受的手术的方式、范围，评估患者伤口愈合情况，制订护理计划。如果患者有造口，要了解造口的情况及患者和家属是否掌握了护理方法。② 放化疗患者的护理：了解患者化放疗方案、常见副作用及其出现时间。注意监测患者的白细胞、血小板计数，有呕吐、腹泻的患者要注意防止脱水和水电解质失衡，督促有口腔溃疡的患者保持口腔清洁，防止并发感染。教会患者及家属观察放化疗的副作用，并掌握应对措施。副作用严重时指导患者及时就医。③ 带有管道患者的护理：部分处于化疗间歇期的患者可能带有深静脉插管或静脉高营养管道回家休养。社区护士要定时进行管道护理，教会患者及照顾者观察感染征象,注意保持局部干燥。④ 癌症患者的康复护理:一些术后患者需要进行康复,如乳腺癌患者需要进行上肢功能的锻炼;喉癌术后患者需要接受人工喉发音的训练。社区护士要了解患者的需要,制订个体化的康复护理计划,协助患者恢复功能,必要时为患者联系专业康复师。⑤ 癌症患者的日常生活:癌症患者的生活环境应整洁舒适;饮食清淡易消化,注意补充热量和蛋白质;每日应根据身体情况适当运动,行动不便的患者也应经常到户外呼吸新鲜空气、晒太阳。乐观、良好的心态对于癌症患者的康复和提高生活质量是非常有益的。社区护士可以把社区内的癌症患者组织起来,开展各种活动,让他们互相交流抗癌经验及康复体会。

七、临终患者的社区护理与管理

关于临终的时间范围的界定,各个国家有不同的标准,国外多将临终界定在预期生存期不超过6个月。我国多数学者界定临终预期生存期不超过 2~3 个月。但总的来说,临终是指身体日趋恶化,特别是体力、食欲和知觉出现恶化,临近死亡的阶段。

(一)临终患者的健康需求

1. 有效控制疼痛　据 WHO 统计,在全世界每年新发生的 700 万癌症患者中,30%~50%伴有与癌症有关的不同程度的疼痛。疼痛本身及其伴随而来的恐惧感,使患者身心备受煎熬,严重影响其生活质量。几乎所有临终患者宁愿接受旨在让他们感觉舒服的护理,也不愿再接受治疗。医护人员应把缓解临终患者的疼痛作为临终关怀的护理目标,注意收集资料,保证患者服药方法正确,及时评估疼痛缓解情况。

2. 保持安全　舒适安全是患者的根本需要,让患者安心,家属放心,就要求医护人员有良好的职业道德、高度责任感、同情心及良好的医疗护理操作技术,多关心体贴患者,生活上多照顾,加强护患交流,加强基础护理。

3. 满足求知心理　希望知晓真实病情是患者的权利。对绝症患者,需采取因人而异、因人施护的原则。对能承受者在告知病情时注意谈话技巧,用语委婉,使其面对现实;对无法承受者,协同家属做好保护性措施。

4. 坚强精神支持　晚期患者有强烈的求生欲望,期望得到有效救治。此时,护理人员应及时给予鼓励支持,增强患者战胜疾病的信心和毅力,解决心理痛苦。

5. 死亡准备教育　个体对死亡的态度受年龄、家庭环境、所接受教育程度、人生经历、宗教信仰和社会背景等的影响。害怕死亡,不愿接受疾病的事实必然给患者造成极大的精神压力。这就要求护理人员首先能正确对待死亡,加强对生死观的认识,培养自控能力,才能帮助患者从死亡恐惧与不安中解脱出来。当死亡不能避免时泰然处之,有足够的时间精力处理未尽心愿。

(二)临终患者的常见症状及护理

1. 疼痛　疼痛的控制是临终患者护理的一个重要方面。WHO 推荐了止痛药应用的 5 个要点:口服、按时、按阶梯、个体化、注意细节。口服给药方便、经济,既可免除创伤性给药的不适,又能增加患者的独立性。按时给药即按照规定的间隔时间给药,这样可以使止痛药物在体内保持稳定的血药浓度,保证疼痛得到持续缓解。按阶梯给药,即遵循三阶梯止痛原则,根据疼痛强度选择不同阶梯的止痛药。个体化给药指个体对麻醉性止痛药物的敏感度差异较大,所以阿片类药物没有标准用量,凡是能够使疼痛得到有效缓解的剂量就是正确剂量,可根据患者的具体情况进行调整。注意细节指对用止痛药的患者要密切观察药物不良反应和程度,如便秘、恶心、镇静等。

2. 恶心、呕吐　晚期患者的恶心、呕吐通常由多个因素引起。治疗重点在于找到病因,识别引起恶心、呕吐的可能原因,再控制症状。终末期患者卧床,虚弱,应嘱其头偏向一侧,以避免误吸的危险。

3. 躁动　终末期患者的躁动原因很多,明确引起躁动的原因,针对病因治疗可以迅速减轻症状。护士应及时准确地执行医嘱,并及时评价效果。允许专人陪护,防跌倒,防坠床及其他意外。

4. 呼吸道分泌物　患者到了终末期经常不能自主清除呼吸道分泌物,这种情况发生在 92%

的终末期患者中。有时病因不明,治疗的目标在于减慢呼吸频率和焦虑程度。常用的方法有改变体位和药物治疗,必要时需要吸痰。

5. 排尿异常　超过50%的患者在生命最后48小时出现排尿形态紊乱的问题,主要表现为尿潴留和尿失禁。应做好留置导尿的护理及尿失禁的护理,保持床单元清洁干燥,保持患者舒适。

6. 便秘　注意连续评估患者的排便情况,在患者出现排便次数改变或排便困难时及时给予处理,不要等到患者症状加重或出现体征再去处理。

7. 压疮　定时翻身是预防压疮的关键,协助患者变换合适的体位,在受压部位使用减压用品,以减轻压迫。长期卧床可使用气垫床。保持皮肤的清洁干燥及改善患者的营养状态对于预防压疮也非常重要。

(三) 对临终患者及家属进行死亡教育

死亡教育是引导人们科学、人道地认识死亡、对待死亡,以及利用医学死亡知识服务于医疗实践和社会的教育。大多数患者和家属没有科学的死亡观,对死亡持否认态度,或忌讳谈论死亡,或极度恐惧死亡,导致患者在临终阶段无法接受死亡将至的事实。有的患者对医护人员产生怨恨情绪,有的患者在绝望和恐惧中选择了自杀,有的患者在希望和恐惧的精神痛苦中离开人世,给自己和家属留下遗憾,对临终患者进行死亡教育,让患者对死亡持乐观顺应的态度,帮助他们安详、舒适地离开人世,是临终关怀的重要内容和任务。

1. 尊重患者的权利　患者有知情权、参与权和选择权。医护人员应了解并尊重患者的权利,特别是在患者临终阶段,医护人员应在全面评估的前提下告知病情信息,并尊重患者对临终或濒死阶段的治疗和抢救措施的意见,引导患者正确坦然地对待死亡,而不应采取回避或敷衍的态度。

2. 针对不同心理阶段实施死亡教育　临终患者心理变化的5个阶段(否认期、愤怒期、协议期、抑郁期、接受期)不一定按照顺序发展,有时交错,有时重叠。护士应准确评估患者对死亡的心理反应,针对不同心理阶段进行死亡教育,适时给予辅导和支持。

3. 理解患者的死亡观念和言行　死亡的态度受到个人因素和社会文化因素的影响,医护人员应尊重患者的文化和信仰,理解患者对死亡的态度和观念,使用患者的语言谈"死",而不应取笑或刻意去纠正患者的说法。

4. 全面评估患者的意愿　当患者没有准备好接受坏消息,这时,医护人员不应勉强患者谈论死亡。

5. 根据患者情况告知信息　告诉患者的信息内容取决于患者希望知道的信息、患者的实际想法和愿望及以往应对危机的能力,对于在心理上准备好接受"死亡临近"这一消息的患者,医护人员应运用恰当的沟通技巧,引导他们提出问题,鼓励他们说出对死亡的顾虑和担忧,并结合患者的具体情况给予充分的解释。

6. 死亡教育对象　应包括家属在内有些家属自身对死亡有恐惧心理,有家属认为亲人的死亡应归咎于自己关心不够,有家属执意要求医师抢救而不征求患者的意见。家属的这些心理和行为导致了患者不能够表达自己的愿望,不能自己选择离开的方式。因此,及时评估家属对于死亡的想法,指导他们正确面对死亡并克服自身的恐惧,才能够有效支持患者,帮助他们平静安详地离开。如果患者愿意讨论自己死亡相关的问题,家属不要回避,生前预嘱对于患者和家属都有很重要的意义。在患者濒死期,告诉家属可以坐下来陪伴、触摸、倾诉,表达他们对亲人的爱。允许亲人离开,向患者保证他离开后你会好好活着,让患者毫无牵挂地离开。

(四) 帮助家属应对悲伤

对临终患者家属及居丧期家属的悲伤进行有效护理,帮助家属接受事实,顺利渡过悲伤期,是社区临终关怀的重要任务之一。

1. 满足家属照顾患者的需要指导并配合家属对患者的照护活动,如护理计划的制订、生活护理等,以减轻患者的孤独情绪,使家属在照料亲人的过程中获得心理上的安慰。

2. 帮助家属宣泄情感鼓励家属将内心的痛苦和真实想法说出。提供适当的场所或机会让家属

笔记栏

宣泄内心的悲伤并给予安抚。

3. 满足家属对患者治疗、护理和生活上的要求若不能满足者,应给予耐心解释。对家属过激的言行,给予容忍和谅解,避免纠纷。

4. 心理照护防止家属因长期精神痛苦和疲劳导致疾病的发生。指导其保持健康、保存精力及进行心理自我疏导,如平衡饮食、合理休息、松弛术等。

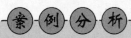

　　周某,男性,49 岁,职员,初中文化。诊断:2 型糖尿病。口干、多饮、疲乏无力、夜尿多,确诊糖尿病 1 年。近半月来因口干、乏力明显,空腹及餐后 2 小时血糖明显增高,出现左足拇趾溃疡。有 23 年吸烟史,每日 20 支。平素体健,父母无糖尿病病史。由于工作关系,每日早餐、中餐吃得较少,中餐通常在外吃快餐,为补充一天的消耗,常在晚餐增加大量的肉类食物,并喝些酒(约 500 g 黄酒/天)。偶尔在休息天带妻儿外出郊游,平时下班后即在家休息,基本不参加其他体育活动。

【问题】

(1) 该患者的危险因素有哪些?

(2) 如何护理糖尿病足?

(3) 如何进行饮食指导?

小　结

通过本章的学习,能对社区慢性病患者进行管理,能进行分类干预,指导,熟练进行健康教育。

【思考题】

1. 简述社区护士在慢性病管理中的作用。

2. 简述高血压患者的社区管理。

3. 简述糖尿病患者的社区管理。

4. 简述临终患者的社区管理。

(郑桂香)

笔记栏

第六章

社区康复护理

学习要点

- **掌握：** ① 环境改造、日常生活活动训练、床上体位变化、轮椅训练技术；② 运用社区康复护理常用技术为社区人群提供康复护理。
- **熟悉：** ① 社区康复和社区康复护理的基本概念；② 社区康复护理的对象、工作内容和形式。
- **了解：** ① 康复、康复医学的概念；② 社区康复护理的特点。

随着我国经济的迅速发展，老年人口不断增加，慢性病和意外伤残等并发症和后遗症也愈显突出，为了让他们更好地融入社会生活，实现个人价值，社区康复护理的重要作用日渐凸显，社区康复护理的开展范围与实施效果，将直接关系到社区残障人员的康复水平和生活质量。

第一节 社区康复护理概述

WHO 提出，社区康复是康复的重要实施途径。2006 年第二次全国残疾人抽样调查统计公报（第一号）显示，我国各类残疾人总数为 8 296 万，占全国总人口数的 6.34%，但现有康复机构数量有限、费用较高，且大部分需要康复训练的患者居住在社区、家庭中，不能得到及时有效的康复服务。因此，社区康复成为大多数残疾人参与康复的最有效形式。

一、社区康复和康复护理

（一）基本概念

1. 康复（rehabilitation）　　"康复"一词最早起源于拉丁语，有"重新获得能力""恢复原来的良好状态""复原"的含义。1981 年 WHO 医疗康复专家委员会把康复定义为："康复是指应用各种有用的措施以减轻残疾的影响和使残疾人重返社会。"目前，对康复的定义是指综合协调地应用各种措施以减轻病、伤、残对个体身心和社会功能的影响，使个体在生理及心理尽早、尽最大可能恢复、代偿或重建。康复工作不仅是训练病、伤、残者，使其适应环境，更是调整其周围环境和社会条件以利于他们重返社会。目前，康复的领域如下。

（1）医学康复：是指通过应用医学的方法和手段促进病、伤、残者的康复，包括药物、手术、物理等方法。

（2）社会康复：是指从社会的角度，采取各种有效措施使病、伤、残者适应家庭、工作环境，并使其享受与健全人相同的权利,达到全面参与社会生活、重返社会的目的,如建立无障碍设施、社会福利、残疾人就业等。

（3）教育康复:是指通过教育与训练的手段,提高残疾者的素质和能力。其包括智力、日常生活能力、职业技能及适应社会的心理能力等方面,如为盲、聋、智残少年儿童兴办的特殊教育学校等。

（4）职业康复:是指对成年残疾人或成年后致残疾的病、伤、残者,通过职业评定后,根据其实际功能及其残留的能力实施针对性训练,使其掌握一种或几种实用性技能,并帮助其谋求职业、自食其力,为家庭和社会贡献微薄之力,成为有用之才。

2. 康复医学(rehabilitation medicine)　是具有基础理论、评定方法及治疗技术的独特医学学科,是医学的一个重要分支,是以研究病、伤、残者功能障碍的预防、评定和治疗为主要任务,以改善躯体功能、提高生活自理能力,改善生存质量为目的的一个综合医学(comprehensive medicine)。

3. 社区康复(community-based rehabilitation,CBR)　是康复的重要途径之一,是指在社区内,利用和依靠社区的人力资源,根据社区内康复对象的康复需求,由康复对象及其家属参与的康复。它属于社区发展范畴内的一项战略性计划,目的是促进所有残疾人得到康复,享受均等的机会,成为社会平等的一员。

结合我国国情及社区康复实践,我国将社区康复定义为:"社区康复是社区建设的重要组成部分,是在政府领导下,相关部门密切配合,社会力量广泛支持,残疾人及其亲友积极参与,采取社会化方式,使广大残疾人得到全面康复服务,以实现机会均等充分参与社会生活的目标。"

4. 康复护理(rehabilitation nursing)　是康复医学的一个重要分支,也是护理学的重要分支。康复护理是在总体康复医疗计划下,为达到全面康复的目标,与其他康复专业人员共同协作,对残疾者、慢性病而伴有功能障碍者进行适合康复医学要求的专门的护理和各种专门的功能训练,以预防残疾的发生、发展及继发性残疾,减轻残疾的影响,最终使患者达到最大限度的康复并重返社会。

（二）康复服务的途径

WHO将康复的主要途径分为三类,这三种服务相辅相成,共同构筑完善的康复服务体系,为病、伤、残者解决康复问题。

1. 机构康复(institution-based rehabilitation,IBR)　包括综合医院中康复医学科(部)、康复门诊、专科康复门诊及康复医院(中心)、专科医院(中心)及特殊的康复机构等。机构康复的优点:有培训的专业人员,有较完善的康复设备,有较高专业技术水平,能解决病、伤、残者各种康复问题。机构康复服务水平高,但收费也较高,病、伤、残者必须到机构方能接受康复服务,降低了经济、行动困难人群获得康复服务的可能性。

2. 上门康复服务(out-reaching rehabilitation service,ORS)　指具有一定水平的康复人员走出康复机构,到病、伤、残者家庭或社区进行康复服务,但服务数量和内容均有一定限制。

3. 社区康复　是指在社区内或基层开展的康复,社区康复的优点:依靠社区资源(人力、财力、物力、技术)为本社区病、伤、残者就地服务,强调发动社区、家庭和个人的共同参与,以医疗、教育、社会、职业等全面康复为目标。社区康复是使所有病、伤、残者得到康复、具有平等的机会和达到社会一体化的有效保障。促进社区康复是我国社区卫生服务的中心任务之一。

二、社区康复护理服务对象、内容和形式及特点

社区康复护理(community-based rehabilitation nursing)是将整体护理融入社区康复,在康复医师的指导下,在社区层次上,以健康为中心,以人的生命为过程,以家庭为单位,社区护士依靠社区内各种力量,即残疾者本人及其家属、义务工作者和所在社区的卫生、教育、劳动就业及社会服务等部门的合作,对社区伤残者进行的护理。

（一）社区康复护理服务对象

1. 残疾人　残疾人指生理、心理、精神和解剖结构功能异常或丧失,部分或全部失去以正常

笔记栏

方式从事个人或者社会生活能力的人。其包括视力障碍、听力障碍、言语障碍、肢体障碍、智力障碍、精神障碍等。根据《国际残损、残疾、残障》(International Classification of Impairments, Disabilities & Handicap, ICIDH)分类,可将残疾分为以下3种。

(1)残损(impairment):指由于各种原因造成身体结构、外形、器官或系统生理功能及心理功能的损害,造成身体和(或)精神与智力活动受到不同程度的限制,但个体能完成日常生活自理,是生物器官水平上的功能障碍,又称结构功能缺损。

(2)残疾(disability):又称为"活动受限",是由于残损使个人活动能力受限或缺乏,个体不能按正常的方式和范围进行活动,但可借助辅助设施解除活动受限,是个体水平上的功能障碍,又称个体能力障碍。

(3)残障(handicap):又称为"参与限制",是由于残损或残疾的限制或阻碍,个体不能完成正常情况下(按年龄、性别、社会、文化等因素)的社会作用,是社会水平上的功能障碍,又称社会能力障碍。

残损、残疾和残障是器官、个体和社会三种不同水平上的功能障碍。它们之间关联密切,三者之间没有绝对界限,如果残损得不到合理的治疗可能发展为残疾甚至残障,而残障也可以通过康复的介入而转化为残疾或残损。

2. 老年人　伴随着我国老龄化进程的加速,老年人的社区康复护理服务备受关注。进入老年期后,一方面表现为脏器和器官功能逐渐减退而出现视听功能障碍、行动不便等现象,影响老年人健康,降低老年人生活质量;另一方面,老年人慢性病如脑血管意外、帕金森病、肿瘤等患病率较高,需要从医院回归到社区环境中接受长期的康复和护理。

3. 慢性疾病患者　慢性病病程进展缓慢,易反复发作,致使不同脏器的正常生理功能出现不同程度的影响和限制,因此需要长期医疗指导及康复训练。此时,社区护士通过康复护理,指导其进行慢性病管理,促进其功能恢复,防止原发病恶化和并发症发生。

4. 急性伤病后及手术后的患者　急性伤病后及手术后的患者,无论是处在早期、恢复期还是后遗症期,只要存在功能障碍,就是康复护理的对象。早期康复既能加速功能恢复,增强体质,减少并发症,又能预防后遗症。

(二)社区康复护理内容和形式

社区护士在社区工作中,应依靠社区的力量,与伤残者保持良好的沟通和交流,保证他们在社会和法律上得到帮助。帮助他们预防慢性病,促进伤残者康复,纠正不良行为,预防并发症和伤残的发生,最大限度地发挥伤残者的自理、自立能力及生活应对能力,最终提高病、伤、残者的生活质量。

1. 提供病、伤、残的预防和宣教,开展残疾普查　社区护士应在社区范围开展社区健康教育,如健康生活方式指导、妇女保健及优生优育保健指导,开展环境卫生、营养卫生、精神卫生、安全防护等宣传教育工作;进行调查,了解社区康复资源、康复护理对象数量、分布及康复护理需求并做好登记,为社区康复计划的制订提供依据。根据不同疾病的需要,不同的病情和体质,采取必要的安全护理措施,如针对儿童的计划免疫接种,预防脊髓灰质炎等残疾性疾病的发生。

2. 开展社区康复护理服务

(1)观察和记录:注意观察患者的残疾情况及康复训练过程中残疾程度的变化,记录并提供各类康复相关信息,与相关人员保持良好的沟通联系,做好协调工作,促进康复治疗的实施。

(2)预防继发性残疾和并发症:对常见的压疮、呼吸系统、泌尿系统、骨与关节系统等的并发症进行相应的护理,如注意纠正残疾者的姿势,对于偏瘫患者应预防压疮、肌肉萎缩、关节挛缩的发生。

(3)康复训练:社区康复护理最基本的内容,指社区护士利用各种有关功能训练护理技术,配合康复医师及其他康复技术人员在患者家庭或社区卫生服务中心的康复训练室对需要进行功能训练的残疾人开展必要的、可行的功能训练。

(4)训练患者"自我康复护理"能力:在病情允许的条件下,训练患者的日常生活活动能力,帮助其恢复自理。对残疾者及其家属要进行必要的康复知识教育,耐心引导,指导和帮助他们掌握技能,逐渐从部分自理到完全自理,增强自信,以适应生活,重返社会。"自我康复护理"是鼓励患者自

笔记栏

己参与某种活动,并在其中发挥主动性、创造性,使其更完美、更理想,以达到康复目的的一种方法。

(5) 辅助器材的使用指导及训练:社区康复护士必须熟悉和掌握义肢、矫形器、自助器、步行器等各种辅助用具的性能、使用方法和注意事项,帮助功能障碍者选用合适的助具,并指导相应功能训练的方法及其在日常生活活动中的使用。

(6) 心理护理:伤、残者及各种慢性病患者都有其特殊的、复杂的心理活动,甚至出现精神、心理障碍和行为异常。护理人员应理解、同情患者,掌握其心理动态,及时、耐心地做好心理护理,帮助他们树立信心,鼓励参与康复训练。

3. 协助社区康复转介服务　　在康复服务的过程中,一些康复技术由上级机构下传,而一些难于在社区解决的问题则向上级机构转送,这种上下转介系统是社区康复的重要内容,也是建立"医院-社区-家庭"一体化康复网络体系的重要保证。因此,社区护士应掌握社区转介服务的资源与信息,了解康复对象的需求,提供有针对性的转介服务。

(三) 社区康复护理的特点

1. 服务范围广　　社区康复护理依靠社区人力、财力、物力等资源开展工作,服务人群广泛,以各类残疾者为主要服务对象的同时,也面向社区全体居民。

2. 服务形式灵活　　社区康复护理开展的过程中,根据服务对象的具体需求可灵活地确定时间和地点,对于行动困难者可以提供上门康复护理服务,采用适宜的社区康复技术进行训练。

3. 服务对象参与性强　　社区康复护理强调服务对象及其家属的主动参与,而不是被动接受,充分考虑并尊重服务对象及其家庭的意见,鼓励其参与康复训练的全过程,如康复计划的制订、康复目标的确定及康复训练的实施,尤其那些需要患者主动参与的功能性活动及改善日常生活自理能力的训练。树立自我康复意识,由"替代护理"转变为"自我护理"。

4. 以全面康复为目标　　社区康复护理关注服务对象的躯体、精神、教育、职业、心理、社会等各个方面的康复水平,与社会各部门配合,营造良好的社区康复的氛围,实现服务对象的全面康复,促使其早日回归社会。

第二节　社区康复护理常用技术

一、环境改造

理想的康复环境有利于实现康复目标。残疾人由于行动不便,需借助各种工具,社区护士应当了解和掌握康复环境及设施的要求,重视康复环境的选择和建立,其中,无障碍设施是良好康复环境的最基本要求,家庭环境中如各种开关、桌面、房间窗户和窗台的高度均应略低于一般房间的高度;房间、卫生间等房门应当以推拉式为宜,门把手宜采用横执把手;在楼梯、走廊、卫生间、浴室和房间的墙壁上应安装扶手;地面要平坦、防滑且没有高低差;门厅要有足够的照明且夜间光照要足。社区环境中非机动车车行道的路宽一般不小于 2.5 m,人行道应设置无障碍坡道,宽度不小于1.2 m,公共卫生间应设有残疾人厕位,安装坐便器等。

二、日常生活活动能力训练

(一) 日常生活活动的定义、能力评定

1. 日常生活活动(activity of daily living, ADL)　　是人们在日常生活中,为完成食、住、行,保持个人卫生整洁和独立的社会活动所必需的一系列基本活动,是人在独立生活中需进行的最基本的、最具有共性的活动。日常生活活动能力的训练是为了使残疾者在家庭和社会中尽量不依赖或部分依赖他人而完成各项功能活动。

2. 日常生活活动能力评定　　日常生活活动能力评定是从实用的角度出发对患者独立生活能力及残损状况进行测定,评定患者日常生活基本功能的定量及定性指标,常用 Barthel 指数评定(the Barthel index of ADL)(表 6-1)。

表 6-1　Barthel 指数评定内容及记分法

项　　目	自　理	稍依赖	较大依赖	完全依赖
进食	10	5	0	0
洗涤	5	0	0	0
修饰(洗脸、梳头、刷牙、刮脸)	5	0	0	0
穿衣	10	5	0	0
大便	10	5	0	0
小便	10	5	0	0
上厕所	10	5	0	0
床椅转移	15	10	5	0
行走	15	10	5	0
上下楼梯	10	5	0	0

注:总分为100分。60分以上者为良,生活基本自理;60~40分者为中度残疾,有功能障碍,生活需要帮助;40~20分者为重度残疾,生活明显依赖;20分以下者为完全残疾,生活完全依赖。

(二)日常生活活动能力训练方法

日常生活活动训练的基本方法:首先将日常生活活动动作分解成若干简单运动方式,由易到难,结合护理特点进行床旁训练;根据患者的残存功能情况选择适当的方法完成每个动作;训练要以能完成实际生活情况为目标,如拿筷子、端碗;若患者肌力不足或协调能力缺乏,可先做一些如加强手指肌力、增强协调能力的准备训练;在某些特定情况下,指导患者使用自助具(为残疾者特制的辅助工具、器皿等)做辅助。

日常生活活动能力训练的具体方法如下:

1. 饮食训练　　根据患者的功能状态选择适当的餐具,进行体位改变、餐具使用等进餐姿势的训练。例如,坐在床上吃饭可分解为体位改变、抓握餐具、送食物入口、咀嚼和吞咽动作。

(1)进餐的体位训练:进餐时宜选择半坐位或半卧位,因此最简单动作为训练患者从仰卧位改变为相应体位。根据患者残疾程度不同,选择不同的方法,如指导患者用健侧手和肘部的力量坐起,或由他人帮助使用辅助设备等坐起,维持坐位平衡训练,做到坐好、坐稳、依靠背支撑坐稳;若患者无法坐起,应指导患者采取健侧在下的侧卧位。

(2)抓握餐具训练:开始可抓握木条或橡皮,继之用匙。丧失抓握能力、协调性差或关节活动范围受限的患者常无法使用普通餐具,应将餐具加以改良,如特制碗、碟,并加以固定,特制横把或长把匙、刀、叉等。

(3)进食动作训练:先训练手部动作再训练进食动作。例如,将餐具及食物放在便于患者使用的位置,指导患者用健手把食物放在患手中,再用患手将食物放入口中,以训练双手功能的转换。

(4)咀嚼和吞咽训练:吞咽困难者在进食训练前应先做吞咽能力评估和吞咽动作的训练。在确定无误咽危险并能顺利喝水时,患者可尝试自己进食。患者可先食用浓汤、糊状食物、稀粥等,逐步从流质过渡到半流质再到普食,循序渐进从少量饮食过渡到正常饮食。

2. 更衣训练　　患者能够保持坐位平衡后,可指导其进行穿脱衣服、鞋袜等训练。对穿戴义肢的患者注意配合义肢穿戴。大部分患者可用单手完成穿脱衣服的动作,如偏瘫患者穿衣时先穿患肢,脱衣时先脱健肢;截瘫患者若可坐稳,可自行穿脱上衣,穿裤子时,可先取坐位,将下肢穿进裤子,再取卧位,抬高臀部,将裤子提上、穿好。如患者关节活动范围受限,穿脱普通衣服困难,应设计特制衣服,如宽大的前开襟衣服。如患者手指协调性差,不能系、解衣带或纽扣可使用摁扣、拉链、搭扣等,以方便其使用。

3. 个人卫生训练　　个人卫生训练包括洗脸、洗手、刷牙等,即移到洗漱处、开关水龙头、洗脸、

笔记栏

洗手、刷牙等。洗漱用品应放在便于患者取用的位置;患者拧毛巾时可指导其将毛巾绕在水龙头上或患肢前臂,再用健手将其拧干;根据患者实际情况,可设计辅助器具,如加粗牙杯的手柄直径,以方便抓握。

4.排泄功能训练

(1)排尿功能训练:目的在于恢复排尿反射,重建排尿规律,预防泌尿系统感染,保护肾脏与膀胱功能。神经源性膀胱功能失调主要表现为尿失禁或尿潴留,将影响患者生存质量,甚至继发严重并发症而危及生命,因此应早期进行训练,循序渐进。

1)自主排尿训练:① 盆底肌肉训练:指导患者在不收缩下肢肌肉、腹肌及臀部肌肉的情况下,主动收缩耻骨、尾骨周围的肌肉(会阴及肛门括约肌),提高肛门。每次吸气时持续收缩 10 s,呼气时放松,重复 10 次,每日 5～10 次。此训练可减少漏尿的发生,适用于压力性尿失禁患者。② 排尿习惯训练:训练患者在特定的时间排尿,如餐前 30 min,晨起或睡前。此训练适用于急迫性尿失禁患者。③ 诱发排尿反射:定时对患者进行不同方法的刺激,以诱导排尿反射。例如,持续有节奏地轻叩耻骨上区、牵拉阴毛、摩擦大腿内侧、捏掐腹股沟、牵张肛门括约肌、温水冲会阴等辅助措施。此训练适用于反射性尿失禁及尿潴留患者。④ 屏气法:患者取坐位,身体前倾,腹部放松,快速呼吸3～4 次以延长屏气增加腹压的时间。做 1 次深吸气,然后屏住呼吸,用力向膀胱及骨盆底部做排尿动作,促进尿液排出,直到没有尿液排出为止。此训练适用于充盈性尿失禁患者。⑤ 手压法:双手拇指置于髂嵴处,其余手指按在下腹部膀胱区,用力向盆腔压迫,协助排尿;也可用双手或单手握拳由脐部向耻骨方向滚动推压。加压时需轻柔缓慢。此训练适用于尿潴留。

2)膀胱管理训练:① 留置导尿:保持引流管通畅,每 4 h 放尿 1 次,每周更换 1 次导尿管,尿道口每日消毒 2 次。如发现尿液混浊、有沉淀或结晶,应定期进行膀胱冲洗。经各种方法证实排尿功能恢复,可施行拔管。② 间歇导尿:每 4～6 h 导尿 1 次,睡觉前导尿管留置并开放。每次导尿前半小时,让患者自行排尿,排尿后测定残尿量,如果残尿量越来越少,可适当延长导尿间歇时间,直至逐渐停止导尿。③ 膀胱训练:对于间歇导尿的患者,用指尖叩击耻骨上部,排尿时可停止叩击,排尿中断时再进行,适用于痉挛性膀胱训练。收缩腹肌-放松腹肌的交替动作,屏气前倾、刺激肛门法排尿,适用迟缓性膀胱训练。

(2)排便功能训练:帮助患者建立排便规律,在一定时间内排净大便,消除或减少由于大便失禁造成的自卑心理,预防因便秘、腹泻、大便失禁所导致的并发症。

常用方法如下:① 调节饮食结构:指导患者多进食含纤维素多的食物如蔬菜、水果、粗粮等,每日饮水量在 2 000 mL 左右。② 训练定时排便:每日或隔日训练患者在同一时间排便(一般在早餐后为宜),以加强排便反射,并尽量取坐位进行;鼓励患者多运动,所有运动都能促进排便,特别是腹部运动。③ 按摩腹部:患者取仰卧位,屈膝,用手掌沿升结肠、横结肠、降结肠、乙状结肠方向做环状按摩,每日于清晨、睡前各按摩 1 次,每次 10 min 左右,也可在排便前进行。④ 排便费力时可配合使用缓泻剂、栓剂,必要时灌肠。⑤ 对于无力排便的瘫痪患者,可戴手套用示指蘸润滑剂,伸入肛门 2～5 cm 做环形刺激。⑥ 心理护理:护理人员要给予充分心理支持,让患者认识到,建立稳定的排便习惯需要付出较大的努力;进行肛门和盆底部肌肉收缩锻炼要有耐心,坚持锻炼才能成功。

5.移动训练　患者因某种功能障碍,不能很好完成移动动作时,需借助手杖、轮椅等完成,严重者需靠他人帮助。移动训练是帮助患者学会移动时所需的各种动作,以独立完成日常生活活动。当患者能平稳站立时,应进行立位移动训练,起立动作与行走动作几乎同时开始。

(1)扶持行走训练:患者需要扶持时,扶持者应在患侧扶持,也可在患者腰间系带子,便于扶持的同时避免限制患者双腿活动。

(2)独立行走训练:指导患者保持立位平衡状态。行走时,一脚迈出,身体倾斜,重心转移至对侧下肢,两脚交替迈出,整个身体前进。平衡杠是练习站立和行走的主要工具,患者可以借助平衡杠练习健肢与患肢交替支持体重,矫正步态,改善行走姿势。

(3)拐杖行走训练:用于使用义肢或瘫痪患者恢复行走能力的重要锻炼方法。进行拐杖训练前应先锻炼两上臂、腰背部及腹部的肌力,并训练坐位和立位平衡,完成上述训练后,方可进行拐杖行走训练。拐杖长度应按患者的身高及上肢长度而定,即拐杖末端着地与同侧足尖中位距离 15 cm 左右,上臂外展与人体中轴线之间的角度为 30°。

1) 双拐行走训练步骤为:① 将两拐杖置于足趾前外侧 15～20 cm,屈肘 20°～30°,双肩下沉,将上肢的肌力落在拐杖的横把上。② 背靠墙站立,将重心移至一侧拐杖或墙壁,提起另一侧拐杖,再提起双侧拐杖。③ 两拐杖置于两腿前方,向前行走时,提起双拐置于更前方,将身体重心置于双拐上,用腰部力量摆动身体向前。

2) 单拐行走训练步骤为:健侧臂持杖行走时,拐杖与患侧下肢同时向前迈出,然后以健侧腿承担体重,继之健侧下肢和另一臂摆动向前,由患侧腿和拐杖共同承担体重;或将健侧臂前移,然后移患侧腿,再移健侧腿,或反之也可,可由患者自行选择。

(4) 上下楼梯训练:能够熟练在平地上行走后,可试着在上下楼梯训练,应遵照健腿先上、患腿先下的原则。① 扶栏杆上下楼梯训练:上楼时,偏瘫患者健手扶栏杆,先将患肢伸向前方,用健足踏上一级,然后将患肢踏上与健肢并行。下楼时,患者健手扶栏杆,患足先下一级,然后健足再下与患足并行。② 拐杖上下楼梯训练:上楼时,先将手杖立在上一级台阶上,健肢蹬上,然后患肢跟上与健肢并行。下楼时,先将手杖立在下一级台阶上,健肢先下,然后患肢再下。

三、床上体位变换训练

(一) 体位

基本的体位有仰卧位、侧卧位、俯卧位、坐位和立位。体位变换主要包括翻身、移动(纵、横移动)、体位转换(卧位-坐位-立位)、手支撑位等。其目的是防止压疮和肢体挛缩,保持关节良好的功能位置。

1. 仰卧位   双足紧蹬足底板,踝背屈 90°,以防足下垂;足跟悬空放在足底板与垫子之间的空隙处,足后跟悬空状态,足趾朝上,以防压疮。在臀部外侧置小枕,以防髋外旋畸形。两侧及两髋关节置于伸位,以防髋和膝关节屈曲性挛缩,并为站立、步行打下基础。肩关节外展 90° 左右,肘伸直或屈,腕伸直,掌心向上,手指与指关节及掌指关节处部分屈曲,拇指外展,手指肩关节处略屈曲。

2. 侧卧位   偏瘫患者不宜长时间仰卧位,以健侧卧最适宜,截瘫和四肢瘫痪者宜两侧轮流侧卧。

(1) 健侧卧位:健侧肢体在下方,患侧肢体在上方的侧卧位,头部垫枕。患侧上肢下垫枕,使患肩前伸,前臂旋前,腕、指伸展置于枕上。患侧髋、膝关节置于另一枕上,同时注意足不能悬空。健侧上肢可放在任何舒适位置,下肢平放在床上。

(2) 患侧卧位:患侧肢体在下方,健侧肢体在上方的侧卧位,头部垫枕,躯干稍向后旋转,后背用枕头稳固支撑。患臂前伸,前臂外旋,肘关节自然呈背屈位,手指张开,掌心向上。患髋伸展,膝轻度屈曲。健侧上肢置于身上,健腿屈曲置于枕上。

3. 俯卧位   如患者心、肺及骨骼情况允许,可采用俯卧位,可使髋关节充分伸展,并可缓解身体后部骨隆突处受压组织部位的压力。患者俯卧,头偏向一侧,两臂屈曲置于头的两侧;胸部、髋部及踝部各垫一软枕。

(二) 体位转换

1. 床上翻身   床上翻身主要包括主动翻身训练和被动翻身训练两种方式。主动翻身训练是最基本的翻身训练方法之一,常用的方法主要有伸肘摆动翻身和向健侧翻身两种;被动翻身训练又可分为被动向健侧翻身和被动向患侧翻身两种。

(1) 伸肘摆动翻身:① 双手十指交叉,患手拇指压在健手拇指上方(即 Bobath 式握手);② 在健侧上肢的帮助下,双上肢伸肘,肩关节前屈、上举;③ 足踩在床面上,屈膝;④ 健侧上肢带动偏瘫侧上肢摆向健侧,再反向摆向患侧,利用摆动惯性向患侧翻身。向健侧翻则摆动方向相反。

(2) 向健侧翻身:① 屈肘,健手前臂托住病肘;② 健腿插入患腿下方;③ 旋转身体,同时以健腿搬动患腿、健肘搬动患肘翻向健侧。

（3）被动向健侧翻身：先旋转上半部躯干，再旋转下半部躯干。① 护士一手置于患者颈部下方，一手置于患侧肩胛骨周围，将患者头部及上半部躯干转为侧卧位；② 一手置于患侧骨盆将其转向前方，另一手置于患侧膝关节后方，将患侧下肢旋转并摆放于自然半屈位。

（4）被动向患侧翻身：① 护士帮助患者将患侧上肢外展置于 90°体位；② 患者自行将身体转向患侧：若患者完成有困难，护士可采用向健侧翻身的方法，帮助患者完成动作。

2. 床上横向移动　　① 健足伸到患足下方，勾住患足向右（左）动；② 健足和肩支起臀部，将下半身移向右（左）侧；③ 臀部向右（左）移动；④ 头向右（左）移动。患者完成困难时，护理人员也可以一手放于患者膝关节上方，一手抬起患者臀部，帮助其向一侧移动。

3. 坐位及坐位平衡训练　　长期卧床患者坐起时，可能发生直立性低血压，因此宜先从半坐位开始，可先抬高床头 30°，耐受后，逐步过渡到坐位。为保持躯体平衡，可先用靠背架支撑或端坐在靠背椅上。坐稳后，可左右、前后轻推，训练其平衡力。左右平衡训练时，护士坐在患者患侧，一手置于腋下，一手置于健侧腰部，嘱患者身体重心先向患侧移，然后再移向健侧，反复进行；进行前后平衡训练时，协助患者身体重心前后倾斜，然后慢慢恢复中立位，反复进行。

4. 立位及立位平衡训练　　患者能够自行坐稳且下肢肌力允许时，可行起立动作及立位平衡训练。

（1）由坐到站起的平衡训练：开始时以健足进行，双脚开立，使腰向前倾，用健手在身体侧方抓住平衡杠或扶手，使上半身前倾，使重心移至双脚（主要在健足上），同时站起。挺胸站立而见不到脚部。下肢负重能力增强后，可自行站立。站立后要注意扶持，以防发生意外。

（2）立位平衡训练：双足分开一足宽，双腿垂直站立；双肩垂直于双髋上，双髋在双踝之前；髋、膝伸展，躯干直立；双肩水平位，头中立位。站立时，不仅应练习平静站立，还应早期练习使身体向前后、左右摇动，上半身向左右转动。可依次协助患者进行扶站、平行杠内站立、独立站立及单足交替站立。训练时要注意安全，尤其是高龄或体弱者，要进行辅助，防止摔倒、骨折等事故发生，可给予单拐或双拐辅助器辅助。

（三）压疮的预防及护理

长期卧床的瘫痪、慢性病及危重患者，极易发生压疮。压疮（pressure sores）是由于局部皮肤过度受压，造成局部血液循环障碍，从而引起皮肤及皮下组织坏死。压疮的存在严重影响患者的康复进程，可发生严重感染，甚至危及生命。

解除压迫是防治压疮的主要原则。定时翻身和变换体位是预防压疮的基本方法。压疮的预防包括环境与设施的管理、压疮的预防措施及健康教育等。

1. 环境与设施的管理　　① 保持环境安静、清洁、通风；② 床单应保持整洁，床单沾湿应及时更换，床单要拉平，避免起皱；③ 可使用辅助器具减轻皮肤的压力，如轮椅坐垫、减压床垫等。

2. 压疮的预防措施　　① 认真了解易导致压疮发生的潜在危险因素，如患者的精神状态、大小便控制能力、营养状况及皮肤的外观、张力和皮肤感觉是否正常等；② 对压疮高危患者制订康复护理计划，如使用垫、波浪床等防压疮装置，每 2 h 内翻身、检查皮肤 1 次；③ 失禁患者要局部使用预防性的药膏保护皮肤，如氧化锌等；④ 协助患者进行体位转移时要有足够人手，避免拖拉患者而产生摩擦；⑤ 改善患者营养状况，营养状态不佳者要多进食高蛋白、高碳水化合物食物及富含微量元素、维生素的食物，体重超标者要制订减肥计划。

3. 健康教育　　① 对患者及患者家属做好健康教育，让他们认识到压疮的危害和预防压疮的重要性；② 指导患者及家属定时检查患者的皮肤情况，如每日睡前或晨起时全面检查皮肤，如果发现皮肤压红或破损应及时处理；③ 睡前及使用轮椅前，应检查床单、椅面有无异物，及时将异物清扫干净；④ 患者处于坐位时，髋关节、膝关节及脚跟应保持直角，使体重平均分布两边臀部，截瘫患者坐轮椅时，应每隔 30 min 抬起臀部减压；⑤ 贴身衣物应质地柔软合体，无褶皱；⑥ 保持皮肤的卫生，定时洗澡，使用温和的沐浴用品，但要避免过度搓洗皮肤；⑦ 鼓励患者尽量增加活动，以促进血液循环，防止静脉血栓。

笔记栏

四、轮椅训练

轮椅的使用者通常是那些因存在功能障碍而无法走路、行动不便，或遵医嘱禁止走路的患者。轮椅处方和药物处方一样，在选用之前，首先要与康复医师和治疗师协商后，才能决定，并指导患者将轮椅作为交通工具，帮助他们积极投入社区活动，提高生活质量。

（一）临床应用

1. 适用对象　　一般适用于有以下情况的患者：① 步行功能严重减退的患者：如截肢、骨折、瘫痪和疼痛，令患者步行功能减退，即使使用拐杖或助行器都无法步行，则应该考虑使用轮椅，倘若上肢功能减退不能安全抓紧拐杖，也可使用轮椅。② 遵医嘱禁止走动的患者：如因病致使双下肢不能负重，或因心脏病而须减轻体力消耗者，都要暂时用轮椅代步。③ 脑性瘫痪的患者：障碍程度严重不能走路的脑瘫患者如果可坐轮椅，对心理和身体健康都有裨益。④ 身体老化的老年人：由卧床改为坐起，可改善老年人的循环功能。为此，老年人可以通过轮椅代步，增加日常活动，增强心肺功能，改善生活质量。⑤ 肢体残缺人士、长期病患者和康复者，可以凭借轮椅的协助而重新回归工作岗位。一部设计合理的轮椅，能够提高使用者的身体功能。

2. 种类根据　　不同的需要，轮椅分为普通轮椅、电动轮椅和特殊轮椅。普通轮椅一般由轮椅架、轮、刹车装置、坐垫、靠背5个部分组成。特殊轮椅根据不同残损的部位及残留的功能，又分为站立式轮椅、躺式轮椅、单侧驱动式轮椅、电动式轮椅和竞技式轮椅。

（二）选择指标

根据不同患者残损的程度及保留的功能，轮椅的选择及要求应注意以下几个方面。

1. 座位高度　　坐下时，膝关节屈曲90°，测量足跟至腘窝的距离，一般为45～40 cm。若坐席过高轮椅则不宜推入桌面下，过低则患者的坐骨结节承受压力太大。

2. 座位宽度　　测量坐下时两侧臀部最宽处之间的距离再加上5 cm，为坐位的最佳宽度，即坐下后臀部侧边各有2.5 cm的空隙，当座位太宽时不宜坐稳，操纵轮椅不便，肢体易疲劳；过窄则患者坐起不便，臀部及大腿组织易受压迫。

3. 座位长度　　测量坐下时后臀部向后最突出处至小腿腓肠肌之间的距离，并减去5～6.5 cm为座位长度，即乘坐轮椅时小腿后方上段与坐席前缘之间应有5～6.5 cm的间隙。座位太短，体重落在坐骨结节上，局部易受压过重；座位过长则会压迫腘窝部处，影响局部血液循环，且易磨损皮肤。

4. 扶手高度　　坐下时，上臂垂直，前臂平放于扶手上，测量椅面至前臂下缘的高度再加2.5 cm为扶手高度。如使用坐垫，还应加上坐垫高度。扶手太高时上臂被迫上抬，容易疲劳；扶手太低，需要前倾上身才能维持平衡，长期维持这种姿势不仅容易疲劳，有时还会影响呼吸。

5. 靠背高度　　靠背越高，越稳定；靠背越低，上身及上肢的活动就越大。① 低靠背：测量坐位面至腋窝的距离，再减去10 cm。② 高靠背：测量坐位面至肩部或后枕部的实际高度。

6. 脚托高度　　脚托高度与座位高度有关。安全起见，脚托至少应与地面保持5 cm的距离。

7. 坐垫　　为预防压疮，可在靠背上和座位上放置坐垫。

8. 其他辅助件　　为满足特殊患者需要而设计，如增加手柄摩擦面，车闸延伸，防震装置，扶手安装臂托及轮椅桌，方便患者吃饭、写字等。

（三）训练方法

1. 从床移到轮椅　　轮椅置于患者健侧，面向床尾，与床呈30°～45°，关好轮椅闸。偏瘫患者用健侧手臂将患肢放置腹部，健侧下肢放置于患侧下肢膝部之下，并移至床旁，健侧手臂抓住床栏坐起，将双腿移至床沿下。坐稳后，以健侧手臂支撑身体，将身体大部分重量落在健侧下肢上，健侧手臂放在轮椅远侧扶手上，以健侧下肢为轴心旋转身体，缓慢而平稳地坐在轮椅上。调整位置，用健侧足抬起患侧足，用健侧手臂将患侧足放在脚踏板上，松开轮椅闸，轮椅后退离床。

2. 从轮椅移到床上　　移动轮椅到床边，轮椅朝向床头，健侧靠近床边，与床呈30°～45°，关好轮椅闸。患者用健侧手臂提起患足，将脚踏板移向一边，身前倾斜并向下撑而移至轮椅前缘，双足下垂,使健侧足略后于患足。健侧手抓住床扶手,身体前移,用健侧上、下肢支持体重而站立,转向坐到床边,推开轮椅,将双足收回床上。

3. 轮椅与厕所便器间的转移　坐便器一般高于地面 50 cm,坐便器的两侧必须安装扶手。先将轮椅靠近坐便器,关好轮椅闸,脚离开脚踏板并将脚踏板旋开,解开裤子,用健手扶轮椅扶手站起,然后握住墙上的扶手,转身坐于坐便器上。

注意事项:使用方法应由患者自己选定,尽量发挥患者的功能;反复练习,循序渐进,多练习肢体的柔韧性和力量;注意保护,以防意外。

(四) 训练技巧

应指导患者将轮椅作为交通工具,帮助他们积极投入社区活动,融入社会,改善生活质量。

1. 定期察看　护理人员应定期检查长期坐轮椅患者受压迫部位的皮肤状况,防止压疮。坐轮椅时,患者身体承受体重压迫的主要部位包括:① 肩背(近肩胛骨处);② 臀部两侧(股骨粗隆处);③ 臀部下方(坐骨结节处);④ 膝部后方。

2. 操作技巧　自行推动轮椅的患者,如要在社区附近通行,除了要熟练掌握在平地上自行推动轮椅的方法外,还要学会后轮平衡术,以方便上人行道。方法如下:① 准备姿势和动作:头微后仰,上身挺起,两臂拉后,手肘屈曲,手指紧握后轮轮环,拇指按在轮胎上,然后轻轻向后拉起,接着急猛地向前推,小轮便会离地。② 保持平衡:轮椅前倾时,后仰上身,推动前轮环;轮椅后跌时,前倾上身,拉后轮环。

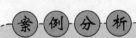

社区康复的产生与发展

"康复"的概念产生于 19 世纪,初始阶段的康复仅仅是对残疾人在一些小型的康复机构中提供护理照顾、求助服务,残疾人有可能终生在这些机构中度过。1981 年是联合国确定的国际残疾人年,同年 WHO 专家委员会为社区康复下了定义。

1994 年 WHO、联合国教科文组织、国际劳工组织联合发表了《关于残疾人社区康复的联合意见书》,进一步明确了社区康复目标、概念和实施方法等。意见书指出"社区康复是在社区内促进所有残疾人康复并享受均等机会和融入社会的一项战略""社区康复的实施有赖于残疾人自己及家属、所在社区及卫生、教育、劳动就业、社会保障等相关部门的共同努力"。

来源:王强,孙成甲,社区康复,北京:人民军医出版社,2007.

案 例 分 析

患者王某,男,62 岁。一周前发生脑卒中,于某三甲医院急诊溶栓治疗后住院 7 天后出院,右侧肢体活动障碍,到社区卫生服务中心就诊咨询康复护理服务相关问题,社区护士小李接待了王某。

【问题】

(1) 请问社区护士小李应如何为该患者介绍和解释社区康复护理服务内容呢?

(2) 听了康复团队的介绍,王先生决定长期在社区进行功能训练,以达到最大限度的功能恢复,社区护士小李还应做哪些康复护理工作?

小　结

社区康复是社区发展计划中的一项康复策略,实施要依靠残疾人、残疾人亲友、残疾人所在的

笔记栏

社区及卫生、教育、劳动就业、社会保障等相关部门的共同努力。社区康复护理是指在康复过程中，以家庭为单位，以病、伤、残者为中心，充分利用社区及家庭资源，对社区病、伤、残者进行适宜的功能促进护理，最大限度地恢复其功能，以平等的资格重返社会。社区常用康复护理技术包括环境改造、日常生活能力评估与训练、床上体位变换训练、轮椅训练4个方面，每种康复护理技术的有效实施都与社区护士有关，这样才能帮助康复对象积极投入社区活动，提高他们生活质量。

【思考题】

（1）简述社区康复及社区康复护理的概念、社区康复护理的内容。

（2）日常生活能力训练包括哪些？如何操作？

（3）床上体位转换的方法包括哪些？

（4）轮椅训练技巧包括哪些？

（俞　萍）

第七章

社区儿童和青少年保健与护理

学习要点

- **掌握**：① 儿童及青少年生长发育特点；② 儿童计划免疫程序；③ 社区儿童及青少年保健与护理要点。
- **熟悉**：① 社区儿童及青少年保健的重要性；② 社区儿童与青少年保健的工作内容。
- **了解**：① 儿童保健相关法律规定；② 学校卫生保健特点及工作内容。

第一节 社区儿童保健与护理

儿童是社区卫生服务和医疗保健工作的重点人群之一，根据其生长发育特点，一般可分为新生儿期、婴幼儿期、学龄前期和学龄期四个阶段。小儿生长发育的各个时期之间既有区别，又相互联系，社区医护人员需了解各期的特点及影响因素，对各个阶段儿童进行健康管理，促进其健康成长。

一、儿童保健概述

（一）社区儿童保健的定义

社区儿童保健是指社区医护人员根据儿童不同时期的生长发育特点，以满足其健康需求为目的，以解决健康问题为核心，依据促进健康、预防为主、防治结合的原则，通过对儿童群体和个体采取有效的干预措施，提高儿童生活质量，降低发病率及死亡率，以达到保护和促进儿童身心健康和社会适应能力、保障儿童权利的目标。

（二）社区儿童保健的意义

儿童是国家和民族的未来与希望，其身心健康状况直接关系到未来人口的素质，也是衡量一个国家社会、经济、文化和医疗卫生事业发展水平的一项重要指标。社区儿童保健依据儿童各年龄段分期的生长发育规律、生理心理特点和保健重点，实施连续、整体的保健护理服务，做好新生儿、婴幼儿、学龄前儿童及学龄期儿童系统管理，从而促进儿童健康成长。社区儿童保健可预防儿童常见病、多发病，降低新生儿、婴幼儿患病率和死亡率，提倡母乳喂养、科学育儿，促进早期教育。开展社区儿童保健是实施"人人享有卫生保健"有效战略，能动员全社会共同参与，更加合理利用卫生资源。

（三）儿童各年龄段分期及保健任务

1. 新生儿期（neonatal period）　是指从母体娩出后脐带结扎至生后 28 天内的一段时间。此期是新生儿离开母体后开始独立生活的关键时期，儿童逐渐调整生理功能以适应外界环境。此期

笔记栏

主要保健任务是新生儿体检、育儿知识指导和新生儿访视等。

2. 婴幼儿期(infancy and toddlerhood) 是指出生后28天到3周岁这一段时期。其中,生后28天到1周岁为婴儿期,自满1周岁到3周岁为幼儿期。此期主要保健工作为合理喂养,促进感知觉、语言、动作发展,做好儿童计划免疫工作,养成良好的生活习惯及预防意外伤害等。

3. 学龄前期(preschool period) 是指自满3周岁到6～7岁入小学前的这段时间。此期保健任务主要是平衡膳食、促进思维能力发展、做好进入托幼机构准备等。

4. 学龄期(school age period) 是指自6～7岁到青春期前的时间。此期是儿童长知识、接受文化教育的重要时期,主要保健任务是协助学校做好儿童保健工作,防止学校及家庭虐待等。

(四) 社区儿童保健的内容

社区儿童保健主要是采用有效措施防治社区内儿童的健康问题,满足其健康成长的基本需要,具体内容包括儿童生长发育监测、健康教育、保健指导、心理咨询、计划免疫、常见病防治等。

1. 促进儿童健康成长

(1) 根据我国儿童生长发育标准,定期体检和健康测评,评估儿童生长发育和健康状况,筛查生长发育有问题的儿童,并指导家长及时就诊。

(2) 了解儿童的营养状况,指导家长及托幼所或学校为学生提供足够营养,维持良好的营养状态。

(3) 亲子关系对儿童成长极其重要,向家长介绍良好亲子关系的重要性,教会家长建立和谐亲子关系的方法和技巧。

2. 健康教育及预防保健

(1) 通过讲座、宣传手册、网络等媒介,进行健康宣教,包括膳食及营养知识、儿童常见病防治、意外伤害预防、心理保健护理等。

(2) 宣传计划免疫的重要性,指导并督促社区儿童按时完成预防接种。

3. 常见健康问题的防治 儿童常见黄疸、腹泻、营养不良、肥胖、龋齿、近视等健康问题,且发育阶段不同,常见健康问题也不同。社区护士应根据儿童发育特点,做好各个阶段常见病、多发病的防治工作,必要时进行家庭访视,积极配合医师治疗。

4. 社区儿童健康档案管理 对社区所管辖的所有儿童建立健康档案,做好家庭访视、疫苗接种、体格检查、筛查疾病等健康管理工作,监测并记录儿童健康状况。

二、儿童计划免疫

(一) 计划免疫及预防接种的定义

1. 计划免疫计划免疫(planned immunization) 是指根据传染病疫情监测情况及人群免疫水平,有计划、有目的地为易感人群进行常规预防接种,提高人群免疫水平,达到预防、控制及消灭相应传染病的目的。

2. 预防接种预防接种(protective vaccinate) 是计划免疫的核心,是指有针对性地将生物制品接种到易感人群体内,使人体产生免疫力,提高特异免疫力,从而达到预防、控制和消灭相应传染病的目的。

(二) 儿童计划免疫程序

根据国家免疫规划疫苗免疫程序(表7-1),对适龄儿童进行常规接种。

1. 预防接种管理 社区护士应全面掌握所属社区的儿童计划免疫情况,及时为辖区内所有儿童建立预防接种证(卡、簿)等儿童预防接种档案。采取预约、通知单、电话、短信、网络、口头通知等多种方式,通知儿童家长接种疫苗的时间、地点、种类及相应要求,保证接种对象和接种项目及时、准确,避免遗漏或重复接种。另外,每半年对辖区内儿童的预防接种证进行一次核查和整理,保证每位儿童都能得到及时、科学的预防接种。

2. 接种前工作 接种前,社区护理人员应仔细检查儿童预防接种证(卡、簿)或电子档案,核

笔记栏

对受种者姓名、性别、出生日期及接种记录等资料,确定受种对象。询问受种者的健康状况,了解其有无接种禁忌证等。采用书面或口头形式告知受种者家长本次所接种疫苗的品种、作用、禁忌证、不良反应及注意事项,并如实记录告知情况。注意查对疫苗的外观和质量,如出现过期、无标签或标签不清、安瓿有裂纹、疫苗变色、污染、发霉、有凝块或异物等情况,一律不得使用。

预防接种禁忌证:① 一般禁忌证:急性传染病(包括有接触史而未过检疫期者)、活动性肺结核、严重心脏病、湿疹或化脓性皮肤病、有明确过敏史(哮喘、荨麻疹等)、免疫缺陷者等。② 特殊禁忌证:有过敏史者慎用动物血清制品;体温高于37.5℃,或一周内每日腹泻4次以上者,严禁服用脊髓灰质炎活疫苗糖丸;接受免疫抑制剂治疗者,尽量推迟常规预防接种时间;近1个月内注射丙种球蛋白者,不能接种活疫苗;各种制品的特殊禁忌证应严格按照使用说明执行。

3. 接种时工作　接种操作时,社区护理人员严格执行查对及无菌操作原则,注射前再次核对受种者姓名、年龄、预防接种证、接种凭证和本次接种的疫苗(包括名称、批号、生产日期、生产厂家及有无变质等异常)。核对无误后,严格按《预防接种工作规范》的要求予以接种,包括接种月(年)龄、接种部位、接种途径、安全注射等。

4. 接种后工作　接种结束后,告知受种者家长在接种后应继续在留观室观察30 min,交代接种后的注意事项及护理措施。接种后及时在预防接种证(卡、簿)或电子档案中记录,并告知家长下次接种疫苗的种类、时间和地点。

表 7 - 1　儿童计划免疫

疫　苗	预防的疾病	接种对象 [月(年)龄]	接种次数	接种部位	接种途径	接种剂量	注意事项
乙肝疫苗	乙型肝炎	0、1、6月龄	3	上臂三角肌	肌内注射	酵母菌5 μg/0.5 mL、CHO苗10 μg/1 mL、20 μg/1 mL	出生后24 h内接种第1剂次,第1、2剂次间隔≥28天
卡介苗	结核	出生时	1	上臂三角肌中部略下处	皮内注射	0.1 mL	
脊髓灰质炎疫苗	脊髓灰质炎	2、3、4月龄,4周岁	4		口服	1粒	第1、2剂次,第2、3剂次间隔≥28天
百白破疫苗	百日咳、白喉、破伤风	3、4、5月龄,18～24月龄 6周岁	5	上臂外侧三角肌	肌内注射	0.5 mL	第1、2剂次,第2、3剂次间隔≥28天
麻疹疫苗（麻风疫苗）	麻疹	8月龄	1	上臂外侧三角肌下缘附着处	皮下注射	0.5 mL	

注:原卫生部规定的儿童计划免疫接种疫苗。

(三)预防接种的不良反应及护理措施

预防接种使用的活疫苗或死疫苗对人体都是一种外来的异物刺激,受种者在接种后可能会出现不同程度的全身或局部反应。接种后,若发现疑似预防接种异常反应的案例,医护人员应当按照《全国疑似预防接种异常反应监测方案》的要求处理并上报;同时,应及时向所在地的县级卫生行政部门、药品监督管理部门报告,并填写疑似预防接种异常反应报告卡。

1. 一般反应

(1)全身反应:一般在接种后24 h内发生(活疫苗则在一定潜伏期后),体温升高是其主要表现,有时也伴有头痛、头晕、恶心、呕吐等不适反应。若反应较为轻微,可不做特殊处理,告知受种者多休息和饮水,或给予对症处理;若是出现高热不退,或症状较重,嘱受种者及时就诊。

(2)局部反应:多在接种后数小时至24 h发生,注射局部出现红、肿、热、痛,或伴有局部淋巴结肿大或淋巴管炎,以上症状可持续2～3天。局部反应较轻微时,无须特殊处理,嘱受种者适当休息,多饮水即可;局部反应较重时,可给予物理降温、毛巾热敷等对症处理,如果局部红肿持续扩大,受

笔记栏

种者高热不退,应及时就医。

2. 异常反应

(1) 过敏性休克:多在注射后数分钟或 0.5～2 h 发生,受种儿童可出现面色苍白、血压下降、脉搏细速、呼吸困难、出冷汗、四肢冰凉、烦躁不安、恶心呕吐、大小便失禁甚至昏迷等过敏性休克的表现。此时,患儿若得不到及时救治,则会有生命危险。应立即让患儿平卧、头部放低,给予保暖、氧气吸入等措施,同时立即皮下注射 1：1 000 的肾上腺素 0.5～1 mL,必要时可重复注射。

(2) 晕针:多在接种时或接种后数分钟后发生,常见于紧张、空腹、恐惧、疲劳的受种儿童,主要表现为头晕、面色苍白、心慌、出冷汗、心跳加快、四肢冰凉等。应立即让儿童平卧、头部放低,保持安静,给予少量温开水或糖水,一般可在短时间内恢复正常,要注意与过敏性休克鉴别。

(3) 过敏性皮疹:一般在接种后几小时至几天出现,以荨麻疹最常见。一旦发现,及时就诊。

(四) 预防接种注意事项

(1) 疫苗接种后,受种者至少在留观室继续观察 30 min 方可离开。

(2) 接种后应多喝水和休息,保持注射部位清洁,不要搔抓,防止感染。

(3) 接种后,若出现体温升高、注射局部红肿热痛等表现,应对症处理并及时记录;若出现高热不退、持续发热数日甚至其他严重表现,应及时就诊。

(4) 任何疫苗都不能达到 100% 的预防保护效果,由于疫苗本身特性和受种者个人体质差异,少数人在接种疫苗后仍可能会发病。

(5) 对存在疫苗接种禁忌证的儿童或不宜接种者,应在不接种导致患病风险与接种后效果不佳,甚至产生不良反应之间进行慎重权衡之后再决定是否接种。

三、学龄前儿童保健与护理

(一) 新生儿期保健与护理

1. 生长发育特点

(1) 生理发育特点:新生儿的平均身长为男婴 51.6 cm,女婴 49.9 cm;平均体重为男婴 3.15 kg,女婴 3.06 kg,出生后一周内出现生理性体重下降,常于出生第 7～10 天恢复到出生时的水平;头围平均 34 cm;胸围比头围小 1～2 cm,约 32 cm;前囟出生时 1.5～2 cm,后囟出生时很小或闭合;体温调节中枢发育不成熟,皮下脂肪薄,散热较快,易出现体温过低;呼吸中枢发育不成熟,呼吸方式以胸腹联合呼吸为主,呼吸表浅、不规则;胃呈水平位,贲门括约肌未完全发育,幽门括约肌发育较好,易发生溢乳;皮质下中枢兴奋性高,多见不自主、不协调运动,肌张力高;特异性及非特异性免疫系统均未发育成熟,易患感染疾病。

新生儿大脑结构和功能尚未成熟,仅依靠觅食反射、防御反射等本能来维持机体与外界环境的最初平衡;视觉不够敏感,仅能看清 15～20 cm 事物,清醒、安静状态下可短暂注视和追随近处缓慢移动的物体;刚出生时听力差,3～7 天后听力发育较好,听觉灵敏,能辨别父母声音、音调高低、语速快慢;味觉和嗅觉中枢基本发育成熟,对不同味道会产生不同反应,闻到乳香会积极寻找乳头;触觉高度灵敏,尤以眼、前额、口周、手掌、足底等部位最为敏感;痛觉比较迟钝;温度觉很灵敏,特别是对冷反应强烈,遇冷啼哭。

(2) 心理发育特点:依据皮亚杰的认知发展理论,新生儿期最关键的是父母与新生儿间亲子关系的促进,其中,最重要的是父母与新生儿的依恋关系。喂奶是父母与新生儿之间最早、最重要的沟通方式,尤其是母乳喂养,会令新生儿感到温暖、安全与满足,从而促进亲子依恋关系的发展。

2. 社区保健护理　　从新生儿期开始,小儿脱离母体独立生活。母体内与外界外环境差异巨大,但新生儿身体各器官、系统发育不成熟,功能不完善,对外界的适应能力差,抵抗力低,易好发各种疾病,且病情变化快,死亡率高。因此,新生儿保健是儿童保健工作的重点,社区护理人员需注意观察新生儿有无健康问题、生活环境是否适宜、父母育儿知识的掌握情况等。

（1）健康状况检查

1）询问：了解妊娠、分娩过程及新生儿出生情况，包括分娩方式、有无窒息、出生时体重、身长、喂养情况、睡眠情况、大小便、黄疸等，注意高危婴儿的危险因素。

2）观察：新生儿居室环境（温湿度、通风状况等）；新生儿一般情况，如头部大小及形状、容貌、面色、呼吸、腹部形状、脐带是否干燥、皮肤有无黄染等。

3）测量：新生儿体重、身长、头围、胸围、体温、脉搏、呼吸等，注意有无视、听觉障碍和其他先天畸形，评价出生到现在的身体发育状况。

4）检查：新生儿的姿势、肌张力、运动、反射、哭声和吸吮能力，四肢关节活动度，有无水肿、损伤。

5）预防接种与疾病筛查：询问新生儿预防接种情况，如有未接种卡介苗和乙肝疫苗者，提醒家长尽快补种；了解新生儿疾病筛查情况，如有未接受疾病筛查者，告知家长到具备筛查条件的医疗保健机构补筛。

（2）日常生活保健

1）合理喂养：新生儿的喂养方式主要有母乳喂养、混合喂养和人工喂养，社区护理人员应根据产妇和新生儿的具体情况给予喂养指导。

2）注意保暖：新生儿体温调节能力差，皮下脂肪薄、散热快，易出现体温过低，因此要注意保暖。新生儿房间应阳光充足，空气流通，温湿度适宜（室温 22～24℃，相对湿度 55%～65%）。同时，要注意随着气温高低和季节变化，随时调节环境温度和衣被包裹情况。

3）清洁卫生：指导家长做好新生儿的清洁卫生工作，每日沐浴，保持皮肤清洁干燥。教会家长正确的新生儿沐浴方法：新生儿出生后第 2 天即可沐浴；沐浴不应在喂奶后 1 h 内进行；沐浴时室温要保持在 26～28℃；要使用浴盆，先加冷水再加热水，用手腕内侧试水温（38～40℃）。沐浴注意事项如下：① 沐浴顺序由面、头、颈、上肢、躯干到下肢、腹股沟、臀、外生殖器；② 洗头时防止耳朵进水，避免按压前囟门；③ 注意清洁皮肤褶皱处，如耳后、腋窝、腹股沟等；④ 每日沐浴后，用 75% 乙醇擦净脐带根部及脐窝，防止感染，直至其自然脱落。

4）衣物选择：新生儿的衣物要每日更换，尤其夏季更要勤换洗；衣着材质应选择轻软、透气、吸水的棉布材料，款式宽松，易于穿脱，不妨碍肢体活动。尿布宜用柔软、耐洗、易干、吸水性强的棉布制成，勤换洗，日光下晒干；尿湿或排便后及时更换，温开水清洗臀部，预防红臀。

（3）预防疾病及意外：新生儿免疫功能低下，抵抗力弱，易感染各种疾病，应尽量避免与外界的接触，减少亲友探视，保持室内空气流通，食（用）具专用，每次用后消毒，母亲在哺乳和护理前应洗手，避免交叉感染。按时接受计划免疫，早期应进行常见疾病筛查。另外，指导家长注意防止新生儿窒息，如哺乳时乳房堵塞小儿口鼻、包被蒙头过严等。

（4）新生儿抚触：对新生儿进行抚触，可在小儿脑发育的关键期给脑细胞和神经系统适当刺激，促进神经系统发育，促进小儿生长及智能发育。抚触应在安静环境、适宜室温（25℃左右）下进行，时间应选在新生儿沐浴后，抚触时可播放一些舒缓柔和的音乐。

1）抚触步骤与方法：① 脸部抚触，有利于舒缓脸部紧绷；从前额中心处用双手拇指往外推压，划出一个微笑，同样从眉头、眼窝、人中、下巴处往外推压，划出一个微笑。② 胸部抚触，有利于呼吸顺畅，改善循环；双手放在两侧肋缘，右手向上滑向右肩，复原，换左手以同样方法进行。③ 手部抚触，可增加新生儿灵活反应；将新生儿双手下垂，用一只手捏住其胳膊，从上臂到手腕轻轻挤捏，然后用手指按摩手腕；用同样的方法按摩另一只手；双手夹住新生儿手臂，上下搓滚，并轻拈手腕和小手；在确保手部不受伤的前提下，用拇指从手掌心按摩至手指。④ 腹部抚触，有助于肠胃活动；用指腹按顺时针方向按摩腹部，但是在脐痂未脱落前避免按摩该区域。⑤ 腿部抚触，可增加运动协调性；按摩大腿、膝部、小腿，从大腿至踝部轻轻挤捏，按摩脚踝及足部；双手夹住小腿，上下搓滚，并轻拈脚踝和脚掌；在确保不伤害脚踝的前提下，用拇指从脚后跟按摩至脚趾。⑥ 背部抚触，有利于舒缓背部肌肉；双手平放在新生儿背部，从颈部向下按摩，用指尖轻轻按摩脊柱两边的肌肉，然后再次

笔记栏

从颈部向脊柱下端迂回运动。

2）抚触注意事项：① 当新生儿感到疲倦、饥饿或烦躁时，不宜抚触；② 抚触时注意给新生儿保暖，抚触前应先温暖双手，可使用一些新生儿润肤油或润肤露，但要注意避免进入眼睛；③ 开始时要轻轻抚触，逐渐增加压力；④ 每次抚触 15 min，每日抚触 3 次为宜。

（5）家庭访视：新生儿出院后 1 周内，社区护理人员应对其进行产后访视。了解新生儿的健康状况、预防接种情况、疾病筛查情况，注意观察新生儿喂养、睡眠、大小便、精神、皮肤、黄疸和脐部等情况，建立《0～6 岁儿童保健手册》；若有异常，告知家属应带新生儿及时就诊。访视后，根据新生儿的具体情况，向家长提供针对性的母乳喂养、日常保健护理和疾病预防指导。对于低体重、早产、有出生缺陷的新生儿，可根据实际情况增加访视次数。访视前社区护士要安排好访视次序，先访视正常新生儿和早产儿，再访视有感染性疾病的患儿；访视时应戴口罩、洗手，认真细致、动作轻柔。

（二）婴幼儿期保健与护理

1. 生长发育特点

（1）生理发育特点：婴幼儿时期，儿童体格发育很快，身高、体重快速增长；神经系统发育迅速，运动、语言、思维能力大大加强；牙齿开始萌出，胃肠道功能逐渐成熟，饮食从乳汁转换为饭菜，过渡到成人饮食；免疫力开始增强，但总体来说仍然较弱，易发生各种感染性疾病。

（2）心理发育特点：婴儿视、听觉逐渐发展，知觉发育较慢；开始出现明显的注意和初步记忆，思维尚处于萌芽状态；语言能力逐步发展，独立性显著增强。幼儿智能发育迅速，初步掌握最基本的口头语言；开始形成自我意识，将自己与他人区别开；出现初期循环反应，反复练习学会的动作；思维具有直接行动性，感知动作占主导地位；情绪多变、易冲动。

2. 社区保健护理

（1）合理安排膳食：婴儿膳食以高能量、高蛋白的乳类为主。0～6 个月的婴儿提倡纯母乳喂养，4～6 个月后可酌情添加辅食，辅食添加原则为由少到多、由稀到稠、由细到粗、一种到多种。具体添加顺序如下：4～6 个月添加米糊、菜泥、果泥、强化铁米粉等；6～7 个月添加稀饭、烂面条、菜末、蛋黄、鱼泥、豆腐等；8～9 个月添加肉末、动物内脏、鸡蛋等；10～12 个月添加稠粥、软饭、馒头、面包、碎菜、碎肉等。母乳喂养可持续至 2 岁或 2 岁以上，再逐步断奶。幼儿的膳食为其生长发育供给足够的热能和各种营养素，膳食应细软，适于幼儿进食，同时设法增进其食欲。

（2）睡眠及卫生：保证婴幼儿有充足的睡眠时间，鼓励定时独立睡眠，不拍、不抱、不摇，经常更换婴儿位置，以免头面部变形。经常给婴幼儿洗澡，勤换衣物、尿布，保持皮肤清洁卫生，养成饭前便后洗手、早晚刷牙、饭后漱口等良好的个人卫生习惯。

（3）衣着选择恰当：婴幼儿的衣物应简单、保暖、宽松、少接缝、无纽扣，容易穿脱，方便活动，最好选择连衣裤或背带裤，注意按季节增减衣物，避免受凉。尿布应选择柔软、透气、吸水性好的纯棉材质。幼儿多在 3 岁左右开始学习自己穿脱衣服和整理用物，为了便于其自理，其衣物应轻便、易穿脱。

（4）养成排便习惯：婴幼儿时期，家长可根据幼儿生理上的成熟、作息时间及气候等因素，及时对其进行大小便训练，养成良好的排便习惯，通常大便训练在 1 岁以后开始，小便训练在 1.5～2 岁开始。注意避免在冬季进行排便训练。

（5）早期教育：婴幼儿 1～1.5 岁开始学会走路，2 岁能跑、跳、爬高；2～3 岁语言发育，2 岁左右形成思维。此期，家长应结合日常生活，有计划地教导走路、说话，培养认知和思维能力，注意正确引导，避免消极指责，促进幼儿动作、语言和思维的发展。

（6）预防意外伤害：意外事故是婴幼儿的第一死亡原因，故护理人员应向家长强调预防意外伤害的重要性，并积极采取预防措施。如把婴儿放在安全的地方、让婴幼儿远离火源和电源、妥善放置药品和有毒物品等。

（7）预防接种管理：严格按照儿童计划免疫程序进行。

（8）社区健康管理：满月后的随访服务应在乡镇卫生院或社区卫生服务中心进行，时间分别在

笔记栏

3、6、8、12、18、24、30、36月龄时，共8次。偏远地区可在村卫生室、社区卫生服务站进行。有条件的地区，建议结合儿童预防接种时间适当增加随访次数。

（三）学龄前期保健与护理

1. 生长发育特点

（1）生理发育特点：学龄前期儿童的体格发育仍较快，身高平均每年增加5 cm，体重平均每年增加2 kg；6岁时头围已接近成年人（约50 cm）；乳牙开始脱落，恒牙开始萌发；眼部发育基本完成，但结构和功能尚不稳定；颈椎前凸、胸椎后凸和腰椎前凸出现，正常脊柱生理弯曲成形；免疫系统功能增强，感染性疾病发生率降低，但易发龋齿、近视等常见疾病。

（2）心理发育特点：学龄前期儿童的智力发育趋于完善，语言和思维能力进一步发展，能与他人交谈、表达想法，书面语言开始出现；求知欲强，对周围新鲜事物充满兴趣，喜欢鲜明、直观、生动、形象的刺激；情绪体验分化较好，能体验到大部分的情绪，但情绪外显、不稳定；开始发展社会性情感，形成初步的友谊感、道德感及理智感；可塑性强，但也易发生意外事故，如溺水、烫伤、灼伤、坠床等。

2. 社区保健护理　大多数学龄前期儿童开始接受学龄前教育，即进入幼儿园学习和生活。托幼机构为儿童提供系统的学前教育，锻炼儿童独立生活能力，为进入小学打好基础，但托幼机构中儿童心理问题、传染病、食物中毒等的发生率较散居儿童高。社区护士应通过卫生、安全及营养监督等促进和确保托幼机构环境整洁、照明良好、营养合理，与家长、老师密切联系，为儿童提供安全、健康的教育环境。

（1）平衡膳食：根据学龄前期儿童生长发育的需求安排合适的饮食，保证足够营养的同时防止饮食过量；膳食搭配合理，食物种类多样化、粗细交替，避免过于油腻、辛辣、刺激性大的食物；培养良好的饮食习惯，一日三餐，另加一餐点心，防止挑食、偏食、喜爱零食等不良习惯。此期儿童的食欲与情绪和活动密切相关，教会家长促进食欲的方法及营养与食品卫生知识。

（2）休息与活动：保证儿童拥有充足的睡眠时间，合理安排每日的进食、活动和休息时间。每次活动后一定时间后要适当休息，晚上睡前可通过讲睡前故事、喝温牛奶等方法帮助孩子入睡。

（3）注意口腔和用眼卫生：社区护士应指导家长培养儿童每日早晚刷牙、饭后漱口的好习惯，教给儿童正确的刷牙方法，预防龋齿的发生。指导家长向儿童讲解近视的危害，教育儿童保护视力，养成良好的用眼习惯：① 看书、写字姿势正确，眼睛与书本保持1尺（1尺≈33.3 cm）距离；② 看书时光线适度，不过强或过暗，光线从左前方射入，以免手遮挡光线；③ 看书或电子产品时间不宜过长，每40～50 min休息10～15 min，闭眼、远眺或做眼保健操，防止眼睛过度疲劳；④ 不看字太小或字迹模糊的书，写字不要太小；⑤ 坚持做眼保健操，通过按摩眼睛附近穴位，缓解睫状肌紧张状态，消除视疲劳，每日4～6次，每次1～2遍；⑥ 改正不良用眼习惯，包括趴在桌上、歪头、躺在床上、走路、车上看书，在强光或暗光下看书等；⑦ 定期进行视力检查，以便及时发现和矫正。

（4）促进思维发育：有计划地开展一些游戏活动，训练儿童的协调能力、平衡能力、反应能力、协作能力和集体精神等；通过讲故事、看儿童电视电影、学习数字等方法，培养其想象力、言语表达能力和抽象思维能力。

（5）加强安全教育：学龄前期儿童一般好奇、多动，缺乏自我保护意识和能力，易发生车祸、溺水、外伤等意外事故。应加强对家长和儿童的日常安全教育，预防意外事故发生。

（6）社区健康管理：社区医护人员应每年为4～6岁儿童提供一次健康管理服务，散居儿童在乡镇卫生院及社区卫生服务中心进行，集体儿童可在托幼机构进行。服务内容包括随访儿童的饮食、睡眠、预防接种、患病情况，评估儿童的身心生长发育情况并做好记录，给予合理膳食、休息与活动、疾病预防等方面的健康指导等。

四、学龄期儿童保健与护理

（一）生长发育特点

1. 生理特点　学龄期是指从6～7岁入小学开始到11～12岁（青春期前）的这段时期。此期

笔记栏

儿童的体格生长发育仍稳步增长,除生殖系统外全身各器官、系统的生理功能渐趋成熟,接近成人水平;但骨骼的骨化尚未完成,骨骼弹性大、硬度小,不易骨折而易变形,长时间坐着、站立、行走、负荷过重或姿势不良会引起不同程度的发育畸形;机体的免疫功能逐渐完善,传染病的发病率降低,但龋齿、近视等儿童常见病发病较多。

2. 心理特点   学龄期儿童的大脑形态和重量已接近成人,额叶迅速生长,大脑皮质功能更加发达,智能发育趋于成熟,自我控制能力和综合分析能力等大大增强;视、听觉感受性不断发展,语言表达能力迅速发展,注意力和记忆能力增强,开始形成形象思维;情绪逐渐稳定,情感不断丰富,意志力增强,产生自己的主见,有较强的独立性和自觉性;与社会的接触增多,在集体生活中逐渐培养社交能力和团队意识。

这一阶段,绝大多数儿童进入学校学习和生活,通过完成学业获得满足感。在学习时,逐步自我肯定,表现出自信、勤劳、合作、妥协、竞争、团队协作等良好品质,但是如果感到不能完成学业或过度竞争,儿童会自觉能力不足,产生挫折感,出现妥协、放弃、缺乏耐性、过分敏感、暴躁易怒等反应。

(二) 社区保健护理

1. 培养良好的生活习惯

(1) 营养和膳食指导:日常饮食要保证充足的营养摄入,注意膳食搭配;合理安排一日三餐的营养分配,定时定点进餐,进餐时间充足;培养良好的饮食习惯,纠正偏食、挑食、爱吃零食、暴饮暴食等坏习惯。

(2) 合理安排作息时间:教会儿童合理安排学习、活动和休息时间,注意劳逸结合,避免学业过重和精神过度紧张。

(3) 养成良好的卫生习惯:此期儿童生活基本能够自理,指导其注意个人卫生、饮食卫生、口腔卫生和用眼卫生,养成良好的生活习惯。

2. 养成正确的姿势   学龄期儿童的骨骼尚未完成骨化,骨骼弹性大、易变形,外界的不良影响(如长期弯腰、歪头等)会对脊柱等骨骼的正常发育造成不利影响,甚至引起不同程度的发育畸形。因此,培养儿童正确的坐、立、行姿势至关重要。

3. 常见疾病预防   免疫系统疾病是学龄期儿童好发的疾病,应积极预防和治疗,并加强对诱发因素的控制,减轻疾病对儿童学习和生活的影响。另外,定期为学龄期儿童进行体检,监测其健康状况,及时发现近视、龋齿、脊柱弯曲等常见病,做好预防和矫治工作。

4. 意外伤害防护   交通事故、溺水、外伤、运动损伤、自杀等是学龄期儿童常见的意外伤害,应加强安全防范和宣传教育,减少意外伤害的发生。

5. 心理保健指导   培养儿童的认知能力,包括阅读能力、初步观察能力、写作能力等,教会儿童掌握一定的记忆方法,促进其由形象思维向抽象思维过渡,启发思考和想象力;顺应儿童天性,进行巧妙引导,避免影响其个性发展;家庭和学校一起努力,帮助儿童从幼儿园顺利过渡到小学,培养学习兴趣,树立正确学习目标;家庭、学校和社会共同培养儿童良好的品德,包括集体意识、爱心与责任心、强大的意志力等。

第二节   社区青少年保健与护理

笔记栏

一、青少年生长发育特点

(一) 生理发育特点

一般来说,女孩从 11~12 岁至 17~18 岁、男孩从 13~14 岁至 18~20 岁为青少年期,又称青春期(adolescence)。青少年期生长发育特点有：① 进入体格发育的第二个高峰,生长发育迅速;② 身高及体重增长幅度加大,体形改变;③ 生殖器官发育迅速并趋于成熟;④ 第二性征逐渐明显,男女两性形态差别更大。

青少年期儿童身高一般每年增长 5～7 cm,高峰期时一年可达 10～12 cm。男孩肌肉逐渐发达,而女孩体内脂肪明显增多。男孩从 10 岁左右睾丸开始发育,12～16 岁迅速增大,17 岁左右达到成人水平,15 岁左右出现首次遗精,第二性征表现为喉结突出、声音变得低沉、生须等;女孩在 13 岁左右出现月经初潮,子宫增大,阴道增长,阴道黏液腺发育,到 17～20 岁卵巢成熟,具备生育功能,第二性征表现为乳房发育、声音变得尖细、皮下脂肪丰富。

(二) 心理发育特点

青少年时期是个体一生中智力发展、世界观形成、信念确立的关键时期。在这一时期,个体由儿童转变为成人,身体发生巨大变化,体内各器官、系统迅速发育并趋向成熟,性器官和性功能也逐步成熟,抽象逻辑思维进一步发展,智力水平明显提高,学习能力不断增强;心理认知发育进入到艾瑞克森心理社会发展理论的认同对认同混淆阶段,自我意识逐渐增强,有一定的自我控制能力,社交能力也显著提高;另外,心理上既带有儿童的痕迹,又开始出现成人的特征,具有幼稚和成熟、独立和依赖并存的特点,情绪不稳定、易激动等。

这一阶段的心理特征主要体现在以下几方面。

1. 性成熟引起的问题　主要包括早恋、手淫等。进入青春期后,青少年开始逐渐意识到性别差异,出现朦胧的两性意识,对性发育感到困惑、好奇,对异性产生爱慕感,对性知识感兴趣。若不能得到良好的性知识和性道德教育,容易发生不正当的性行为,危害身心健康。

2. 自我意识增强　进入青春期后,青少年自觉已长大,逐渐渴望独立,希望能够自我支配,从家庭和学校的束缚中解脱,开始与父母、老师疏远,具有很强的逆反心理;但是在经济等方面,青少年又必须依赖父母和老师,出现独立与依赖并存的矛盾心理,导致青少年情绪不稳定、易激动,此时如不能恰当地应对,甚至会造成亲子关系和师生关系的紧张。

3. 朋友关系密切　青少年与朋友之间关系密切,彼此会相互交流内心的感受,以获得友情与支持。但此期若结交不好的朋友,青少年可能会沾染不良嗜好,甚至走向犯罪道路。

4. 人生观、世界观形成　在青春期,青少年开始思索人生的价值和个人的追求,逐渐形成自身对人生和世界的看法,并确立自己的理想和奋斗目标。

5. 面临多种冲突　青少年思维活跃,追求完美和理想化,容易和现实发生冲突而产生挫折感,有的甚至会悲观失望(理想与现实的冲突);思想不够成熟,对情感的控制能力有限,易与理智发生冲突,甚至会冲破理智的堤防,采取较为极端的行动(情感与理智的冲突);既希望得到别人的关心与理解,又不愿将内心的想法表露出来,与他人相互理解困难(孤独与社交的冲突)。

二、青少年保健护理

1. 合理营养指导

(1) 营养供给充分,膳食搭配合理:日常饮食必须能够满足青少年体格快速生长发育的需求,提供充足的热量、蛋白质及各种营养素。注意膳食的合理搭配:食物多样化(包括谷类、肉/蛋/奶类、蔬菜和水果类),注意主食与副食搭配,荤素搭配和粗细搭配;同时要注意避免营养过剩,预防肥胖症。

(2) 三餐分配合理,进餐时间充足:合理分配三餐的能量供应,早、中、晚热量分配以 3∶4∶3 为宜;定时定点进餐,每次进餐时间充足,细嚼慢咽,养成良好的进食习惯,以利食物的消化吸收;克服爱吃零食、偏食、挑食等不良饮食习惯。

2. 生活方式指导　指导青少年合理安排学习和生活,注意劳逸结合;帮助青少年养成良好的生活习惯,如早睡早起,保证充足的睡眠等;鼓励青少年积极参加运动锻炼,增强体质,预防常见疾病;避免吸烟、酗酒、吸毒、药物滥用等不良嗜好。

3. 健康状况监测　通过定期体检等方式,了解并监测青少年的身心健康状况,及时发现青少

笔记栏

年常见的健康问题,如发育迟缓、身材矮小、龋齿、近视、肥胖、月经紊乱、网络成瘾、情绪多变、敏感易怒等,积极进行治疗和心理辅导,促进青少年身心健康发展。

4. 心理保健指导

(1) 性心理卫生指导:家长、学校、老师需要共同关注青少年的心理成长,正确对其进行性生理、性心理、性卫生与性道德等方面的教育与引导。

(2) 塑造良好的心理品质:青少年时期,个体的人生观和世界观逐步形成和发展,性格和心理品质也在此期基本定型。因此,学校和家庭应牢牢把握这一时期,引导青少年的性格、品质健全发展,发扬优点,克服缺点,形成情绪稳定、性格开朗、乐观豁达、积极进取等良好的心理品质,避免偏激、孤僻、依赖等不良个性倾向,学会热爱生活和社会。

(3) 培养自信心和责任感:青少年对外界事物的辨别能力不足,容易受各种不良因素的影响,学校和家庭应该给予青少年足够的信任、鼓励和尊重,增强其自信心;同时加强青少年道德和法制教育,提高其法律意识和责任意识,使其明白遵纪守法的重要性,从而杜绝青少年犯罪。

(4) 保持平衡的心理状态:多数青少年均有自己的理想和抱负,学校和家庭应当教育他们制订自己力所能及的目标并为其努力奋斗,但也要学会宽容和释怀,保持平常心,不钻牛角尖。教给青少年一些放松和释放压力的方法(如听音乐、户外活动、与家人朋友谈心等);家长和老师要注意与青少年的沟通方式,运用适当的沟通技巧,尊重青少年的想法,耐心开导,帮助其顺利度过青春期。

5. 意外防护指导   研究表明,意外伤害是青少年最主要的死亡原因。青少年多爱冒险、易冲动,常发生溺水、车祸、自杀等多种意外伤害,造成伤残甚至死亡。由于青少年时期个体生理成熟而心理不成熟,身心发展不平衡导致自我调节能力不足,出现心理及行为偏差。家长和学校应注意加强对青少年的安全教育,培养其自我保护意识,提高其防护知识和技能水平,提供专业心理咨询与辅导,预防意外伤害的发生。

三、学校卫生保健

学校是儿童和青少年长期学习和生活的场所,安全、健康的学校环境对儿童和青少年的健康成长十分必要。学校卫生保健以"学校群体"为服务对象,在学校内为学生提供预防性的健康服务,保障在校学生的健康,促进儿童和青少年的身心健康。

(一) 学校卫生保健特点

1. 涉及范围广   学校卫生保健涉及的年龄范围较广,针对各个年龄段儿童(从小学到中学)不同的生理和心理特点提供卫生保健服务,促进儿童及青少年的身心健康。

2. 包含内容多   学校卫生保健不仅包括每个青少年个体的健康问题,而集体的健康问题、学校内的环境问题等也是其关注的重要内容。

3. 定期开展   学校卫生保健工作往往定期开展,包括体检、健康教育等活动,促进学生健康成长。

(二) 学校卫生保健工作内容

1. 健康教育   健康教育是学校卫生保健工作的基础,内容包括个人卫生、饮食卫生、运动锻炼、疾病预防、眼部保健、青春期生理和心理健康、性知识及意外事故防范等。

2. 卫生服务   学校卫生服务是指学校全面监测学生的生长发育水平和健康状况,主要内容包括定期体检、计划免疫、常见疾病或健康问题的处理及意外伤害的救护。

3. 环境卫生   学校环境对青少年学生的健康成长和学习效果有着巨大的影响,包括物理环境、文化环境及社会环境等方面。学校应注重控制不利的环境因素,保护和改善学校的物理、文化和社会环境,为学生提供一个安全舒适的学习和成长环境。

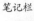

笔记栏

4. 心理咨询   青少年正处于身心发展的重要时期,在学习、生活、人际交往等方面均可能遇到许多问题,如不能及时解决,可导致严重的心理问题。学校应配备专业的卫生保健人员为学生提供心理咨询和辅导,帮助学生解除学习、生活等方面的困惑和压力,提高应对能力,促进学生身心健康发展。

5. 膳食指导　　青少年时期是出生后生长发育的第二个高峰,合理的营养摄入是身心健康的基础。学校应定期开展营养知识和膳食指导的健康宣教,促使学生养成良好的饮食习惯,并依据学生生长发育的需要,制订符合需要的食谱,保证其体格和智力的正常发育。

6. 安全防护　　学校应配备必要的安全防护设施,有专门的安全管理人员,定期开展安全检查;同时加强学生安全教育,使学生掌握基本的安全常识,提高安全意识。为学生创造一个安全的成长环境,让学校成为最安全的地方。

（三）学校卫生保健人员的角色

学校卫生保健人员在青少年保健工作中承担着重要的角色,主要包括以下几种。

1. 健康促进者　　学校卫生保健人员应熟悉学生的健康状况,定期进行体检和健康筛查,早期发现学生存在的健康问题,并做出相应处理。同时,为学生提供常规医疗保健服务,使学生在学校就能得到专业、有效的医疗护理服务,促使其健康成长。

2. 健康教育者　　根据学生特点,制订针对性的健康教育计划和内容,采取多种方式在学校组织健康教育活动,提高学生对卫生保健知识的学习兴趣,使学生养成良好的卫生习惯,掌握必要的健康技能,避免或减少患病及意外伤害的发生。

3. 心理咨询者　　青少年学生由于生长发育的特殊性,可能会出现多种的心理问题,学校卫生保健人员应具备丰富的心理保健知识和心理疏导技术,平时工作中主动关心学生,及时发现学生的心理问题,为学生答疑解惑,教会学生应对困难或危险的方法或技巧。

4. 卫生监督者　　学校环境的卫生及安全对青少年学生的健康成长起着至关重要的作用,学校卫生保健人员应当严格监督学校的卫生状况,促使学校卫生环境符合相应的卫生标准,以利学生健康成长。

5. 健康协调者　　学校卫生保健工作的实施不仅仅需要学校单方面的努力,更有赖于社会各界的参与及合作。学校卫生保健人员应向学校管理者、教师和家长提供学生的健康信息,与家庭、社区和医疗机构保持紧密联系,为确保在校学生的健康发展提供保障。

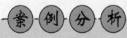 知识拓展

儿童安全"5S"原则

全球儿童安全网络将伤害专家们总结的家居用品安全检查"5S"原则引入中国,以帮助中国的家长们打造安全居家环境,预防家中意外伤害。呼吁家长从儿童的角度出发,检查家居用品的布置与摆放。其包括五个关键词:①"看(see)",家长们要学习用儿童的眼光审视物品摆放;②"绳带(strings)",避免儿童接触到过长的绳带;③"尺寸(size)",越是小的孩子,家长们要给予越大的物品;④"表面(surface)",家长们应尽量确保物品表面平滑柔软;⑤"标准(standard)",在购买家居用品时,家长们应仔细检查与儿童用品相关安全标准。

案 例 分 析

患儿,10个月。出生后母乳喂养至4个月后添加牛奶及米粉,近2个月主要以米粉喂养为主。近3个月来反复腹泻,大便呈稀水样或蛋花样,体重不增2个多月,明显消瘦,面色苍白,精神萎靡,反应差,全身毛发干枯。查体:双肺呼吸音清晰,心音有力,110次/分,规则,腹软。实验室检查:血红蛋白87 g/L;大便常规:黄色稀便。

【问题】

(1) 该患儿可能患了什么病? 目前存在哪些护理诊断?

(2) 该患儿的护理重点是什么? 社区护士应为患儿提供哪些保健护理服务?

 笔记栏

小　结

　　通过本章的学习,了解社区儿童和青少年保健与护理的基本内容,掌握儿童计划免疫程序,针对新生儿期、婴幼儿期、学龄前期、学龄期儿童及青少年的生理及心理特点进行个性化护理。

【思考题】

（1）简述儿童各年龄段分期及生长发育特点。

（2）简述儿童计划免疫程序。

（3）阐述社区儿童和青少年的保健护理要点。

（4）如何预防社区儿童和青少年龋齿、近视、意外伤害等的发生?

（臧　娴）

笔记栏

第八章

社区妇女保健与护理

═══════ **学习要点** ═══════

- **掌握**：① 青春期少女月经期护理保健；② 妊娠期及产褥期女性保健指导；③ 围绝经期妇女自我监测要点。
- **熟悉**：① 社区妇女保健的工作内容；② 各类避孕方法的选择；③ 妊娠前保健注意事项。
- **了解**：① 妇女劳动保护相关法律规定；② 青春期少女性保健指导；③ 产褥期女性心理保健。

第一节　社区妇女保健概述

一、社区妇女保健的定义

社区妇女保健以维护和促进女性的身心健康为目的，以"保健为中心，临床为基础，保健与临床相结合，以生殖健康为核心，面向基层，面向群体"为工作方针，综合运用临床医学、护理学、保健医学、预防医学、心理学、社会学、卫生管理学等多学科知识，围绕女性生命各周期身心健康，开展保健服务工作。

妇女保健是我国卫生保健事业的重要组成部分，通过女性常见病的普查、预防、保健和监护，降低孕产妇及围产儿死亡率、减少出生缺陷、控制性传播疾病、消灭及控制遗传性疾病的发生，保障女性身心健康。

二、社区妇女保健的工作内容

妇女保健贯穿女性一生，涵盖青春期、围婚期、围产期、围绝经期及老年期。工作内容包括妇女各期保健、计划生育指导、妇女常见疾病及恶性肿瘤普查普治及妇女劳动保护等。

（一）妇女各期保健

1. **青春期保健**　青春期保健注重一级预防，以形成良好的健康信念，培养良好的行为为主。① 自我保健，培养良好生活、学习习惯，合理营养、劳逸结合，避免不良嗜好。② 性教育，使青少年掌握性生理及性心理知识，学会自我保护，减少意外妊娠，预防性传播疾病。③ 生理卫生指导，注意经期卫生及保健，经期避免剧烈运动；正确护理皮肤，防止痤疮。

2. **围婚期保健**　围绕结婚前后，为即将婚配的男女双方提供的卫生保健咨询服务，保障婚配双方及后代健康，包括婚前医学检查、婚前卫生指导和婚前卫生咨询。处于精神病发病期间（包括

笔记栏

精神分裂症、躁狂抑郁型精神病及其他重型精神病），指定传染病传染期间（艾滋病、淋病、梅毒、麻风病及医学上认为影响结婚和生育的其他传染病），重要脏器疾病伴有功能不全，患有生殖器官发育障碍或畸形，应暂缓结婚；婚配双方为直系血亲和三代以内的旁系血亲，不宜结婚；患有不宜生育的严重遗传性疾病的，不宜生育。

3. 围产期保健　　为育龄女性提供妊娠前期、妊娠期、分娩期、产褥期和哺乳期相关保健指导，以保障孕、产妇和胎儿健康，降低孕、产妇和围产儿死亡率，减少出生缺陷。妊娠前保健包括选择合适妊娠年龄、改变不良生活习惯、调整健康状况、避免接触有毒有害物质等。妊娠期保健关注胎儿生长发育状况及孕妇健康，早期确诊妊娠、定期产前检查，严密观察高危妊娠，确保母儿健康。分娩期保健主要在医院进行，做好防出血、防感染、防滞产、防产伤、防窒息及加强产时监护和产程处理工作。产褥期保健主要围绕产后新生儿护理及产妇生理、心理健康保健。

4. 围绝经期保健　　围绝经期指女性从卵巢功能衰退到最后一次月经后 1 年的这段时期。一般从 40 岁开始，女性因性激素水平下降，出现一系列躯体和精神心理症状。此期医疗保健活动包括合理使用性激素类药物，改善女性围绝经期症状；预防及治疗生殖道感染及围绝经期功能失调性子宫出血；加强盆底肌锻炼，防止压力性尿失禁及子宫脱垂；定期体检，监测妇科肿瘤；保持身心健康，提高生活质量。

5. 老年期保健　　中华医学会老年医学学会规定我国以 60 岁以上为老年期。老年期妇女常见的疾病包括萎缩性阴道炎、子宫脱垂、妇科肿瘤、阿尔茨海默病等。老年人要定期体检、早期发现并治疗疾病，保持生活规律，促进健康长寿。

（二）计划生育指导

计划生育指导是围绕计划生育知识开展的健康教育及技术咨询。指导育龄夫妇选择安全有效的避孕方法，降低非意愿妊娠及人工流产率，预防性传播疾病。

（三）妇女常见疾病及恶性肿瘤的普查普治

35 岁以上女性每年进行普查体检，包括妇科检查、阴道分泌物检查、宫颈细胞学检查，乳腺触诊、妇科及乳腺 B 超，以女性生殖道疾病及乳腺癌和宫颈癌筛查为重点，保障女性生殖健康，早期发现肿瘤。

（四）妇女劳动保护

我国已建立较完善的妇女劳动保护法律法规，防止职业侵害对女性生殖功能的影响及对胎儿、婴儿的损害，通过法律措施促进母乳喂养，保障母婴安全。相关规定有：

1. 月经期　　月经期禁止冷水、低温、高强度及高空作业。

2. 妊娠期　　妊娠期禁止从事工作场所空气有毒有害物质超标的作业，非密闭源放射性物质工作及核事故与放射事故的应急处置，抗癌药物、己烯雌酚的生产，接触麻醉剂气体等的作业；禁止冷水、低温、高温、高强度、高空、强噪声、高压及潜水作业。用人单位不得因女职工怀孕、生育、哺乳降低其工资、予以辞退或解除劳动聘用合同。怀孕女职工在劳动时间内进行产前检查，所需时间计入劳动时间。对怀孕 7 个月以上的女职工，用人单位不得延长劳动时间或者安排夜班劳动。

3. 产期　　《女职工劳动保护特别规定》第七条指出，女职工生育享受 98 天产假，其中产前可以休假 15 天；难产者，增加产假 15 天；生育多胞胎者，每多生育 1 个婴儿，增加产假 15 天。女职工怀孕未满 4 个月流产的，享受 15 天产假；怀孕满 4 个月流产者，享受 42 天产假。

4. 哺乳期　　哺乳期禁止从事工作场所空气有毒有害物质超标的作业，非密闭源放射性物质工作及核事故与放射事故的应急处置；禁止高强度作业。对哺乳未满 1 周岁婴儿的女职工，用人单位不得延长劳动时间或者安排夜班劳动。用人单位应当在每日的劳动时间内为哺乳期女职工安排 1 h 哺乳时间；女职工生育多胞胎的，每多哺乳 1 个婴儿每日增加 1 h 哺乳时间。

笔记栏

第二节 青春期保健与护理

青春期指从第二性征出现到生殖器官发育成熟为止的一段时间,一般为 10~19 岁。青春期少女由于下丘脑-垂体-卵巢轴功能未成熟,常面临月经问题的困扰,如痛经、经前期综合征、闭经、无排卵型功能失调性子宫出血等。此外,青春期性行为、少女妊娠急剧增加与初次性行为低龄化趋势、少女性健康状况应引起社会关注。

一、青春期月经保健

(一)月经期一般护理

正常月经周期为 21~35 d,经期为 2~8 d,经量为 20~60 mL。月经期一般无特殊症状,部分女性由于盆腔充血及前列腺素作用,出现下腹及腰骶部坠痛、乳房胀痛、头痛、腹泻等。月经期女性生殖器官抵抗力下降,如护理不当,易发生泌尿生殖系统感染。月经期应做好以下护理:① 注意会阴部卫生,预防生殖道感染:勤换卫生巾,每日清洗外阴,便后及会阴清洗时遵循从前向后、最后肛门的原则;穿透气棉质内裤,避免会阴部位闷热潮湿,滋生细菌;经期不宜盆浴、游泳。② 经期应避免剧烈体育运动及按压腹部,避免经血逆流,导致子宫内膜异位症;注意休息,减少盆腔充血。③ 注意保暖,经期应不洗冷水浴,少吃冷饮,避免寒冷刺激引起腹部不适。④ 饮食清淡,少吃高脂肪、高热量、辛辣的食物,避免对皮肤的刺激,引发痤疮;适当补铁,防止贫血。⑤ 月经期凝血功能降低,应避免拔牙或手术。

(二)痛经的护理

痛经指行经前后或月经期出现的下腹疼痛、坠胀、腰酸或合并头痛、乏力、头晕、恶心等其他不适,严重者可影响工作和生活。青春期痛经多为原发性痛经,与子宫内膜前列腺素含量增高、子宫平滑肌收缩过强有关。精神紧张、过度疲劳、寒冷刺激等可加重痛经症状。痛经的护理包括:① 保证睡眠和休息,缓解恐惧心理,避免消极暗示。② 缓解疼痛,放松疗法、音乐疗法、深呼吸等可缓解疼痛;腹部保暖和热敷也可以缓解平滑肌痉挛,如腹部应用热水袋或饮用热汤热茶。如疼痛不能缓解,可遵医嘱使用非甾体类镇痛药,如布洛芬、酮洛芬、萘普生等。

(三)功能失调性子宫出血的护理

青春期女性由于下丘脑-垂体-卵巢轴激素间的反馈调节未成熟,卵巢无排卵导致月经失调,表现为月经周期紊乱,经期长短不一,出血量可少至点滴淋漓或可多至大量出血,引发贫血。功能失调性子宫出血的护理如下:① 维持正常血容量,准确评估出血量,通过称量带经血的会阴垫、内裤、卫生纸,计算出血量,便于医护人员准确评估。出血多者,卧床休息,防止晕厥。② 使用性激素药物止血调经时,严格按时间用药,保持稳定血药浓度,防止突破性出血;激素应逐步减至维持剂量,严禁随意减量或停服;治疗期间出现不规则出血应及时就诊。③ 饮食注意补充富含铁质食物,伴有贫血可口服铁剂。出血期间做好会阴部清洁,防止感染,若有下腹痛、宫体压痛、体温升高等感染征象,及时就诊。

(四)闭经的护理

青春期最常见的为继发性闭经,指正常月经建立后月经停止 6 个月或按自身原有月经周期计算停止 3 个周期以上者。精神刺激、环境改变、剧烈运动、神经性畏食、过度消瘦、服用抗精神药或避孕药、垂体肿瘤、多囊卵巢综合征均可导致继发性闭经,应积极寻找病因。过度节食、消瘦所致的闭经,应调整饮食,加强营养,保证正常体脂肪含量及体质指数,维持内分泌稳定;运动性闭经应减少运动强度,调整生活方式;对于神经、精神应激引起的闭经应给予有效心理疏导;内分泌紊乱者如多囊卵巢综合征、低雌激素血症、雄激素过多者可采用内分泌或性激素治疗;垂体肿瘤可手术切除。

部分患者去除病因后,可恢复月经。

二、青春期性保健

(一)青春期性行为危害

青春期性功能逐渐成熟,性意识觉醒,该时期对人格发展具有重要意义。过早性生活导致阴道撕裂伤、大出血、感染、宫颈癌发生风险增高;无防护性行为常导致少女意外妊娠、感染艾滋病、梅毒、淋病等性传播疾病;多次流产导致子宫内膜损伤,再次妊娠宫外孕、高危妊娠、不孕不育发生率增高。

(二)青春期性保健

社区、学校、家庭应紧密联合,针对青春期少女的生理、心理状态及理解能力,适时、适度、适当地进行性健康教育。内容包括:① 性知识及性道德教育,普及性的法制教育,避免过早性行为。讲授性生理及性心理知识,使青少年发展良好的角色认同,正确对待性冲动和欲求,建立健康性观念。② 健全社会保障机制,开展健康咨询指导。积极宣传指导避孕套的使用,避免不安全性行为。对失足少女,政府机构、社会应及时给予医疗、经济及心理帮扶,及时采取补救措施,避免不安全流产及妊娠少女自杀、弃婴等不良事件。

第三节 妇女围婚期保健与计划生育指导

一、围婚期保健

围婚期保健主要针对围婚期男女,以保障婚配双方健康及优生、优育为目的,进行婚前医学检查、婚前卫生指导及咨询。

(一)婚前医学检查

目前我国不实行强制婚检,但是建议男女双方在办理婚姻登记前,到医疗保健机构进行婚前医学检查,及早发现可能影响结婚和生育的疾病。婚前医学检查主要项目包括询问病史、体格检查、常规辅助检查和特殊检查。病史包括婚配双方患病史、近亲婚配史、女方月经史、男方遗精史、遗传性疾病史、生殖器官感染性疾病史、精神病史、智力发育障碍史等,以及家族史。体格检查包括全身一般检查、第二性征及生殖器检查。常规辅助检查包括胸透、血常规、尿常规、梅毒筛查、血转氨酶和乙肝表面抗原检测、女性阴道分泌物滴虫及霉菌检查。特殊检查可根据情况选择,包括淋病检查、艾滋病检查、支原体和衣原体检查、精液常规检查、B超检查、乳腺检查、染色体检查等。婚检主要筛查严重遗传性疾病、传染病(包括艾滋病、淋病、梅毒以及医学上认为影响结婚和生育的其他传染病)、有关精神病(包括精神分裂症、躁狂抑郁型精神病以及其他重型精神病)及其他与婚育相关疾病(如重要脏器疾病和生殖系统疾病等)。

(二)婚前卫生指导及咨询

婚前卫生指导包括性保健指导、新婚节育指导和生育保健指导。保健机构应向婚检对象提供婚前保健宣传资料,通过多种方法系统地为服务对象进行婚前生殖健康教育,并进行效果评估,促使服务对象认识到增强自我保健意识及保护个人生殖权利的重要性,为孕育健康后代奠定基础。

婚前卫生咨询由从事婚前保健的医师与准备结婚的男女双方,就医学检查结果发现的异常情况,以及他们提出的有关问题进行面对面的商谈、解答、交换意见、提供信息,帮助服务对象在知情的基础上作出适宜决定。

二、计划生育指导

计划生育是女性生殖健康重要内容,对于控制人口数量、提高人口素质有积极意义。暂无生育计划的育龄期夫妇,应指导其选择安全、有效、经济、简便的避孕方法,避免意外妊娠。常见的避孕方法有宫内节育器、药物避孕、避孕套等。人工流产是避孕失败的补救措施,对女性健康有损伤。

(一)常用避孕方法

1. 阴茎套　　也称避孕套,男用避孕工具。通过屏障阻碍精子进入女性体内而达到避孕目的,成功避孕率为93%~95%。使用前应检查有无漏孔,射精后在阴茎尚未软缩时取下。使用时选择合适型号,避免指甲、戒指划破,导致避孕失败。阴茎套具有防止性传播疾病的作用,应用广泛。

2. 宫内节育器　　为可逆的避孕工具,含铜宫内节育器使用广泛。通过铜离子杀胚毒性、干扰受精卵着床等机制避孕。以下人群禁忌采用宫内节育器避孕:① 妊娠或可疑妊娠;② 月经过频、经量过多或不规则阴道流血;③ 生殖器官急慢性炎症;④ 生殖器官肿瘤、子宫畸形;⑤ 人工流产后子宫收缩不良,疑有妊娠组织残留或感染;⑥ 宫颈内口过松、重度宫颈裂伤或重度子宫脱垂;⑦ 严重全身性疾病;⑧ 有铜过敏史者禁止放含铜宫内节育器。宫内节育器在月经干净后3~7天、产后42天、剖宫产术后半年及人流术后,均可放置。目前,还有含左炔诺孕酮、吲哚美辛等药物的新型宫内节育器,可起到治疗月经过多,减少节育器放置后出血的功效。

3. 药物避孕　　甾体类激素避孕药通过抑制排卵,增加宫颈黏液黏稠度、阻碍精子穿透及改变子宫内膜形态、阻碍着床等机制起到避孕作用。目前,使用第三代复方口服避孕药,如去氧孕烯炔雌醇片、复方孕二烯酮片等,属于短效口服避孕药。按月经周期每日服用,不良反应少,有效避孕率接近100%。长效避孕药及避孕针,月经紊乱、点滴出血及闭经等不良反应较多。有以下情况者不宜采用药物避孕:① 重要器官病变:急、慢性肝炎或肾炎、严重心血管疾病,冠状动脉粥样硬化、高血压。② 血液及内分泌疾病:各型血液病或血栓性疾病、内分泌疾病如糖尿病、甲状腺功能亢进。③ 恶性肿瘤、癌前病变、子宫病变或乳房肿块患者。④ 精神病生活不能自理者。⑤ 月经稀少或年龄>45岁者。⑥ 年龄>35岁的吸烟妇女不宜长期服用,以免卵巢功能早衰。⑦ 哺乳期、产后未满半年或月经未来潮者。

4. 紧急避孕法　　无保护性性生活后或避孕失败后,为防止非意愿性妊娠的发生而采取的补救避孕法,称为紧急避孕。可在5日内放置宫内节育器或3~5日内口服紧急避孕药如复方左炔诺孕酮、米非司酮等。紧急避孕药因单次药物剂量大、副作用多,仅为补救措施,不建议作为常规避孕方法。

5. 安全期避孕法　　对于月经周期规律女性,排卵期通常在下次月经来潮前14天,通常排卵前后4~5天为易受孕期,其余时间为安全期。女性排卵容易受到情绪、健康状况、性生活及应激事件等影响。因此安全期避孕法有效率不高,不宜推广。

(二)避孕方法的选择

1. 新婚夫妇避孕　　新婚夫妇短期内不想生育可选择避孕套或口服短效避孕药。不宜采用安全期避孕法及长效避孕药(针)。长效避孕药其抑制卵巢功能,停药后生育力恢复缓慢。

2. 已生育且短期内不想再生育夫妇　　可选用宫内节育器及口服避孕药,一般不实行节育手术。

3. 患终生不宜生育疾病的夫妇　　原则上应采取绝育措施,如输卵管结扎术。

4. 哺乳期妇女　　宜选用宫内节育器或避孕套。不宜使用含有雌激素的避孕药,因雌激素导致乳汁量减少。

5. 围绝经期妇女　　可选用宫内节育器或避孕套避孕。年龄超过45岁或卵巢功能早衰者不建议使用避孕药。使用宫内节育器者应在停经后1年及时取出,防止嵌顿。

第四节　妇女围产期保健与护理

围产期保健应从受孕前的准备阶段开始,包括妊娠前、妊娠期、分娩期和产褥期的全程保健。

笔记栏

充分的准备保证优生优育,早期发现妊娠禁忌证及并发症,筛查高危因素,保障母婴安全。其中妊娠前保健、妊娠期保健、产褥期保健在社区,分娩期保健在医院进行。本节主要阐述社区围产期保健部分。

一、妊娠前保健

1. 选择合适的生育年龄及时机　　生育年龄不宜过早或过晚。一般来说,女性生育年龄不宜小于 20 岁,不宜超过 35 岁,22~29 岁为宜;男性也不宜超过 40 岁。高龄及低龄初产妇妊娠期高血压、妊娠期糖尿病、早产、流产、葡萄胎及胎儿畸形发生率大大增高。应选择夫妻双方生活平稳、身体健康、精神放松的状态下准备妊娠。患有活动性肝炎、活动性肺结核、甲状腺功能亢进症等疾病,应暂时避孕;女性心功能二级以上、慢性肾功能不全等不宜妊娠;对于患有性传播疾病未治愈者,应该治愈后受孕。有过异常妊娠史或生育过出生缺陷胎儿,应在怀孕前夫妻双方行染色体或免疫因素检查。

2. 合理营养,健康生活　　计划怀孕前应改变不良生活习惯,保持规律生活,避免熬夜、过度劳累。要求停止吸烟(或被动吸烟)、酗酒、毒品、咖啡因至少 3~6 个月。女性应保持营养均衡,保证正常体质指数。体脂过低、超重易导致内分泌紊乱,影响排卵及受孕。育龄期女性在补充叶酸 4 周后,体内叶酸才可以利用,妊娠 3 个月后神经管已发育,妊娠女性常错过最佳补充时期。因此,建议准备妊娠女性提前补充叶酸,防止胎儿神经管缺陷。

3. 避免有害环境　　新装修婚房应检测甲醛、苯等有害物质是否达标。接触放射线、化疗药物、农药等有害物质者应提前调离工作岗位。饲养宠物者要避免弓形虫感染。女性在备孕期间避免染发,长期口服避孕药者应提前半年停药,期间可采用避孕套避孕,避免使用紧急避孕药。

二、妊娠期妇女保健与护理

(一) 确诊早孕及产前检查

1. 早期确诊　　妊娠早期发现怀孕,可及时发现妊娠禁忌证、筛查高危因素,避免孕妇暴露于不良环境。月经周期规律的生育年龄女性,停经超过十天以上,怀疑妊娠。妊娠早期,提示妊娠的表现有:早孕反应、尿频、乳房增大、乳晕加深等。通过早孕试纸检测尿液可以确诊是否怀孕。出现怀孕征兆应到医院进一步检查,确诊是否宫内妊娠。

2. 定期产前检查,确保母婴健康　　首次产检应从确诊早孕开始,正常妊娠者妊娠 20~36 周,每 4 周检查 1 次;妊娠 37 周后,每周检查 1 次,共检查 9~11 次。评估母婴健康状况基本项目包括血压、体重、宫高、腹围、胎心音、肝功能、肾功能、血常规、尿常规、空腹血糖、口服葡萄糖耐量试验、心电图、B 型超声检查、NST(无应激实验)等。此外,根据个体情况及地区差异可选择一些特殊检查项目,如宫颈细胞学检查、绒毛活检、胎儿颈部透明层厚度、羊膜腔穿刺胎儿染色体检查、抗 D 滴度检查等。妊娠期常见检查项目见表 8-1。

表 8-1　妊娠期常见检查项目

孕　　周	检　查　内　容
12 周内建妇幼保健卡	常规项目:血常规、血清铁蛋白、血型、肝肾功能、输血系列、空腹血糖、TORCH(弓形虫、风疹、巨细胞、单纯疱疹等病原体检测)、甲状腺功能
	尿常规、白带常规;宫颈细胞学检查(1 年内未查者)
	心电图
11~14 周	NT(颈项透明层)检查,早期唐氏筛查
15~20 周	中期唐氏筛查
	B 超筛查
19~23 周	羊水穿刺+染色体检查
20~24 周	B 超产前筛查

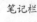

笔记栏

（续表）

孕　　周	检 查 内 容
24～28周	糖耐量试验(OGTT)、血常规、血清铁蛋白
28～32周	血常规、尿常规、血清铁蛋白、肝肾功能
	B超(产科常规)
34～36周	血常规、尿常规
	胎心监测(NST)一次
36周～分娩	胎心监测(NST)每周一次
	B超(产科常规)、心电图
	血常规、尿常规

3. 产前健康教育　　社区开设孕妇学校，鼓励孕产妇及家属参加，学习有关妊娠、产前保健、分娩、产后保健、母乳喂养的知识。社区可通过讲座、座谈、幻灯、视频、模型等指导准父母掌握孕产期母婴保健必备知识技能，明白妊娠及分娩是一个正常生理现象，缓解其紧张焦虑心理。

（二）生活指导

1. 清洁与舒适　　孕妇应穿柔软宽松衣物，避免腹部衣物过紧压迫胎儿；鞋子应低跟、防滑，防治腰背酸痛或重心不稳摔倒；妊娠期阴道分泌物增多，应勤洗澡，勤换内裤，注意会阴清洁，避免阴道炎诱发胎膜早破、早产；注意妊娠期口腔卫生，孕妇雌激素水平高，易牙龈充血，宜使用软毛牙刷，经常清洁口腔；保持乳头清洁，清水擦洗，禁止用肥皂、乙醇等刺激，文胸应不宜过紧，以能够支撑乳房为宜；乳头凹陷者应在妊娠7个月做牵拉练习，但是有流产及早产征象者禁止刺激乳头，防止诱发流产或早产。

2. 活动及休息　　孕妇应保证充足睡眠，增加午间休息；尽量左侧卧位，缓解妊娠期子宫右旋状态，避免长时间仰卧位导致仰卧位低血压综合征；妊娠早期及妊娠晚期，不宜剧烈活动、出远门，防止流产、早产；妊娠期血液高凝，应避免长时间坐立不动，诱发血栓；妊娠早期及妊娠晚期，不宜性生活，可能诱发流产或早产。

3. 饮食与营养　　孕妇要均衡营养，饮食中蛋白质占15%、脂肪占20%、糖类占65%。每日增加100～300 kcal(1 cal≈4.19 J)热量摄入，但应避免热量过剩，导致巨大儿。妊娠期保证蛋白质供给，妊娠早期每日增加15 g，晚期增加25 g。妊娠期禁止饮酒及酒精类饮料。妊娠期热量供给应主要来源于碳水化合物，缺乏会影响三羧酸循环，阻碍胎儿发育。蛋白质尤其是动物蛋白摄入要增加，蛋白摄取不足可导致脑细胞分化缓慢。中国女性妊娠期易发生缺铁性贫血、缺钙，建议妊娠4个月起，口服铁剂、钙剂。锌缺乏导致胎儿生长受限、矮小症、性腺发育不全等；碘缺乏导致胎儿甲状腺功能减退、神经系统发育不良；维生素A缺乏易导致胎儿唇腭裂、小头畸形；叶酸缺乏导致神经管畸形；维生素D缺乏影响胎儿骨骼发育。

4. 妊娠期自我管理　　① 体重管理：妊娠期平均体重增加12.5 kg(肥胖者增加7～9 kg)，妊娠早期增加1～2 kg，妊娠中期及晚期每周体重增加控制在0.3～0.5 kg(肥胖者每周增加0.3 kg)，一般不超过0.5 kg。体重增加过快应警惕有无水肿、羊水过多等。② 胎动监测：孕妇自计胎动是自测胎儿宫内状况最简便有效的方法之一。当孕妇感觉到胎动后，应每日3次，每次1 h，在相对固定时间计数胎动情况。若胎动计数≥6次/2 h为正常，若少于6次/2 h或胎动突然增多(减少)超过平时50%，提示胎儿宫内缺氧，应立即到医院就诊。

5. 胎教　　妊娠中期胎儿在宫内对声音、光线刺激都有反应，实施胎教可促进胎儿神经系统和感觉器官的发育。可以选择舒缓、明朗、自然的音乐或乐曲，进行音乐胎教；或者语言胎教，准父母和胎儿说话、讲故事、唱歌；同时进行抚摸胎教，父母用手轻轻抚摸腹部，进行情感交流；也可进行光照胎教，用手电筒贴近肚皮照射，刺激胎儿视觉发育。

（三）用药指导

1. 药品安全等级分类　　妊娠期间，母体血液通过脐带与胎儿交换；多数药物可以通过胎盘屏

笔记栏

障到达胎儿体内,尤其是受精卵着床至妊娠 12 周,是机体各器官高度分化期,有害用药易导致胎儿畸形或生长发育障碍。美国食品药物管理局(Food and Drug Administration,FDA)根据药物对胎儿致畸的情况,将药物对胎儿的危害等级分五个级别。

A 级:经临床对照研究,无法证实药物在妊娠早期与中晚期对胎儿有危害作用,对胎儿损伤可能性最小,是无致畸性药物,如适量的维生素、钙剂。

B 级:经动物实验研究,未见对胎儿有危害。无临床对照试验,未得到有害证据。可以在医师观察下使用,如青霉素、红霉素、地高辛、胰岛素。

C 级:动物实验表明,对胎儿有不良影响。没有临床对照试验,只能在充分衡量药物对孕妇的益处、胎儿潜在利益和对胎儿危害的情况下,谨慎使用,如庆大霉素、异丙嗪、异烟肼。

D 级:有足够证据证明对胎儿有危害性。只有在孕妇有生命威胁或患严重疾病,而其他药物又无效的情况下考虑使用。例如,硫酸链霉素可致胎儿第 8 对脑神经受损、听力减退,盐酸四环素可致胎儿发生腭裂、无脑儿等。

X 级:动物和人类实验证实会导致胎儿畸形。妊娠期间及可能妊娠的妇女禁止使用。例如,甲氨蝶呤可致胎儿唇裂、腭裂、无脑儿、脑积水、脑膜膨出等,己烯雌酚可致阴道腺病、阴道透明细胞癌等。

2. 妊娠期用药原则　妊娠期尤其是妊娠 12 周内,不宜使用 C、D、X 级药物。遵医嘱用药,不可自行用药;用药严格按照指征,避免非必需用药;避免联合用药;尽量选择疗效明确的老药;遵循小剂量用药原则,严格控制用药时间;病情允许的情况下,妊娠早期尽量不用药;若使用致畸、杀胚药物,应先终止妊娠。

(四) 妊娠期常见问题的护理

1. 早孕反应　妊娠早期由于体内人绒毛膜促性腺激素(human chorionic gonadotropin,HCG)水平增高,导致恶心呕吐反应,一般 6 周出现,12 周消失。在此期间应避免过饱或空腹,遵循"少食多餐"原则,避免油腻、刺激性气味食物。晨起早孕反应比较严重,可以先食用一些碱性食物,如饼干、面包,然后再下床;餐后避免弯腰平卧位,适当活动,促进消化。若呕吐剧烈、妊娠 3 个月后持续呕吐,可能为妊娠剧吐,应至医院就诊。

2. 便秘　妊娠期肠蠕动减慢,加之孕妇活动减少,增大子宫压迫肠道,常导致便秘。孕妇应保持按时排便习惯,多食富含粗纤维素的瓜果、绿叶根茎蔬菜,软化粪便;清晨空腹喝一杯温开水或淡盐水,促进排便;孕妇可进行适当运动,活动量太少亦影响排便;便秘时勿擅自使用缓泻剂或行灌肠术,以免诱发子宫收缩。

3. 下肢水肿　妊娠晚期下肢、脚踝轻度水肿多是生理性的,休息后可消失。妊娠晚期避免久站、久坐、跷二郎腿等;经常活动旋转下肢及踝关节,休息时可适当抬高下肢 15°～20°,促进静脉回流。若水肿严重或休息后不缓解,应考虑妊娠期高血压综合征、肾脏疾病、低蛋白血症等。

4. 下肢痉挛　孕妇妊娠晚期由于体内钙、磷比例失调、寒冷,易出现小腿腓肠肌挛缩性收缩,夜间频繁,多能缓解。应指导孕妇妊娠 4 个月开始补钙,每日 1 000 mg,妊娠晚期增至每日 1 500 mg。当小腿肌肉痉挛时,孕妇应平卧,伸直该侧小腿,足背屈曲,可缓解。

5. 腰背痛　妊娠期关节韧带松弛、增大子宫前突,使腰背肌肉持续紧张,导致腰背酸痛。孕妇应注意保持舒适姿势,避免长时间频繁弯腰;拾物时通过屈膝而非弯腰避免背肌损伤;腰背酸痛时通过局部按摩、热敷、睡觉时背部垫枕头可有效缓解。

6. 阴道分泌物增多　妊娠期间,由于性激素阴道分泌物增多,属于生理现象。应注意会阴部清洁,勤换内裤。若分泌物有异味、呈豆腐渣状、瘙痒,可能为外阴阴道假丝酵母菌病,需就诊。

7. 识别异常症状　妊娠期阴道流血,剧烈呕吐,寒战发热,腹痛,头晕眼花,胸闷、心悸、气短,液体突然自阴道流出,胎动计数突然增多或减少为异常现象,应及时就医。

(五) 分娩准备

1. 分娩用物准备　孕妇应提前准备好分娩后自身及新生儿用物。去医院分娩时备好妊娠期各类检查单、妊娠期保健卡、准生证、夫妻双方身份证。产妇准备宽松容易穿脱的睡衣、内裤、纯棉

笔记栏

毛巾、软毛牙刷或漱口水、哺乳胸罩、防溢乳垫、产妇卫生巾、吸奶器等。新生儿准备柔软易穿脱无领衣物、小毛巾、湿巾纸、尿布或尿不湿、婴儿包被、婴儿毯、口水巾、爽身粉、婴儿用洗衣液、洗发水、沐浴露等。若不能母乳喂养还要准备奶粉、奶瓶、奶瓶刷等。

2. 分娩方式选择　近年来，我国无指征剖宫产率不断上升，很多孕妇单纯因为惧怕分娩疼痛而选择剖宫产。因此，应让产妇了解自然分娩优点，鼓励无剖宫产指征者自然分娩。分娩过程中规律性宫缩，有利于胎儿出生后呼吸的建立；产道的挤压，促使胎儿呼吸道内的羊水和黏液被挤出，减少新生儿吸入性肺炎的发生；分娩过程中，胎儿接触产妇阴道内有益菌群，促进免疫系统发育；胎儿主动参与并进行适应性的转动，皮肤和末梢神经受到刺激，促进神经系统发育。社区护士应向孕妇及家属介绍目前常用的缓解分娩疼痛的方法，如药物性分娩镇痛、导乐陪伴分娩、水中分娩、运用呼吸技术和音乐疗法、经皮神经电刺激疗法等，缓解产妇惧怕疼痛心理，积极促进阴道分娩。

3. 识别产兆　临近预产期孕妇，分娩正式启动前，会出现假临产、胎头下降感及见红等先兆临产症状。尤其是见红，表现为阴道少量血性分泌物，一般出现在正式分娩前 24～48 h，是分娩前可靠征象。如出现规律性宫缩，间隔 5～6 min 1 次，每次持续 30 s，则为临产，应尽快到医院。有过急产史孕妇，应提前住院待产。

三、产褥期妇女保健与护理

（一）产褥期家庭访视

1. 访视频率及时间　一般出院后社区护士需上门访视 3 次，分别为产妇出院后 3 天、产后 14 天及产后 28 天。高危产妇视情况酌情增加访视次数。

2. 访视主要内容　访视内容包括产妇及新生儿状况。产妇需要观察其一般状况，如精神、饮食、睡眠，测量生命体征，观察恶露的性质、子宫复旧、腹部或会阴部切口愈合状况，乳房情况及乳汁分泌情况。新生儿注意观察面色、喂养、睡眠、大小便情况；检查新生儿黄疸消退、脐带脱落、有无局部渗血、感染、臀部皮肤，生理反射、听力、视力、肌张力，外生殖器官、囟门及生长发育状况等。

（二）日常生活指导

1. 一般护理　产后休养环境应安静、舒适，每日开窗通风；保证产妇睡眠充足；饮食上，哺乳产妇应营养均衡，少量多餐，多进汤水，利于乳汁分泌，避免刺激性饮食；产后早期活动，有利于子宫复旧，防止静脉血栓形成；产后康复操可以促进盆底张力恢复、防止子宫后倾；产褥期出汗多，应勤换衣物、勤洗澡，但产后 4 周内禁止盆浴，防止生殖道逆行感染；每日坚持用软毛牙刷刷牙或使用漱口水，保持口腔清洁；哺乳期使用适当的胸罩，避免过松或过紧；每日温水清洗会阴部，勤换卫生巾及卫生护垫；会阴侧切产妇伤口愈合前，每次便后清洗会阴，防止产褥感染。

2. 性生活及避孕指导　产后 42 天母婴到医院随访。妇科检查确定生殖器恢复正常，可进行性生活。需要提醒产妇及家属，产妇首次月经来潮前多有排卵，应注意避孕。哺乳期可采用避孕套避孕。含雌激素避孕药影响乳汁分泌，对婴儿发育有影响，不宜选用。

（三）母乳喂养的指导

1. 母乳喂养的优点　母乳中含有生长因子、胃动素、促胃液素、乳糖、双歧因子及消化酶，调节肠道菌群，促进母乳的充分消化和吸收。母乳中含有免疫活性物质，具有抗病毒及抗菌高度活性，可以预防新生儿腹泻及呼吸道感染。母乳中含有乳糖、半胱氨酸，促进神经系统发育。对于母亲来说，母乳喂养可以促进缩宫素的释放，促进子宫收缩，减少产后出血；通过泌乳消耗妊娠期间储存的多余脂肪，迅速恢复体重；降低绝经期乳腺癌、卵巢癌风险，防止绝经后骨质疏松。哺乳还可以促进母亲副交感神经调节功能，增强神经内分泌系统应激性，降低产后抑郁的发生。

2. 母乳喂养方法　分为哺乳前指导、哺乳姿势指导、哺乳后指导。

（1）哺乳前指导：在母乳喂养前，先给新生儿换清洁尿布，避免在哺乳时或哺乳后翻动刚吃过奶的新生儿，容易造成溢奶。准备好热水和毛巾，产妇洗手，用温毛巾为产妇清洁、热敷乳房，可刺激喷乳反射，乳头易于婴儿含接。乳房过胀应先挤掉少许乳汁，待乳晕发软时开始哺喂，防止乳汁

笔记栏

流出过急,新生儿发生呛咳。

（2）哺乳姿势的指导：常用的哺乳姿势包括四种。① 摇篮式：婴儿头部枕着产妇手臂,腹部向内,产妇手托住婴儿臀部,用小凳子垫高双脚,用软垫或扶手支撑手臂,有助身体放松。② 交叉式：母亲用右侧乳房哺乳则左手托住婴儿,手腕放在婴儿两肩胛骨之间,手掌托住婴儿头枕部,婴儿面朝哺乳侧乳房,嘴正对乳头。产妇同时将右手拇指和其余四指张开呈"C字形"贴于右乳房外侧托住乳房,利于婴儿正确衔接。③ 环抱式（或称橄榄球式）：喂哺双胞胎时,这种姿势便尤为适合。婴儿躺在妈妈的臂弯,臀部相对,有需要时可用软垫支撑,而产妇下臂托着婴儿背部。身子稍微前倾,让婴儿靠近乳房。开始喂哺后,可放松或将身体后倾。该姿势有利于乳房下半部乳汁排空。④ 侧卧式：产妇和婴儿侧卧在床上,腹部相对,婴儿的口正对乳头。产妇手臂及肩膀平放在床上,头部以枕头承托。可用卷起的毛巾垫着婴儿背后,让婴儿保持同一姿势。不管何种姿势,哺乳时婴儿头部与身体均应保持一直线,新生儿身体转向并贴近产妇,面向乳房,鼻尖对准乳头,产妇另一手成"C"字形托起乳房。哺乳时用乳头刺激新生儿口唇,待新生儿张大嘴时迅速将全部乳头及大部分乳晕送进新生儿口中。新生儿有效吸吮时嘴呈鱼唇状,吸吮动作缓慢有力,两颊不凹陷,能听到吞咽声。每次哺乳时,应吸空一侧乳房后,再吮吸另一侧乳房。多余乳汁应吸出以免乳汁淤积,影响乳汁再生,阻塞乳腺管,造成乳腺炎。产妇应防止乳房堵住新生儿鼻孔而发生新生儿窒息,避免因含接姿势不正确造成乳头皲裂。

（3）喂养后的指导：新生儿哺乳后拍嗝。哺乳后将新生儿竖抱,用空心掌轻轻拍打后背,使新生儿排出多余空气再让其躺下安睡。如未能拍出嗝,则可多抱一段时间,放在床上时让其右侧卧位,以避免溢奶误吸。WHO建议纯母乳喂养6个月,母乳喂养持续2年。

3. 母乳喂养常见问题指导

（1）乳腺炎的护理：急性乳腺炎是哺乳期女性常见的乳房疾病,好发于产后3～4周,以初产妇多见。乳头皲裂、乳汁淤积及乳腺管阻塞是乳腺炎的高危因素,细菌入侵乳腺管,导致急性炎症。淤积性乳腺炎主要由于初产妇缺乏喂养经验,导致乳汁淤积,未按时排空所致,常发生于产后1周左右。其表现为体温升高(38.5℃左右),乳胀痛,乳房胀满、充血、压痛,吸出乳汁后,症状多能消失。因此,正确的吮吸姿势、勤吮吸、吸出多余乳汁、注意乳头清洁,可有效防止乳腺炎。如果出现化脓性乳腺炎,患侧乳房停止哺乳,促使乳汁排出通畅,减轻淤积。早期、足量应用抗生素,首选青霉素类,避免使用对婴儿有不良影响的抗生素,如四环素、氨基糖苷类、磺胺类和甲硝唑等。乳房热敷、药物外敷或理疗,促进炎症的消散。乳腺脓肿形成患者则需要穿刺或切开引流治疗。

（2）乳头皲裂的护理：初产妇乳头皮肤娇嫩,尤其在乳头过小、内陷、含接乳头姿势不正确或使用肥皂、乙醇等刺激物清洗,容易乳头皲裂。预防及护理措施有：① 哺乳前先用温毛巾热敷乳房,利于婴儿含接。② 确保哺乳姿势正确,避免婴儿含着乳头睡觉。③ 哺乳结束后按压婴儿下颌,将乳头松开,避免直接拉出乳头导致损伤。④ 每次哺喂后,可挤出少许乳汁涂在乳头和乳晕上,保护乳头。⑤ 佩戴合适文胸保护乳头。⑥ 乳头皲裂时,先哺乳健侧乳房,以减轻对患侧乳房的吸吮力。缩短每次哺乳的时间,增加哺喂的次数,避免进一步乳头损伤。⑦ 乳头疼痛严重时,可以暂时使用乳头保护罩或将乳汁挤出喂养；局部使用含羊脂油乳头膏或者水凝胶,可起到保护乳头,促进修复的作用。

（3）乳汁量不足的指导：临床上大部分产妇自报的乳汁不足为母乳喂养信心不足导致,并非真正乳汁不足。首先护理人员应充分评估乳房充盈度、乳汁量、生产天数、产妇精神状态、产妇饮食、新生儿吸吮姿势、频次、时间,睡眠、大小便、体重等,确定是否真的存在乳汁量不足。母亲疾病、焦虑、信心不足、不愿意哺乳、疲劳等直接影响泌乳。未及早吸吮、喂乳频率不足、未夜间喂乳、含接不当、使用奶瓶或不必要的代乳品添加也会导致乳汁分泌减少。因此,产妇及家属应当做到：① 按需哺乳。② 确保哺乳姿势含接正确。③ 不断更换哺乳姿势,保证乳腺管及时排空。④ 增加哺乳次数,每日8～12次。⑤ 哺乳后检查是否有未排空区域,用手挤或吸乳器排空乳房。⑥ 缓解焦虑、紧张等不良情绪,增加喂养信心。⑦ 保证休息,增加液体摄入。⑧ 不使用奶瓶、代乳品、安抚奶嘴。社区护士也可以采用乳房穴位按摩、吸奶器刺激等刺激泌乳。如果经过以上措施,仍然乳汁分泌不

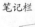

足,婴儿体重下降或增加不足,则需要儿科医生会诊,确定添加配方奶。

（4）退乳的指导：因病或其他原因不宜哺乳的或需终止哺乳的应尽早退奶。产妇要限进汤水,停止哺乳及挤奶。无禁忌证者可按医嘱使用雌激素或甲磺酸溴隐亭片退奶,亦可以生麦芽水煎服、芒硝外敷退奶。

（四）产褥期心理保健

1. *产褥期心理特点*　产褥期是产妇心理转换时期。产后体内激素水平急剧下降、产妇角色不适应、社会支持不足等均可导致精神和心理问题。一般来说,产褥期的心理调适经历 3 个阶段：依赖期、依赖-独立期和独立期。其中依赖-独立期产妇最易产生心理异常。产后抑郁症是产后严重心理问题,表现为情绪低落、悲伤哭泣、烦躁不安、易激惹发火,严重时失去生活自理和照顾婴儿的能力,悲观绝望、自伤自杀,严重影响产妇及婴儿身心健康。

2. *产褥期心理护理*　① 自我心理调适。产妇应积极进行角色调试,及早适应母亲角色及新家庭关系。此外,充足的睡眠和休息,安静、舒适的环境,有益于帮助产妇摆脱消极情绪。产妇在产后应努力让自己的心情放松,适应新的生活。② 创造良好的家庭氛围。良好的家庭氛围、家庭成员支持鼓励,有利于产妇从心理上树立信心,及时调整不良心态。产妇要学会寻求丈夫、家人和朋友的帮助,家人不能只顾沉浸在增添新宝贝的快乐中而忽略了产妇的心理变化,及时倾听产妇的倾诉,帮助产妇尽快适应母亲的角色,帮助照料新生儿。③ 正确面对问题。如果产妇出现产后抑郁症的症状,要及时、科学地治疗,在医生的指导下服用抗抑郁类药物。家属及医护人员应充分引起重视,认真全面评估,及早发现,防止不良事件发生。

第五节　妇女围绝经期保健与护理

一、围绝经期妇女生理变化

绝经是女性生命过程的一种生理现象。围绝经期由于卵巢功能衰退,体内激素水平下降,女性出现躯体及精神心理症状,称为围绝经期综合征。我国城市地区女性绝经平均年龄 49.5 岁,农村地区 47.5 岁。据统计,2/3 女性出现围绝经期综合征,多发生于 45～55 岁。

（一）围绝经期妇女的生理改变

围绝经期女性雌、孕激素水平下降。近期表现有月经紊乱、潮热及神经精神症状；远期可表现为泌尿生殖功能异常、骨质疏松、阿尔茨海默病及心血管系统疾病等。

1. *围绝经期妇女近期症状*　月经紊乱是围绝经期女性最常出现的症状。一般为无排卵型功血,表现为月经周期紊乱、经期可长可短、出血量可多可少。由于雌激素水平下降,血管舒缩功能不稳定,围绝经期女性可出现潮热症状,每次持续数分钟,表现为胸、面部皮肤阵阵发红、出汗,夜间或应激状态更易出现。该症状可持续数年,对女性生活质量影响极大,是雌激素替代治疗的主要原因。部分女性还出现心悸、头痛、失眠等自主神经失调及注意力不集中、情绪波动大等精神神经症状。

2. *围绝经期妇女远期症状*　由于泌尿生殖道萎缩,女性出现阴道干燥、性交困难及阴道炎、尿路感染等症状。雌激素缺乏导致骨量快速丢失,50 岁以上女性出现骨质疏松比例达到50%。糖、脂肪代谢异常,导致女性绝经后动脉硬化、冠心病发病风险显著增加。研究还发现,雌激素水平低下与绝经后女性阿尔茨海默病发生率显著高于老年男性有关。

（二）围绝经期妇女的心理特点

围绝经期女性由于性激素水平下降,自主神经功能调节紊乱,常出现精神状态及心理状态的改变。研究发现,个人体质、社会因素、人格特征、经济状况等在其中也充当重要角色。紧张、焦虑是围绝经期女性常见的情绪反应。部分女性出现悲观、情绪低落、易激动、失眠、多疑和情感脆弱等,严重者甚至出现更年期偏执状态及抑郁症,导致冲动行为、自杀、伤人。

二、围绝经期妇女保健与护理

1. 社区家庭联合,注重自我调节　　社区设立围绝经期门诊,进行咨询、指导和护理。对于围绝经期症状严重者遵医嘱使用药物治疗。应让围绝经期女性、丈夫及子女了解围绝经期女性生理变化原因、心理特点、常见症状等。社区家庭联合,共同帮助她们度过这一时期。围绝经期妇女则要以平和的心态面对生活,保持心情舒畅,正确处理人际关系;克制消极情绪,要树立信心、泰然处之,加强自我保健,顺利过渡到老年期。

2. 保持健康生活方式　　低热量、低脂肪、低糖、高膳食纤维饮食,保证摄入足量优质蛋白质,适当补充豆制品,胆固醇摄入量每日不超过 300 mg;食盐摄入量每日不超过 6 g,增加钙的摄入。生活规律生活,睡眠充足,适当锻炼,增强盆底肌功能训练,避免久蹲体位,防止子宫脱垂及压力性尿失禁。

3. 性生活和节育指导　　加强围绝经期妇女性心理卫生指导,正确面对绝经后的性生活,阴道干涩可使用润滑剂。注意阴部卫生,防止老年性阴道炎症。围绝经期妇女仍有怀孕的可能,可选用避孕套、节宫内节育器避孕。由于卵巢功能衰退、月经不规律,不宜采用安全期避孕及药物避孕法。

4. 定期体检,自我监测　　每年至少 1 次体检,重点筛查宫颈癌、乳腺癌及其他恶性肿瘤。围绝经期女性应定期测量体重和腰围,重视不明原因的消瘦和体重下降;监测月经,对于绝经后阴道流血、白带异常等应及时就医,排除妇科恶性肿瘤;定期进行乳房自我检查,发现无痛性结节、橘皮样改变、溢乳等问题及时就医。

5. 安全用药　　激素替代疗法是缓解围绝经期症状的常用治疗方法,可有效改善血管舒缩障碍,辅助睡眠,缓解焦虑烦躁情绪,改善泌尿生殖道干涩、瘙痒等问题。性激素应在医师指导下,排除禁忌证后,个性化给药。禁忌自行服用雌激素,导致乳腺癌、子宫内膜癌、血栓性疾病风险增加。激素替代疗法禁忌证包括:① 原因不明的阴道、子宫出血;② 乳腺癌、子宫内膜癌或曾患"激素影响"性肿瘤;③ 肝脏疾病或肝功能不全者;④ 心、肝、肾疾病引起的水肿,曾患有血栓性静脉炎者、结缔组织病、耳硬化症、血卟啉症、脑膜瘤。此外,子宫肌瘤、子宫内膜异位症、严重高血压及糖尿病、血管栓塞病史及血栓形成倾向者、胆囊疾病、偏头痛、癫痫、哮喘、垂体泌乳素瘤及乳腺癌家族史患者应慎重使用激素替代疗法。

知识拓展

爱丁堡产后抑郁量表

爱丁堡产后抑郁量表(Edinburgh postnatal depression scale, EPDS)是专门用于产后抑郁筛查的量表,国外应用广泛。修订后中文版的 EPDS 包含 10 个条目,每个条目的描述分为 4 级,分别赋值 0~3 分,总分 0~30 分,其内部一致性信度为 0.76、内容效度为 0.93,建议的临界值为 9.5 分。

表 8-2　爱丁堡产后抑郁量表

题号	题　目	从不(0)	偶尔(1)	经常(2)	总是(3)
1	我开心,能看到事物有趣的一面				
2	我对未来保持乐观的态度				
3	当事情出错时,我总是责备自己				
4	我无缘无故地焦虑或担心				
5	我无缘无故地感到恐惧或惊慌				
6	事情发展到我无法应付的地步				
7	我因心情不好而影响睡眠				
8	我感到悲伤或悲惨				
9	我因心情不好而哭泣				
10	我有伤害自己的想法				

来源:Lee DT, Yip SK, Chiu HF, et al. Detecting postnatal depression in Chinese women. Validation of the Chinese version of the Edinburgh Postnatal Depression Scale. The British Journal of Psychiatry, 1998, 172(5):433-437.

笔记栏

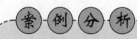

王女士,25岁,外来务工人员,中专学历,初产妇。7天前阴道分娩一健康女婴,出生体重3 500 g。出院后,王女士一人照料婴儿,感觉疲乏、劳累、力不从心。母乳喂养时乳头疼痛异常。现白天哺乳次数5～6次,夜间为保证婴儿睡眠,不哺乳,添加一次配方奶。王女士感觉乳汁量过少,婴儿难以吃饱,哺乳后只睡2～3 h就开始啼哭,失去母乳喂养信心。因此,王女士向社区护士咨询解决办法。社区护士评估发现,该产妇产前未参加过任何孕妇学校,护理新生儿技能不足。现婴儿体重3 100 g,每日小便5～6次,大便3～4次。面色佳,啼哭响亮,黄疸指数正常,脐带未脱落,无出血、渗出;臀部皮肤轻微发红。

【问题】
(1) 该产妇存在哪些护理问题? 列出主要护理诊断。
(2) 如何进行母乳喂养方面的指导? 如何增加产妇泌乳量,促进母乳喂养?
(3) 如何进行产妇心理方面的指导?

小　结

通过本章的学习,了解社区妇女保健基本内容,能够运用护理程序针对青春期、围婚期、围产期及围绝经期及老年期女性生理及心理特点,进行个性化护理。

【思考题】
(1) 简述社区妇女保健主要内容。
(2) 阐述青春期少女月经期一般护理要点。
(3) 阐述妊娠期女性用药原则。
(4) 阐述围绝经期女性保健护理要点。

(张　凤)

笔记栏

第九章

社区中老年人保健与护理

学习要点

- **掌握**：① WHO 和我国对年龄段的划分标准；② 社区护士能根据社区中、老年人存在的健康问题给予保健指导。
- **熟悉**：① 社区中、老年人的生理、心理、社会特点；② 社区中、老年人存在的健康问题。
- **了解**：① 国内、国外老年保健的发展；② 我国老年保健策略。

2000 年，WHO 提出新的年龄段划分，44 岁以下为青年人，45～59 岁为中年人，60～74 岁为年轻老年人，75～89 岁为老年人，90 岁以上为长寿老人。该年龄段划分将人的衰老期推迟了 10 年，也对人们的心理健康和抗衰老意志产生了积极影响。中华医学会老年医学学会于 1982 年建议，我国以 60 岁以上为老年人；老年分期按 45～59 岁为老年前期（中年人），60～89 岁老年期（老年人），90 岁以上为长寿期（长寿老人）。

中、老年期是人生命过程的两个重要阶段，身体各器官系统功能会出现衰退和衰老，这必将引起相应的生理、心理和社会适应的改变，所以，做好中、老年人的医疗保健工作，不仅有利于提高中、老年人的生活生存质量，还有利于促进社会的健康发展。

第一节 社区中年人保健与护理

随着年龄的增长，人的器官、组织发生渐行性退变，生理功能逐渐下降。中年期是人生中最长的时期，也是身心负担最重的时期，要做到中年人的疾病早发现、早诊断、早治疗，预防保健是当前非常紧迫的问题。

一、中年人常见的健康问题

人到中年期，无论从体力上还是从脑力上，既是稳定而健全的时期，又是开始进入生理衰退的过程。中年人处于社会中坚位置，对家庭和社会都有较大责任，也易发生较重的心理冲突和困扰。

1. 生理特点　从 30 岁开始，人体各器官系统功能开始衰退，每年约递增 1%。

（1）运动系统：人进入中年期，运动功能下降，骨骼骨密度降低，骨质逐渐发生退行性病变，背部和下肢各部的肌肉强度减弱，而关节软骨再生能力却逐渐减弱，此时易发生肌肉劳损、增生性关节炎或关节扭伤。

笔记栏

（2）心血管系统：人进入中年期，动脉逐渐硬化，血管壁弹性降低，血压调节能力减弱。血液胆固醇浓度随年龄增长而增高，冠状动脉、脑动脉发生粥样硬化，使动脉管腔进一步狭窄，从而影响心脏或脑的血液供应，导致心绞痛、心肌梗死、脑血栓形成、脑出血、猝死等心脑血管疾病，极大威胁了中年人的健康。

（3）呼吸系统：中年人肺组织弹性逐渐减少，肺扩张能力下降，肺活量变小。另外，肺泡间质纤维增生，肺泡壁上皮细胞和毛细血管内皮细胞损坏，肺气体交换功能降低，导致中年后呼吸功能逐年下降。故慢性阻塞性肺疾病等呼吸道慢性疾病发病率亦随年龄的增长而增高。

（4）消化系统：中年后，消化功能明显下降，胃液分泌量明显减少，胃酸和胃蛋白酶原含量降低，其他消化腺功能也减退。

（5）内分泌系统：胰岛功能减退，胰岛素分泌量减少，糖尿病的发病率明显升高。

（6）泌尿和生殖系统：人进入中年期后，肾小动脉硬化，肾脏的储备能力下降，人体的排泄功能和生殖功能也随年龄的增加而降低。女性45～50岁卵巢功能衰退，月经开始紊乱。此后，月经完全停止，生育能力丧失。男性40岁后，睾丸功能开始减退，性腺功能降低，性欲减退。女性中年后期会出现围绝经期综合征，如潮热、心悸、腰酸背痛等，90％以上的妇女都会出现不同程度的症状，影响个人健康和生活质量。男性在55～65岁也可能出现男性更年期表现，但症状较女性轻，发生率也较低。

（7）大脑及神经系统：随着年龄增长，大脑细胞发生退行性变化。50岁以后，大脑皮质神经细胞开始老化。脑细胞从28～29岁起，每日可死亡10万个，到60岁时脑细胞约减少30％，脑重量减轻50～100 g。因而，中年人的反应速度和反应能力随年龄增加而减退。

（8）免疫系统：中年后期，细胞免疫和体液免疫功能都开始减退。抗体生成减少，各种抗体滴度随年龄增长而下降；机体出现变异蛋白质，血液中出现抗原抗体复合物；细胞免疫功能减弱；免疫监视系统对发生癌性突变的细胞监视功能减弱。这种变化尤以50岁前后最为明显，这也是50岁前后的中年人易患多种疾病，尤其是癌症高发的重要原因。

（9）皮肤：由于皮肤失水，皮下脂肪与弹性组织逐渐减少，逐渐出现皱纹。皱纹是皮肤衰老的重要征象之一。面部最早出现皮肤皱纹，以眼角、额部、颞部、口角周围为主。40岁以后，上眼睑皮肤开始松弛，鼻唇沟加深，出现脱发，甚至秃顶，中年晚期多两鬓斑白。

（10）感觉器官：中年以后，各种感觉器官的功能都会随着增长而有不同程度的退行性变化。40岁以后，视力逐渐减弱；50岁以后，听力、嗅觉开始下降；55岁以后，皮肤触觉明显迟钝。

2. 心理特点　　中年是心理状态处于继续向上发展的时期，是一个人发挥创造力、事业多出成果的阶段。

（1）成熟与稳重：中年时期，知识积累达到了较高水平，智力亦发展到最佳状态，能以逻辑思维为基础，做出理智判断，从而能独立思考问题并解决问题。中年人的情绪趋于稳定状态，能控制和调节自己的情绪和情感；能适应和把握环境，能接受批评和意见，并正确调整自己的行为。

（2）个性稳定、意志坚定：人到中年，自我意识明确，个性表现稳定，能根据自己能力和所处社会地位，决定自己言行举止；对既定目标，有克服困难不退缩的能力。

3. 亚健康状态特点　　中年前期，生理变化不明显，知识和能力的积累处于上升阶段，主要表现为稳定不惑。中年后期，生理上出现衰退，对事物的兴趣和好奇心下降，心理上更多地趋于求稳怕变。加之生活负担加重，中年后期会感到疲惫不堪、力不从心，心理压力增大。心理和社会环境的压力，可导致人的身体及精神出现不适感，如乏力、头晕、耳鸣、紧张、抑郁、腰酸背痛等亚健康状态。

二、社区中年人群的健康指导

中年人随着年龄的增长，其生理、心理及对社会的适应能力逐渐下降，一些心理或社会刺激，都可诱发情绪或精神方面的各种障碍。目前，中年保健问题已引起广泛重视。加强中年人保健是保持和促进健康重要且有效的途径。

1. 合理膳食　一些中年时期的常见病、多发病，如高血压、高脂血症、心脏病和脑血管病等，其发生均与饮食和生活方式有着密切的关系。社区护士应注意对中年人加强饮食指导。

（1）膳食的评估：社区护士有必要通过调查，收集、整理和分析调查对象的营养摄取、饮食习惯等资料，找出问题，进行有针对性的膳食指导。

（2）膳食平衡：平衡摄取饮食是保证机体营养平衡的最好方法。膳食平衡的具体方法是：

1）了解食物的种类：食物种类主要包括四大类：① 谷类；② 奶类和豆类；③ 鱼、禽、肉、蛋等动物性食物；④ 蔬菜和水果类。

2）每日摄取食物多样化：每日摄取的食物须有米饭和面类等含糖和能量的主食，鱼、肉等含有蛋白质和脂肪的副食及含有丰富维生素及矿物质的蔬菜和水果。

3）适当的能量摄入：能量摄入的多少主要取决于性别、年龄、身高和活动强度。指导中年人每日热量的摄入量，对活动量少、进食速度快、用摄食来缓解压力、购买食物过多等情况做针对性的指导。

4）控制脂肪摄入：中年人脂肪的摄入应占总热量的 20%～25%。脂肪和糖摄取过多，易引起高脂血症；但脂肪摄取过少，也易引起能量营养不良。动物性脂肪与植物性脂肪摄入之比为（1∶2）～（1∶1）。

5）控制胆固醇摄入：低密度脂蛋白（LDL）升高和高密度脂蛋白（HDL）降低易导致糖尿病、高血压、缺血性心脏病、肥胖，每日胆固醇的摄取量要控制在 300 mg 以内。饮食中尽量避开动物内脏和蛋黄等含胆固醇高的食物，不吃或少吃奶油和奶酪等，尽量选择鱼、瘦肉或家禽肉及植物油。

（3）控制食盐摄入：控制食盐摄入有助于预防高血压和脑卒中的发生。《中国居民膳食指南（2007）》建议每日食盐量不超过 6 g。控制食盐摄入的方法有：少吃酱菜，使用减盐酱油，以糖、醋、花椒、辣椒、葱姜蒜等调味，选择凉拌、清炖、速炒等烹饪方式，拒绝加工方便食品（如方便面、火腿肠、香肠、腊肉、肉松等）。

2. 工作与休息　中年人是家庭与社会的主力，工作任务大、责任重，所以，职业健康保护非常重要。

（1）避免过度疲劳：工作疲劳常见于长时间加班、休息日工作，长时间持续同一姿势工作，于高噪声环境中重复品种单一的工作，工作中人际关系紧张等。过度疲劳易使机体感到疲乏、无力、失眠、记忆力下降、注意力不集中，从而导致工作效率下降、机体抵抗力降低，引起疾病。

（2）工作与休息指导：中年人对自己的体力和能力要有正确的认识和评估，不要强加于自己超负荷任务。评估职业种类、劳动时间、工作姿势、加班、夜班、休息日上班情况，评估工作中人际关系、工作态度、工作责任，社区护士根据其评估结果，指导其量力而行。在工作中做到合理安排作息时间，避免长期疲劳；学习放松技术，如瑜伽、呼吸训练、音乐疗法、森林浴等；保持情绪稳定，心情舒畅，多与家人朋友聊天，以放松心情。

3. 合理运动　中年人活动减少，肌力出现下降，易出现腰痛，并可导致高血压、糖尿病、肥胖等，所以适当的运动对于中年人来说非常必要。社区护士可对中年人运动给予正确的指导。

（1）适合中年人运动的项目：中年人要根据自己的身体状况、生活条件、工作环境等来选择适合自己的运动方式。中年人宜采用有氧运动。适合中年人运动锻炼包括步行、快走、慢跑、竞走、游泳、骑自行车、游泳、跳舞、跳绳、打太极拳、各种球类运动等。有氧运动是一种恒常运动，其运动时间较长，运动强度中等，是富有韵律性的运动。通过有氧运动，可增加血液流动量和氧气输送能力，提高肺活量，增强心肌收缩力，增加骨密度，促进体内脂肪分解代谢，增强食欲，提高个体抗病能力，调整并保持良好情绪。

（2）运动强度的选择：心率测定是一个最简单也是最基本的衡量标准。运动医学专家建议运动时最大心率（次/分）＝170－年龄，是运动时较有效并安全的心率，超过时可能会造成心脏负荷过重，使运动风险增加。

笔记栏

（3）运动注意事项：运动不宜在空腹时进行，最佳运动时间为餐后 1 h（以进食开始计时）。运动中注意补充水分。90％的有氧运动于运动 10 min 后产生效果，所以各项运动均应至少坚持 20 min 以上。在运动中如出现胸闷、胸痛、视力模糊等应立即停止，并及时处理。

4. 纠正不良行为习惯

（1）吸烟：据统计，中年人吸烟者占整个吸烟人群的 1/4 左右。

1）吸烟的危害：① 长期大量吸烟不仅增加肺癌的患病率，也可增高慢性支气管炎、肺气肿等慢性肺疾病的发病率，这主要与烟中尼古丁、焦油和亚硝酸等有害物质刺激支气管黏膜、破坏呼吸器官的天然防御能力、降低机体免疫力等有关。② 吸烟是冠心病的重要危险因素，这主要与烟中尼古丁导致心率加快、血压升高、末梢血管收缩等有关。

2）戒烟和减少吸烟的基本方法有：① 提高戒烟动机：社区护士通过案例说明教育烟中有害物质对人体的危害，以提高吸烟者的戒烟动机。② 了解吸烟的规律：指导中年人选择吃戒烟糖、做深呼吸或做些自己喜好的运动等替代吸烟行为。③ 减少每日吸烟量：尽量选择含尼古丁和焦油量较低的烟，缩短烟在口中停留的时间，烟头尽量留长些，以减少吸入肺部的烟量。

（2）饮酒：饮酒利弊主要与饮酒量、酒的种类等因素有关，适量饮酒可有益于健康，但长期大量饮酒对人体则是有害无益。

1）长期大量饮酒的危害：① 调查显示，大量饮酒者易患脂肪肝、慢性肝炎，进而发展至肝硬化，最后可导致肝癌。② 乙醇可使血液中胆固醇和三酰甘油升高，从而发生高脂血症或导致动脉硬化，增加心脑血管病发病风险。③ 乙醇可刺激胃黏膜，引起消化道黏膜充血、水肿，导致胃及十二指肠溃疡。④ 长期饮酒者的中枢神经系统往往处于慢性乙醇中毒状态，导致情感、思维、智能及行为方面的异常。⑤ 高浓度乙醇可直接破坏肾上腺皮质、甲状腺、性腺功能。

2）饮酒指导方法有：① 社区护士通过案例说明大量饮酒给人体带来的危害，使中年人能做到适量饮酒；② 告知中年人每日饮白酒（中度酒）不超过 1 两，啤酒不超过 1 瓶，避免脏器损害；③ 不空腹饮酒，不强劝饮酒，不养成每日饮酒的习惯；④ 服用药物时应当禁酒或遵医嘱。

5. 学会应对压力　　中年人处于社会中坚位置，对家庭和社会都有较大责任，面对的问题复杂而繁多，会产生很多压力。美国压力管理协会指出，75％～90％的初期内科疾病是由压力引起的，如冠心病、高血压、溃疡、偏头痛等。应对压力的方法：① 形成正确认知：首先正确认识压力，发现压力的积极面；其次正确评估自己，扬己所长，提升工作效率；学会积极面对现实，尽快认识并适应环境。② 调整自我心态及情绪：保持积极乐观心态，选择喜欢的娱乐或休闲活动以缓解压力，如度假、欣赏音乐等；学会倾诉、发泄、释放等方式来宣泄自己的压力，以调节自己的情绪。

6. 坚持定期健康体检　　健康体检是以健康为中心的身体检查，是指通过医学手段和方法对受检者进行身体检查，了解受检者健康状况、早期发现疾病线索和健康隐患的诊疗行为。一般为每年一次，也可以根据受检者个人情况具体确定。通过健康体检，能早期诊断常见病、多发病、职业病、传染病、地方病、遗传病，并能对前后健康检查资料进行对比分析，从中了解健康状态的动态变化，便于追踪观察，为早期治疗、早期预防提供科学依据，从而促进有效的自我健康管理。

（1）中年人应定期检查的项目：

1）血压：原发性高血压、脑卒中、动脉硬化常与血压高有关。40 岁后每年测量一次血压，便于早期发现高血压，早期治疗。

2）眼底：老年性白内障、原发性青光眼常在中年期发病；高血压患者眼底可见视网膜动脉硬化；糖尿病患者眼底可见毛细血管瘤、小的出血点和渗出物。

3）尿液：可对泌尿系统、肝胆疾病、糖尿病等疾病进行辅助诊断与疗效观察，对安全用药进行监护及评估健康状态。不少肾脏疾病早期可出现蛋白尿或尿沉渣中有形成分。

4）血脂：血脂异常是导致动脉粥样硬化的重要因素之一，是冠心病和缺血性脑卒中的独立危险因素。人到中年后，需每年进行一次血脂检查。

5）心电图：有助于早期发现冠心病的心肌缺血改变。经常感到胸闷、心悸、头昏、眼花、心前区

笔记栏

不适或疼痛者,都应做心电图检查。

6)胸部 X 线:可以帮助早期发现胸部的细小病变,如肺癌、肺结核、肺部炎症等,尤其嗜好吸烟者更应该定期检查。

7)大便隐血检查:对早期发现胃癌、结肠癌等恶性肿瘤有重要价值。

8)肛门指检:很多肛管直肠疾病仅凭直肠指检即可早期发现,因此,对 40 岁以上的成年人进行健康体检时,肛门指检应列为常规检查项目。对有息肉病史、大肠癌家族史、溃疡性结肠炎病史等高危人群,45 岁开始坚持每年做肛门指检。

9)妇科检查:女性在中年期乳腺癌、宫颈癌等妇科疾病的发病率较高,通过体检可以早发现、早治疗。专家建议,女性应每年定期做妇科检查。

10)癌症筛查:WHO 明确指出,早期发现是提高癌症治疗率的关键。中年人免疫系统功能衰退,防御能力降低,肿瘤标志物检查应每年检测一次。

(2)中年人需警惕"十大"疾病信号:进入中年后,人体免疫功能下降,应注意身体疾病警告信号,以做到早发现早治疗。

1)晚上口渴,小便增多,尤其是夜尿增多,或尿液滴沥不净,考虑糖尿病、前列腺肥大或前列腺癌。

2)上楼梯或斜坡时出现气喘、心慌,经常感到胸闷、胸痛,可能是高血压和脑动脉硬化的前兆。

3)近来常有头晕、头痛、眼胀、视物模糊等症状,要考虑是否患了高血压、脑动脉硬化等。

4)近来咳嗽痰多,时而痰中带有血丝,可能与支气管扩张、肺结核、肺炎、肺癌有关。

5)食欲缺乏,进食油腻或不易消化的食物,就感到上腹部闷胀不适,且大便无规律或便血、大便不成形。警惕是否有胃病、肝胆疾病或胃癌、结肠癌等。

6)近来酒量变小,稍喝几口就犯困,伴头晕、乏力、食欲下降,可能与肝脏疾病有关。

7)胃部不适,常有隐痛、反酸、嗳气、腹胀等症状。可能与慢性胃病,尤其是与胃溃疡或胃癌有关。

8)对近期事件健忘,可能与脑动脉硬化、脑梗死、脑肿瘤等有关。

9)早起关节发硬,伴有刺痛,活动或按压关节时有疼痛感,保暖及休息后缓解,可能与退行性骨关节病有关。

10)脸部、眼睑和下肢常水肿,血压高,并伴有头痛,腰酸背痛,则可能是患了肾脏系统疾病。

第二节　社区老年人保健与护理

随着人们生活水平的提高和保健意识的增强,老年人口数量急剧上升,据中国老龄化工作委员会办公室 2006 年公布,2037 年我国 60 岁及以上老年人口将超过 4 亿,这给家庭和社会都带来了过重的负担,因此,做好社区老年人保健与护理,是现阶段社区护理面临的重大课题。

一、老化性改变及老年人患病特点

(一)老化性改变

1. 老年人生理变化　　衰老或老化是生物随着时间的推移,自发的必然过程,表现为结构和功能的衰退、对内外环境的适应能力及抵抗力减退。

(1)运动系统:随着年龄的增长,老年人骨骼中有机物减少,发生骨质疏松,骨骼变脆,椎间盘发生退行性变化,脊柱弯曲,老年人发生驼背,身高下降,关节软骨纤维化,关节僵硬,活动不灵活。

(2)心血管系统:老年人心功能降低,代偿功能减弱,易发生心功能不全。65 岁老人心搏出量比 25 岁时减少 40%,平均每年减少 1%。老年人血管硬化,在 70 岁老人中有 60% 有动脉硬化,

笔记栏

36%有冠状动脉硬化,44%有心肌纤维化,22%心肌变性。收缩压在 160 mmHg 以上者 65～75 岁占 17.7%,75 岁以上占 26.6%。

(3) 呼吸系统:衰老时,胸部骨骼、韧带和肌肉萎缩、硬化,胸廓前后径增大,出现"桶状胸"。随着衰老的不断进展,肺活量逐年呈直线下降,80 岁时最大换气量只有 20 岁时的 50%。

(4) 消化系统:衰老牙龈萎缩,牙齿逐渐松动脱落,舌运动功能减退,口腔腺体萎缩,唾液分泌减少,胃肠黏膜变薄,易出现消化不良、胃肠扩张、便秘,有 35%老年人表现为低酸或缺酸,缺乏胃蛋白酶及内因子,可引起缺铁性贫血。

(5) 泌尿系统:衰老时肾小球滤过率、肾血流量、肾小管重吸收功能都明显降低。据研究显示,到 80 岁时肾小球滤过率下降到 60 mL/min,由于肾脏代偿能力很强,但不会出现肾功能减退表现,但一旦机体发生疾病时即可出现电解质紊乱及肾功能不全。

(6) 生殖系统:一般从中年到老年,性能力逐渐减退。男性前列腺老化明显,前列腺肥大可导致排尿困难及尿潴留。女性阴道萎缩,腺体分泌减少,卵巢停止排卵,绝经。

(7) 神经系统:脑神经功能的衰退表现为大脑记忆力减退、反应迟钝、性格改变等。

(8) 免疫系统:免疫应答能力随年龄而下降,对外来抗原反应减弱,但对自身免疫反应增强。防卫和监督能力下降,感染及肿瘤发生率增高。

(9) 皮肤:皮下脂肪和弹力纤维减少,皮肤变薄、松弛、失去光泽,皱纹加深,眼睑下垂,眼球凹陷,皮肤色素沉着;须发变白,脱落。

(10) 感觉器官:出现老视(远视),视力减退,视野变小;耳听力下降,可发展至耳聋;鼻嗅觉减退;味觉阈升高;温度觉、触觉和振动觉的敏感性下降。

2. 老年人心理变化　　随着年龄的增长,老年人的心理过程也发生了明显的变化。

(1) 记忆力下降、思维活动变缓:老年人记忆力下降表现在回忆、机械记忆能力下降,而逻辑记忆能力没有明显下降。由于记忆力衰退,老年人思维的敏捷性、流畅性、灵活性、独特性及创造性均明显下降,表现为思维迟钝、强制性思维及逻辑障碍等。

(2) 情绪多变、自控能力差:老年人情感趋于低沉,由于大脑和机体的衰老,退休在家,终日无所事事,老年人会产生不同程度的性情改变,如怀旧、说话啰唆、情绪易激动、爱发牢骚,经常产生抑郁、焦虑、孤独感、对死亡恐惧等心理。

(3) 人格变化:老年人经常以自我为中心,很难接受新事物、新思想,人格改变主要表现为过于谨慎、多疑、固执刻板、因循守旧。

3. 老年人社会生活变化

(1) 生活方式的变化:老年人离退休后,家庭成了老年人活动的主要场所,在家中时间较长,而工作内容减少甚至没有,生活工作方式、家庭角色都会发生很大的变化,老年人会出现不适应性。

(2) 负性生活事件发生:在人的一生中,总会遭遇一些负性生活事件,如丧偶、晚年丧子(女)、再婚阻力、家庭不和谐、经济困窘等,这些都会给老年人带来烦恼、忧愁与痛苦,有的还会对老年人精神造成沉重打击,诱发一些躯体疾病,如冠心病、脑血管意外等。

(二) 老年人患病特点

人进入老年期后,机体功能进一步老化,各器官功能均逐步减退,活动能力减弱,身体抵抗力降低,其患病特点有以下几种。

1. 患病率高　　由于老年人机体功能退化,对很多疾病的易感性增加,对外环境的适应能力降低,所以慢性病老年患者数量通常随着年龄增长而增加。2008 年国家卫生服务总调查结果显示,我国 60 岁以上老年人的两周患病率是 43.2%,慢性病患病率是 43.8%。

2. 临床表现不典型或缺如　　老年人对诸多疾病易感性增加,但其反应性降低,临床表现较隐匿或不典型,不能真实地反映病情。

3. 多种疾病并存　　老年人可同时患有两种及以上疾病,如一个老年男性患者可同时患有高血压、冠心病、颈椎病、白内障、前列腺增生症等。多种疾病并存,易导致临床表现复杂而多样。

4. **容易发生并发症**　　老年人因多种疾病并存、免疫功能降低、抵抗力较差,在罹患某种疾病时易并发其他疾病。常见的并发症包括肺部感染、呼吸衰竭、水电解质和酸碱平衡失调、心功能不全、肾功能不全、血栓和栓塞、应激性溃疡等。

5. **容易并发多种脏器衰竭**　　老年人脏器功能、代偿能力降低,在疾病应激状态下易发生脏器功能不全或衰竭,其中以心、肺、肾、脑功能较易受影响,使病情加剧,预后差、死亡率高。

6. **易患药源性疾病(药物不良反应)**　　老年人由于多种疾病并存,需要服用多种药物,但因肝肾功能减退而使药物分解代谢能力下降,导致药物蓄积体内,易引起药源性疾病。

二、老年人常见的健康问题

1. **跌倒**　　老年人跌倒发生率高,跌倒可导致老年人发生伤残甚至死亡。WHO 指出,每年65 岁以上的老年人大约有 30％发生跌倒,15％的老年人发生跌倒 2 次以上,并伴有骨折、软组织损伤或脑部损伤等。在美国,老年人意外事故中 2/3 由跌倒所致;在我国,65 岁以上老年人首位意外伤害是跌倒。跌倒对老年人的身心健康构成严重威胁,并给家庭和社会带来巨大负担。

2. **便秘**　　老年人便秘大多为慢性便秘。据资料统计,5％～30％老年人会发生便秘,长期卧床老年人便秘的发生率可高达 80％。老年人的便秘程度随年龄增长而加重,这严重影响了老年人的生活质量。引起老年人便秘的原因很多,包括生理因素、不良饮食习惯、不良生活方式、不良心理状态等。

3. **大便失禁**　　多见于 65 岁以上的老年人,女性多于男性,多产的老年妇女发生率更高。大便失禁易伤害老年人的自尊,常使老年人产生焦虑、尴尬、惧怕的心理,对他们日常生活与社会交往造成了严重影响。

4. **尿失禁**　　尿失禁是不能自主控制排尿而引起的一种临床症状,是老年人的常见疾病。据报道,60 岁以上老年人尿失禁发生率,男性大约为 18.9％,女性为 37.7％。尿失禁造成的身体异味、反复尿路感染或皮肤糜烂等,可使老年人产生孤僻、抑郁等心理,严重影响老年患者的生活质量。

5. **疼痛**　　疼痛是老年人一种常见症状,随着年龄增长而变化。老年人疼痛发展趋势为:① 老年人持续性疼痛发生率高于普通人群;② 骨骼肌疼痛发生率增高;③ 疼痛程度逐渐加重;④ 功能障碍与生活活动能力受限等明显增加。疼痛严重影响了老年人的生活质量。目前,老年人疼痛已成为全社会普遍关注的问题。

6. **视力受损**　　据 Pascolini 和 Mariotti 研究,在中国,有 7 550 万人存在视力受损(占全球视力受损人口的 26.5％),其中大部分为 60 岁以上的老年人。造成老年人视力受损的主要原因是未矫治的屈光不正和白内障。老年人视力受损的防治与康复已成为我们面临的严重挑战。

三、社区老年人群的健康指导

为减缓老年人机体运动功能的衰退,减少意外伤害的发生,恢复其基本生活功能,使其能适应生活,提高生活质量,社区护士应指导老年人进行自我保健帮助其消除各种障碍,恢复健康。

(一) 健身与活动

老年人机体运动功能逐渐衰退,组织器官亦发生退行性变化。适当地进行体育锻炼,可促进血液循环,增强心肺功能,增加消化液分泌,增强肠蠕动,促进代谢产物的排出,延缓机体功能的衰退。因此,要鼓励老年人进行适宜的健身与活动。老年人的运动应科学安排,有目的、有计划进行。

1. WHO 关于老年人健身的五项指导原则

(1)重视有助于心血管健康的运动:如散步、慢跑、骑车、游泳等。

(2)重视适度的重量训练:如拉轻型弹簧带、举小沙袋、握小杠铃等,重量不宜过重,每次不宜时间过长,以免受伤。适量的重量训练可减缓骨质丧失、防止肌肉萎缩、维持各器官的正常功能均有重要作用。

(3)注意维持"平衡"的体能运动:"平衡"的体能运动包括肌肉伸展、重量训练、弹性训练等多种方面的运动。

笔记栏

（4）高龄老年人和体质衰弱者的运动：尽量选择副作用较小的运动，如以慢走替代跑步、游泳替代健身操等。

（5）关注与锻炼相关的心理因素：如锻炼应持之以恒，但老年人在锻炼时可能会产生一些负面情绪。作为保健指导者，在对老年人制订科学健身计划时，应同时关注可能出现的这些负面情绪，并加以调整。

2. 健身与活动项目　　适合老年人的有氧运动项目较多，可根据年龄、性别、体质状况、锻炼基础、兴趣爱好和周围环境等进行综合考虑。常见的有氧运动项目有散步、慢跑、游泳、体操、太极拳、气功、跳舞、爬山等。卧床的老年人，可在床上做肢体屈伸、翻身、梳头、洗脸等活动，根据情况练习坐起、下床、辅助行走。

3. 健身与活动时注意事项

（1）合理安排运动时间：运动时间以每日 1～2 次、每次 0.5 h 左右，一天运动时间以不超过 2 h 为宜。早晨空气清新，精神状态好，运动宜选择在早晨。空腹及饱餐后不宜立即活动，可选择用餐后静坐半小时，再外出进行散步等活动。

（2）选择合适的运动场地：运动时尽量选择空气清新、安静、地面平整的环境，如公园、树林、操场、疗养院等，从而保证老年人运动时的安全。

（3）运动量不宜过大：老年人运动量应由小逐渐增大，循序渐进，不能操之过急，特别是患有心血管疾病、呼吸系统疾病的患者。

（4）活动动作应柔和：行走、转头、弯腰不宜过快，动作不宜过猛，以免导致跌倒或引起扭挫伤。老年人骨关节大多发生退行性改变，行走时身体平衡性和稳定性较差，另外，老年人视力减退，反应亦迟钝，行走过快时易发生摔倒。老年人颈椎活动范围过大易使椎孔变窄，转头、低头动作过猛会使动脉血管受压扭曲而造成脑供血不足。

（5）自我监测运动强度：足够而又安全的运动量对老年人的健康非常重要，运动时最大心率可反映心脏的最大供氧能力，它是机体对运动负荷耐受程度的一个指标。运动后最大心率（次/分）＝170－年龄，但监测时还应结合自我感觉进行综合判断，如运动中出现严重的胸闷、气喘、心绞痛或心率减慢，甚至心律失常，应立即停止运动，及时处理。

（6）注意气候变化：高温炎热及严寒冰冻时应减少户外活动，以防中暑和感冒。

（二）营养与饮食

70 岁以后人的味蕾数量急速减少，对甜、咸味感觉阈值升高，导致老年人糖、盐的摄入量增加，这也势必增加了老年人内分泌疾病和心血管疾病发病率。另外，老年人胃酸分泌减少，营养吸收障碍，导致消化吸收功能低下，从而易引起消瘦、贫血。因此，社区护士应正确评估老年人生理功能，指导老年人选择合理的膳食，达到既能改善营养状态，又能避免因饮食结构不合理等而发生高血压、糖尿病、高脂血症、肥胖症等。

1. 营养平衡　　① 老年人基础代谢率降低，活动量逐渐减少，机体内脂肪组织增加，对热量的需求减少，每天应适当控制热量摄入，应多食蔬菜、水果等，避免高糖、高脂肪食物的摄入。② 老年人对蛋白质的消化和吸收能力下降，易引起负氮平衡。因此，应在条件允许的情况下选择生物价值高的优质蛋白质，如瘦肉、蛋、鱼、奶、大豆等。③ 提倡食用植物油和低盐饮食。④ 老年人容易发生钙代谢的负平衡，特别是绝经后女性，雌激素水平下降，容易出现骨质疏松。因此，膳食中应适当增加钙质丰富的食物，如奶类及奶制品、豆类及豆制品、核桃、花生等。⑤ 老年人要注意适当饮水，每日饮水 2 000 mL 左右，以白开水或淡茶为主，可稀释血液、降低血液黏度、降低血液循环阻力，可避免脑血管意外和便秘的发生。

2. 合理烹调　　根据老年人身体健康特点，烹调时可将食物加工成菜汁、菜泥、肉末、膏、羹等，既可以避免老年人因咀嚼困难而影响进食，又可以促进营养物质的吸收；烹调时注意食物色彩搭配，以从视觉上刺激老年人的食欲；烹调过程中可适当加入酸味，以刺激胃酸分泌，提高食欲，并可避免老年人糖、盐摄入过多；烹调时间不宜过长，以减少食物中对人体有益的维生素的损失；限制油炸、过黏、过硬和过于油腻的食物。

3. 保持良好的饮食习惯 老年人饮食应定时定量、少量多餐、不宜过饱,饮食要有规律、不偏食、细嚼慢咽,食物宜温热,忌食生冷或辛辣刺激的食物。一般早餐多食含蛋白质丰富的食物,如牛奶、豆浆、鸡蛋等;午餐食物种类宜丰富;晚餐以清淡食物为佳。鼓励老年人和家人或亲友共同进餐,使老年人能充分享受进餐的乐趣。

4. 注意饮食卫生 保持餐具清洁,防止病从口入。不吃烟熏、烧焦或发霉的食物,预防癌症的发生。

5. 鼓励自主进食 根据老年人的体质情况,尽量帮助老年人选择坐位或半坐位进餐。有自理能力的老年人,应鼓励其自己进餐;进餐有困难者,可用一些特殊餐具,尽量维持老年人进餐的能力;自己不能进餐者,应喂食,注意喂食速度不可过快;不能经口进食者,可在专业人员指导下,通过鼻饲为老年人输送食物和营养。

(三) 休息与睡眠

1. 休息 休息有利于机体从生理上和心理上得到松弛,消除或减轻疲劳,有利于疾病的恢复。良好的休息应满足3个条件:充足的睡眠、生理上的舒适、心理上的放松。休息的形式多样,因人而异。坐久了,应站立或活动一下;活动久了,应注意小憩;看书、看电视也是一种休息,但时间不宜过长。总之,良好的休息可以促进老年人的健康。

2. 睡眠 老年人晚上睡眠特点是深睡减少、浅睡增加、觉醒增加、睡眠片段化,白天易打瞌睡。在各种不良的情绪下,老年人更易出现失眠、多梦、惊醒等现象,对老年人的健康造成严重影响。所以,促进老年人睡眠时应注意:① 早睡早起:指导老年人养成早睡早起和午睡习惯;② 保持良好心境:对于性格内向、固执的老年人,遇事时不愿向别人倾诉,不愿求助他人,需指导其睡前调整情绪,保持平静的心境;③ 养成良好睡前习惯:晚餐进清淡易消化食物,避免饮浓茶、咖啡等,看书报时间不宜过长,睡前以温水泡脚或洗浴。

(四) 安全与防护

老年人由于机体功能退化、体质虚弱、平衡失调、感觉减退或其他方面的原因,常常会发生一些意外事故,最常见的意外事故有跌倒、坠床、呛噎、服错药、交叉感染等。意外事故不仅对老年人身心健康造成了很大的损害,同时也大大增加了家人经济及照顾负担。因此,社区护士应注意采取必要的措施保证老年人的安全。

1. 预防跌倒 老年人由于身体控制平衡能力下降、听力和视力减退、直立性低血压等内在原因,或穿着不合体、地面不平或打滑、光线过暗等外部原因,易引起意外跌倒。老年人跌倒后常会导致骨折及严重的并发症。社区护士应对老年人起居等情况进行评估,与老年人及其家属共同制订计划,改善环境,采取安全保护措施,预防跌倒。

(1) 指导老年人正确评估自己能力:帮助老年人分析可能存在的危险因素,指导老年人改变体位时速度要缓慢,特别是在卧位到坐位、从坐位到立位时,注意防止直立性低血压或跌倒等意外的发生。起床时应先在床上休息片刻,活动肢体后再准备起床。在行走前应先站稳,后起步;对行动不便者,应有人搀扶或使用拐杖。

(2) 居室布置合理:环境的布局应符合老年人生活习惯和生活需要,室内无障碍物,家具的选择与摆设安全舒适,方便老年人使用。盥洗室应安装坐便器和扶手。浴盆不宜过高,浴盆边垫防滑垫。浴室的门宜为外开式,以便发生意外时可入室救助。

(3) 地面平整防滑:各居室间尽量不设门槛,室内地面平整、防湿、防滑。

(4) 光线充足:老年人所居住的环境采光足够,夜间卧室内留置光线柔和的长明灯,特别在卧室与卫生间之间应有良好的夜间照明设施。

(5) 穿着合体:老年人的衣裤不宜过长,鞋袜应合脚,尽量不穿拖鞋。

(6) 注意外出安全:指导老年人外出应避开上下班高峰时段,可选择穿戴色彩鲜艳的衣帽,以能引起路人和驾驶员的注意,减少意外伤害的发生。高龄老人外出应有人陪伴;行动不便者需有人搀扶。记忆力衰退老人应随身携带身份证、联系卡、保健卡等。

2. 预防坠床 为了防止坠床,老年人的床铺宜宽大舒适,必要时睡觉前于床边应用椅子进行挡护。有直立性低血压的老年人尽量避免夜间去卫生间,在睡前准备好夜间所需物品和便器,需要下床时应有人陪伴。意识障碍的老年人应加用床档或请专人陪护。

3. 预防呛噎 老年人进食时尽量采取坐位或半卧位。进食速度宜慢,宜小口进食,细嚼慢咽。进食时注意力集中,不要说笑或看电视。吃干食易噎者,可于进食时准备水;进稀食易呛者,可将食物加工成糊状。

4. 用药安全 大多数药物经肝脏解毒后再肾脏排泄,老年人肝、肾功能减退,药物在体内代谢速度减慢,易在体内蓄积,导致不良反应。社区护士应指导老年人按医嘱正确服药。

(1)遵医嘱服药:服用的药物应有明确的标识,详细注明服用的时间、剂量和方法,以防发生药物过量、误服、漏服等意外。

(2)注意服药安全:服药时尽量取站立位、坐位或半卧位,以免发生呛咳,以利于药物顺利服下。

(3)足量温水服药:指导老年人以温水服药,服药后多饮水,避免药片黏附于食管壁而刺激局部黏膜,影响药物的吸收。

(4)观察药物的不良反应:定期检查老年人服药情况,观察药物不良反应,指导家属协助监督老年人准确用药,以保证老年人用药安全。

5. 预防交叉感染 老年人免疫力低下,对疾病的抵抗力较弱,应尽量避免患者之间相互走访,尤其是患有呼吸道感染或发热的老年患者,指导其不要到人多的公共场合。

四、社区老年保健体系的建设与管理

WHO 老年卫生规划项目认为,老年保健(health care in elderly)是指在平等享用卫生资源的基础上,充分利用现有资源,使老年人得到基本的医疗、康复、保健、护理等服务,以维持和促进老年人的健康。

(一)国外老年保健发展的概况

1. 英国的老年保健 英国是老年保健的发源地,1908～1948 年是英国养老保险制度的建立和发展时期,1949 年后不断完善,建立老年人医院,并建立了以社区为中心的老年服务机构及老年保健网络。

2. 美国的老年保健 早在 1915～1918 年美国就提出医疗保险议案。1939～1949 年,商业保险成为医疗费用支付的主要渠道。1965 年,美国将老年健康保险作为第十八条写进《社会保障法案》。1966 年 7 月美国老年人开始享有老年健康保险。1976 年美国护理学会提出发展老年护理学。美国老年服务机构有护理之家、日间护理院、家庭护理院等。

3. 日本的老年保健 日本于 1963 年制定老年人福祉法,1983 年颁布了老年人保健法,针对老年人开展医疗保健事业。2002 年制度修订中,把老年人自己负担的比率提高到 10%,适用对象由70 岁提高到 75 岁。

4. 其他国家 目前,瑞典年满 65 岁后的老年人都可根据居住年限领取数额不等的基本养老金,同时享受其他形式的社会补贴。德国于 20 世纪六七十年代发展社区护理,主要是面向社区老年人、慢性病患者、残疾人等,以开展慢性病的预防、自我保健康复和护理工作为主。

(二)联合国老年人原则

联合国大会于 1991 年 12 月 16 日通过《联合国老年人原则》(第 46/91 号决议),概要如下。

1. 独立 老年人应能通过提供收入、家庭和社会支助以及自助,享有足够的食物、水、住房、衣着和保健;老年人应有工作机会或其他创造收入机会;老年人应能参与决定退出劳动力队伍的时间和节奏;老年人应能参加适当的教育和培训方案;老年人应能生活在安全且适合个人选择和能力变化的环境;老年人应能尽可能长期在家居住。

笔记栏

2. 参与　　老年人应始终融合于社会,积极参与制定和执行直接影响其福祉的政策,并将其知识和技能传给子孙后辈;老年人应能寻求和发展为社会服务的机会,并以志愿工作者身份担任与其兴趣和能力相称的职务;老年人应能组织老年人运动或协会。

3. 照顾　　老年人应按照每个社会的文化价值体系,享有家庭和社区的照顾和保护;老年人应享有保健服务,以帮助他们保持或恢复身体、智力和情绪的最佳水平并预防或延缓疾病的发生;老年人应享有各种社会和法律服务,以提高其自主能力并使他们得到更好的保护和照顾;老年人居住在任何住所、安养院或治疗所时,均应能享有人权和基本自由,包括充分尊重他们的尊严、信仰、需要和隐私,并尊重他们对自己的照顾和生活品质做抉择的权利。

4. 自我充实　　老年人应能追寻充分发挥自己潜力的机会;老年人应能享用社会的教育、文化、精神和文娱资源。

5. 尊严　　老年人的生活应有尊严、有保障,且不受剥削和身心虐待;老年人不论其年龄、性别、种族或族裔背景、残疾或其他状况,均应受到公平对待,而且不论其经济贡献大小均应受到尊重。

(三) 我国老年保健的概况

国家统计局数据显示,2016 年年末全国大陆总人口为 138 271 万,中国 60 岁及以上老年人口为 23 086 万,占总人数 16.7%;65 岁周岁以上老年人口为 15 003 万,占 10.8%。数据显示,目前中国 80 岁以上高龄人口已接近 2 400 万,占老年人口的 11%。我国 1981 年成立中国老年学学会,1995 年我国成立老年保健协会,均就"中国老年社会保障""中国老年医疗保健问题""家庭养老与社会化养老服务"等内容进行讨论。我国老龄化的主要特征有增速快、规模大、未富先老、地区发展不平衡、城乡倒置显著等。2017 年 3 月 6 日,国务院印发《"十三五"国家老龄事业发展和养老体系建设规划》(以下简称《规划》),明确了"十三五"时期促进老龄事业发展和养老体系建设的指导思想、基本原则、发展目标和主要任务。

"十三五"时期是我国老龄事业改革发展和养老体系建设的重要战略窗口期,主要着力加强全社会积极应对人口老龄化的各方面工作,着力完善老龄政策制度,着力加强老年人民生保障和服务供给,着力发挥老年人积极作用,着力改善老龄事业发展和养老体系建设支撑条件,确保全体老年人共享全面建成小康社会新成果。

到 2020 年,老龄事业发展整体水平明显提升,养老体系更加健全完善。更加完善多支柱、全覆盖、更加公平、更可持续的社会保障体系;更加健全居家为基础、社区为依托、机构为补充、医养相结合的养老服务体系;更加完备有利于政府和市场作用充分发挥的制度体系;更加友好支持老龄事业发展和养老体系建设的社会环境;更加牢固及时应对、科学应对、综合应对人口老龄化的社会基础。城镇职工和城乡居民基本养老保险参保率达到 90%,基本医疗保险参保率稳定在 95% 以上,政府运营的养老床位数占比不超过 50%,护理型床位占比不低于 30%,65 岁以上老年人健康管理率达到 70%,经常性参与教育活动的老年人口比例达到 20% 以上,老年志愿者注册人数占老年人口比例达到 12%,城乡社区基层老年协会覆盖率达 90% 以上。

《规划》提出了 8 个方面主要任务。一是健全完善社会保障体系。完善养老保险制度,健全医疗保险制度,探索建立长期护理保险制度,健全老年社会福利和社会救助制度,发展公益慈善事业。二是健全养老服务体系。夯实居家社区养老服务基础,推动养老机构提质增效,加强农村养老服务。三是健全健康支持体系。推进医养结合,加强老年人健康促进和疾病预防,发展老年医疗与康复护理服务,加强老年体育健身。四是繁荣老年消费市场。丰富养老服务业态,增加老年用品供给,提升老年用品科技含量。五是推进老年宜居环境建设。推动设施无障碍建设和改造,营造安全绿色便利生活环境,弘扬敬老养老助老的社会风尚。六是丰富老年人精神文化生活。发展老年教育,繁荣老年文化,加强老年人精神关爱。七是扩大老年人社会参与。培育积极老龄观,加强老年人力资源开发,发展老年志愿服务,引导基层老年社会组织规范发展。八是保障老年人合法权益。完善老龄事业法规政策体系,健全老年人权益保障机制,加大普法宣传教育力度。

笔记栏

（四）我国老年保健策略

我国老年保健策略可归纳为 6 个"有所"，即老有所医、老有所养、老有所乐、老有所学、老有所为、老有所教。

1. 老有所医　　即老年人的医疗保健。老年人健康问题和疾病逐渐增多，"老有所医"将关系到老年人的健康水平和生活质量。要解决这一问题，关键需要建立和完善医疗保险制度，运用立法的手段，国家、集体、个人合理分担医疗费用，以保障老年人的医疗需要。

2. 老有所养　　即老年人生活保障。家庭养老仍然是我国老年人养老的主要模式，但家庭养老功能逐渐弱化，养老将会由家庭转向社会。目前，社区居家养老模式正在兴起，它以家庭为核心，以社区为依托，积极发挥政府主导作用，充分利用社区资源，为居住在家的老年人解决日常生活困难及提供专业化服务。根据《规划》，积极推进医养结合，支持养老机构开展医疗服务。统筹落实好医养结合优惠扶持政策，建立健全医疗卫生机构与养老机构合作机制，建立养老机构内设医疗机构与合作医院间双向转诊绿色通道，为老年人提供治疗期住院、康复期护理、稳定期生活照料及临终关怀一体化服务。支持养老机构按规定开办康复医院、护理院、临终关怀机构和医务室、护理站等。通过多方面举措对空巢、高龄和失能老人开展社区照料服务，可使老年人安度幸福晚年。

3. 老有所乐　　即老年人的文化生活。国家、集体和社区都有责任在现有条件下为老年人提供"所乐"环境及设施，引导老年人积极参与文体活动，从而提高老年人身心健康水平和文化修养。"老有所乐"形式多样，如开展阅读欣赏、琴棋书画、饲养花鸟鱼虫、体育文化活动、组织观光旅游、参与社会活动等。

4. 老有所学和老有所为　　即老年人的发展和成就。

（1）老有所学：老年大学是我国提供"老有所学"最常见的场所，老年人可根据自己的兴趣、爱好，选择学习内容，如医疗保健、少儿教育、绘画、烹调、缝纫等，这使老年人生活更充实，明显改善身体健康状况。

（2）老有所为：① 直接参与社会发展：继续将自己长年积累的知识、技能和经验服务于社会，如返聘到原单位继续工作、技术咨询服务等。② 间接参与社会发展：如参加社会公益活动、参加家务劳动、编写回忆录等。"老有所为"一方面增加老年人个人收入，一方面还可提高老年人在社会和家庭中的地位，进一步改善自身生活质量。

5. 老有所教　　即老年人的教育及精神生活。我国《国家中长期教育改革和发展规划纲要（2010～2020 年）》首次将"重视老年教育"写进纲要。老年教育内容涵盖法律法规、文化、艺术、养老保健等。国内外研究表明，科学良好的教育和精神文化生活可提高老年人生活质量和健康水平。对老年人进行科学教育，可帮助老年人建立健康、丰富、高品位的精神文化生活。

知识拓展

中国人口老龄化发展趋势预测

2001～2100 年中国的人口老龄化分为 3 个阶段。

（1）第一阶段：2001～2020 年，快速老龄化阶段。中国将平均每年新增 596 万老年人口，年均增长速度为 3.28%，到 2020 年，老年人口将达到 2.48 亿，老龄化水平将达到 17.17%，其中 80 岁及以上老年人口将达到 3 067 万人，占老年人口的 12.37%。

（2）第二阶段：2021～2050 年，加速老龄化阶段。到 2023 年，老年人口将增加到 27 亿。到 2050 年，老年人口将超过 4 亿，老龄化水平推进至 30% 以上，其中 80 岁及以上老年人口将达到 9 448 万，占老年人口的 21.78%。

（3）第三阶段：2051～2100 年，稳定的重度老龄化阶段。2051 年，中国老年人口将达到 4.37 亿，老龄化水平基本稳定在 31% 左右，80 岁及以上老年人口占老年总人口的比重将保持在 25%～30%，进入一个高度老龄化的平台期。

来源：全国老龄办《中国人口老龄化发展趋势预测研究报告》。

笔记栏

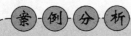

张老太,83岁,独居,傍晚时邻居发现其跌倒于家门外,不能站立。老人诉右髋部疼痛,被送往医院。老人高血压病史20余年,一直服用降压药,具体药名不详。有慢性青光眼病史,视力较差。2个月前有跌倒史。

【问题】

(1) 张老太发生跌倒的危险因素有哪些?

(2) 张老太出院后,作为社区护士,应从哪几个方面指导患者预防跌倒?

小　结

通过本章的学习,能了解国内、国外老年保健的发展,熟悉社区中、老年人的生理、心理、社会特点,能根据社区中、老年人存在的健康问题给予保健指导。

【思考题】

(1) 作为社区护士,应采取哪些有效措施来改善中年人的营养状况?

(2) 为预防老年患者出现药物不良反应,作为社区护士,应如何指导老年人用药?

(3) 老年人健身与活动时的注意事项有哪些?

(胡兰英)

第十章

社区灾害与急救护理

学习要点

- **掌握：** ① 灾害社区的现场救护原则、流程和预检分诊的判断依据；② 伤情识别卡颜色的含义；③ 伤病员的救护与转运。
- **熟悉：** ① 现场医疗护理服务管理；② 社区灾害重建期和修复期健康管理与护理。
- **了解：** ① 灾害的定义及类型；② 社区护士在灾害救护中的作用。

灾害是一种自然的或人为的状况或事件，它可使人们受到死亡的袭击，威胁到社区的环境，经常导致人类的苦难，是一种能够改变社区环境和冲击社区资源的事件。突发的自然灾害和人为的灾害几乎每年都会不同程度地发生，影响着人们的健康生活和社会的发展。因此，灾害的急救与管理是社区卫生服务实践的一个重要组成部分。2003 年的 SARS 这一突发性公共卫生事件充分说明了社区卫生服务系统在灾害中的重要作用。本章通过社区灾害的概述、社区灾害护理与管理，详述了社区护士在灾害救援中的重要作用，如伤病员的现场救护、转运、卫生宣教、灾情疫情控制及灾害后的社区重建和修复等。

第一节　社区灾害概述

社区灾害性事件是指在社区发生的各种自然灾害或人为因素所造成的，所有威胁人们生命安全或导致人员伤亡的突发灾难性事件，往往无法预料，包括水灾、重大火灾、地震等。其共同特点是灾害发生紧急，伤亡人数多，稳定有序的秩序受到破坏，打扰人们的日常生活和工作。

灾害发生的原因主要有自然变异和人为影响两个因素。为了使在事件中受到伤害的人员能够得到及时有效地救治，减少第一时间伤亡人数，社区卫生服务中心必须制定一套完整的应急预案和急救流程，明确急救人员的工作职责。

一、灾害定义和分类

（一）灾害的定义

1. 灾害（disaster）　其英文释义是导致大范围破坏或不幸（或生命丧失）的突发意外事或自然灾害，中文解释是自然或人为的严重损害、灾祸造成的苦难。目前，在学术界较为公认的概念是 2002 年 WHO 的界定，即灾害是对一个社区或社会功能的严重破坏，包括人员、物资、经济或环境的损失和影响，这些影响超过了受灾社区或社会应用本身资源应对的能力。WHO 的灾害定义强调了不管是自然灾害还是人为事件,其破坏的严重性超出了受灾地区本地资源所能应对的限度,需要国内或国际的外部援助以应对这些后果,而一般本地可以应对的突发事件就不属于灾害的范围。

2. 灾害医学(disaster medicine) 是研究在各种自然灾害和人为灾害条件下,为受灾伤病员实施紧急医学救治、疾病防治和卫生保障的一门学科,是介于灾害学与医学之间的综合性学科。

3. 灾害护理(disaster nursing) 是指在灾害的整个过程中,为那些无法解决自身健康问题的服务对象提供医疗护理服务。灾害护理一般分为准备阶段、应对阶段、恢复阶段的护理。三个阶段可以循环发生。对灾害不同阶段进行针对性的管理,能够减少遇难者的危害程度,并有助于灾害后的重建工作。

4. 灾害重建学(post-disaster reconstruction) 是在灾害发生之后,采取应急救援、灾害管理,以及灾后评估、救助、规划等的一系列过程,是一个典型的系统工程,可划分为前期应急重建、中期恢复重建及后期发展重建三部分。

5. 灾害心理学(disaster psychology) 是研究灾害与心理关系的科学,其主要任务是揭示受灾者在灾害过程中的心理活动规律,是在灾害学和心理学的交叉点上产生的综合性应用心理学。

(二)灾害的分类

灾害的分类根据其发生的原因、发生速度、持续时间、地理位置和反应规模等进行不同的分类。

1. 根据灾害发生的原因分类 灾害通常可分为自然灾害和人为灾害,是最常用的分类方法。

(1)自然灾害:

1)天文灾害:陨石灾害、星球撞击、磁暴灾害、电离层扰动、极光灾害等。

2)气象灾害:水灾、旱灾、台风、龙卷风、暴风、冰冻灾害、雹灾、雷电、沙尘暴等。

3)地质灾害:地震、火山爆发等。

4)地貌(表)灾害:滑坡、泥石流、崩塌等。

5)水文灾害:海啸、厄尔尼诺现象等。

6)生物灾害:病害、虫害、草害、鼠害等。

7)环境灾害:水污染、大气污染、海洋污染、噪声污染、农药污染、其他污染等。

(2)人为灾害:

1)火灾灾害:城市火灾、工矿火灾、农村火灾、森林火灾、其他火灾等。

2)爆炸灾害:火药爆炸、石油化工制品爆炸、工业粉尘爆炸等。

3)交通事故灾害:公路交通事故、铁路交通事故、民航事故、海事事故等。

4)建筑物事故灾害:房屋倒塌、桥梁断裂、隧道崩塌等。

5)工伤事故灾害:电伤、烧伤、跌伤、撞伤等。

6)卫生灾害:医学事故、中毒事故、职业病、地方病、传染病、其他疫病(呼吸系统病等)。

7)矿山灾害:矿井崩塌、瓦斯爆炸等。

8)科技事故灾害:航天事故、核事故、生物工程事故灾害等。

9)战争及恐怖爆炸灾害等。

有些灾害如泥石流、洪水、山体滑坡等,虽然说是天灾,但实际上与森林砍伐、生态环境破坏及社会不稳定等"人祸"是密不可分的。例如,这些年来不断增多的沙尘暴,就是由于人类对环境的严重破坏造成的。如何将灾害减少到最低程度,如何对灾害采取积极的应对措施和知识准备是目前灾害医学研究的重大课题。

2. 根据灾害发生速度分类

(1)特别紧急灾害:指没有想到的、瞬间发生的灾害,多见于人为因素所致的灾害,需要现场尽快实施紧急、有效的救护,及时准确的现场管理,伤员的分类与转运。

(2)紧急灾害:指有预备过程,我们可以做准备的灾害,多见于自然因素所致的灾害,如地震灾害、气候灾害等,需要在灾害发生 4~5 d 对伤员采取紧急救护与现场的相关处理。

(3)长期灾害:多见于洪水灾害、流行病的扩散和饥荒等,需要在灾害发生的 2~3 个月或更长时间内,对伤员及灾民采取持续的救护与管理。

3. 根据灾害发生持续时间长短分类

(1) 突发性灾害:往往事先难以预测,如龙卷风、海啸、瘟疫等,因而造成的危害很大。

(2) 缓变性灾害:发生缓慢,如沙漠化、水土流失、环境污染等,但往往影响时间长,面积大,且具有一定的隐蔽性,危害也很严重。

(3) 偶然性灾害:森林火灾等灾害。

4. 根据灾害的发生地点分类 可将其分为陆上灾害、水上灾害、空难或城市灾害和非城市灾害等。

5. 根据灾害反应规模分类

(1) 一级灾害:指灾害发生地区的内部资源能够自然恢复原状的灾害。

(2) 二级灾害:指灾害规模比较大,需要邻近地区帮助才能恢复的灾害。

(3) 三级灾害:指需要国家之间进行大规模救助的灾害。

二、社区护士在灾害救护中的作用

目前,灾害救护在组织形式上一般以急救医学为基础,与其他救援人员共同组成急救医疗服务体系(emergency medical service system,EMSS),社区护士以其全科护理的特点成为急救医疗服务体系中的中坚力量。在灾害的不同时期,社区护士承担着不同的任务,扮演着不同的角色。

(一) 灾害时社区急救护理工作的特点

1. 工作的突击性 面对地震、水灾、火灾、爆炸事故、突发的公共卫生事件、建筑物倒塌等灾害,数十乃至上百名患者需要同时救治。救援护理工作需全面铺开,救援护士要夜以继日、争分夺秒地进行各种灾害急救护理工作。

2. 患者病情严重而复杂 灾害所致的患者伤情严重复杂,病情变化迅速,易并发休克、感染、呼吸窘迫综合征和挤压伤综合征。在紧急救援护理中,护士需要具备高度的观察判断伤情的能力,果断熟练的操作技术,熟练地应用各项护理操作和使用各种监测仪器等能力。

3. 高度的连续性 现场初步的护理救治,为后一个救治机构创造良好的条件。

4. 任务繁重 无论是哪一类型的灾害,它所导致的患者数量都较多。救援护理工作既要抢救生命,又要尽最大的能力减少致残率,并做好生活上的护理工作,需要救援护士有条不紊、忙而不乱地安排好大量繁琐的护理工作。

(二) 社区护士在灾害救护中的具体作用

1. 社区灾害性事件中的预防作用

(1) 参与社区灾害性事件救援预案的制订与修订:社区护士作为急救医疗服务体系的重要组成人员,要参与社区灾害性事件应急预案的制订工作,并根据国家要求和社区所具备的应对能力及时修订预案,以达到急救的最佳效果。

(2) 参与医疗救护、抢救仪器设备的配备与定期维护:社区护士作为医疗护理急救设备的使用人员,要积极参与社区灾害性事件急救仪器设备的配备和定期维护工作,以保证社区急救工作的安全性和有效性。

(3) 参与救护人员的急救技术培训和考核:社区护士作为急救医疗服务体系中的一支专业技术力量,应定期对社区急救人员开展系统的专业化培训和考核,保证救护队伍人员的素质和质量。

(4) 是开展群众性现场救护知识普及培训的主要组织者与实施者:社区护士应拥有先进的管理理念与能力,了解社区居民灾害自救互救的能力。定期对社区居民进行灾难自救、互救及传染病预防知识的健康宣教,提高其防灾、自救、互救意识和能力。

2. 社区灾害性事件的救护作用

(1) 上报灾害事件:社区护士获知灾害发生的信息后,应立即上报灾情并启动社区灾害性事件应急预案。

(2) 预检分诊与现场救助：社区护士在灾区应帮助居民尽快脱离危险区域，争分夺秒，就地取材，协助医生迅速对伤病员进行检伤分类，立即进行止血、包扎、固定和心肺复苏等救护工作，并尽快将其就近护送到急救中心，做到先救命，后治伤。

(3) 在伤病员的转运途中，应严密观察危重伤员的病情变化，维持生命，减轻疼痛。

3. 社区灾害性事件的恢复作用

(1) 社区护士应协助医院管理者恢复正常的医疗护理服务，尤其是对慢性病（如糖尿病、血压高、慢性阻塞性肺疾病）及脆弱人群（老人、小孩、孕妇、弱智）提供医疗服务。

(2) 对受灾者增加康复护理服务（如伤口处理、肢体功能锻炼及心理辅导等）。

(3) 参与灾害后期社区传染病的预防、疫情监测和控制。

(4) 提供有效的居家护理，将护理延续到家庭中，协助受灾者恢复原来的生活。

(三) 灾害救护对社区护士的素质要求

1. 身体素质　　要求社区护士有健康的身体素质。野外救援或灾害救援现场条件通常十分艰苦，医疗器具、生活物资都缺乏，很多时候需要护士自己背负很重的必备物资进行长途跋涉，工作强度大、时间长且没有规律，如果没有良好的身体条件是难以胜任的。

2. 心理素质　　要求护士必须具有积极而稳定的情绪，乐观向上的精神面貌，能做有效的情绪调节和管理，并具有良好的应对挫折的能力。人在面对惨烈的灾害场景时容易出现负性情绪，并且这种情绪和灾区群众的情绪会相互渗透和影响，对救援工作产生不利影响，而乐观向上的情绪会感染周围的同事和灾区群众，对医疗救护工作产生积极影响。护士还要具有高尚的护德和良好的沟通技巧，发扬人道主义精神，全心全意救助和关怀伤病员。

3. 文化素质　　要求社区护士知识广博，学习与沟通能力强。了解多民族习俗，善于使用手势、表情等非语言交流；同时会少数民族语言，能与少数民族地区的受灾者进行有效的沟通；有较好的外语水平，能与外国的受灾者进行一些简单的日常生活与护理的交流；尊重受灾者的地域风俗习惯及宗教信仰、饮食文化等。

4. 专业素质　　要求社区护士具有丰富的灾害护理知识、较强的动手操作能力、应急能力、沟通能力、管理协调能力和本专业领域的拓新能力，熟练掌握静脉穿刺、心肺复苏、吸痰、导尿等操作技术，熟练使用心电监护仪、血糖仪、呼吸机和除颤仪等。《社区/公众健康护理教育者灾害预防白皮书》（ACHNE，2008）提出，社区及保健护士必须具备预防与应对灾害的能力。国际著名的灾害护理和预防专家 Tener 提出，一个灾害救援护士应当具备必要的计划、交流、管理、检伤分类、庇护护理、恢复公众健康等能力，应当能够应对各种灾害事件，包括自然灾害和人为灾害，早期识别各种危险因素。社区护士应当通晓如何进行应急搜救、应急救援、应急医疗救助，具有独立思考和解决常见医疗护理问题的能力，能够在各种野外条件下生存和工作，能掌握各种灾害，如地震、重大交通事故、火灾、化学毒物泄漏等事件发生时的应对措施及相关知识。灾害救援护士应是优秀的全科护理人才，一人多专，一专多能，适应灾害救援的需要，使有限的护理人力资源发挥最大的作用。

第二节　社区灾害护理与管理

灾害产生时，会破坏日常生活秩序，使整个社区陷入紧张、混乱、无序，甚至瘫痪的状态，给社区居民的生产、生活造成严重影响。因此，社区护士应听从政府的指挥，以熟练的院前急救技术和服务管理，积极配合相关部门开展救援工作，将自然灾害所致的伤害降到最低程度，促进和维护居民的身心健康。

一、现场医疗护理服务管理

在灾害现场,医疗护理服务管理目标是减少损伤、有效应对和恢复。现场的主要任务有上报灾害事件、预检分诊、现场治疗、移送、聚集患者的管理等工作。

1. 上报灾害事件　　社区护士接到灾害事故呼救后立即启动应急预案,上报社区卫生服务中心的相关负责人,并在第一时间上报区卫生局主管部门及区医管科、监督所和疾病预防控制中心。

2. 预检分诊　　最先到达现场的人员担任预检分诊工作,佩带执行预检分诊的标记(穿马甲、臂套)。实施预检分诊的同时根据病情提供急救措施并把患者移送到治疗场所,确认是否所有伤病员都佩带预检分诊的分类表或卡,并向指挥部报告已完成任务。

3. 现场治疗　　担任现场治疗任务的人,佩带相关标志并制定现场治疗场所,分担任务。治疗场所要选择能容纳伤病员的较宽敞的地方,并从灾害危险地转移到安全地方。制定出入口,避免混乱。根据预检分诊将治疗区域分为非常紧急的、紧急的、不紧急的治疗区域。正确做好记录并转交给负责移送患者部门的有关人员,使伤亡人数降到最低程度。

4. 移送　　灾害区域的现场救护技术和医疗设备相对较薄弱,为了保全受伤人员的生命,应对危重症者迅速移送至相关医院,并在移送过程中积极采取预防措施,防止意外的发生。另外,院前急救流动性强,接触面广,中间环节多,为保证院前急救工作顺畅,社区护士必须熟知转诊移送流程,如负责移送的人员应佩带相应的标记,移送准备完毕后给负责治疗的部门报告车牌号、移送患者数、患者的病情严重程度和其他损伤种类(外伤、烧伤、心脏问题等)等必要情报。掌握现场急救技术,做好消毒隔离工作,提高伤病员救治的成功率。

5. 聚集患者的管理　　负责人佩带相应的标记,选定有利于聚集的场所,备好车辆,并把患者安全移送到移送车内。

二、灾害社区的现场救护

(一)灾害社区现场救护原则

1. 兼顾局部与全局　　现场救护强调的是局部救灾成效与全局救援利益的协调,保证全局利益得到最大程度保护。这一点最典型的体现就是灾害超急性期医疗资源有限和伤病员的医疗救护需求众多之间存在显著矛盾。灾害救护团队必须通过一定的策略优化有限资源的使用,使尽可能多的伤病员获得及时优质的救治,使整体人员伤亡控制到最低水平。

2. 兼顾灾情与社会问题的处理　　灾害给受灾群众带来了巨大的经济损失、严重的人身伤害,并对现场环境带来巨大的破坏。现场救护人员除了通过专业知识和技能救助伤病员外,可能还需要参与一些其他救灾工作,处理不恰当可能产生其他的社会问题。这也体现出现场救护工作的困难和复杂性。这也是为什么国际舆论往往将灾害救援当做评价当地政府执政能力的一个重要标准。

3. 先排险后施救　　灾害救援现场现存的或潜在的危险,对受灾群众和救援人员的安全都是巨大的威胁。忽视了对现场环境安全的管理,不顾一切地实施救援的做法值得商榷。为了保证救援工作的顺利开展,避免伤情或损失的扩大,救援人员在开展现场救护工作之前,应该在现场其他救援团队专业人员的配合下,排除现场的险情,做好必要的职业防护。只有救援人员的安全得到保障,受灾群众才有机会得到救援。因此,先排险后施救是一项非常重要的现场救护原则。

4. 检伤分类,分级救护　　为了能够兼顾全局,保证救援工作最终整体的胜利,现场救护就要将有限的资源合理使用,做到物尽其用。通过一定的方法对伤病员进行分类、分级,根据轻重缓急及对资源占用情况安排救治的顺序,这就是"检伤分类,分级救护",这是在灾害救援中不变的核心。

5. 救护与转运并重　　首先,我们必须要改变以前"抬起来就跑"的低水平现场急救模式,必须要对有需要的伤病员在第一时间采取必要的处理措施,待病情平稳后,安排合理的转运方案。救护与转运并重的另一个含义在于救护工作应该在转运过程中延续,确保伤病员转运途中的安全。

笔记栏

6. **后送与前接相结合** 在灾害救护中伤病员的转运可以概括为后送与前接两种方式。单纯依靠灾害现场仅有的医疗资源负责现场救护和转运任务往往不能满足灾害救护的需求,需要转运到后方更有救治条件的医疗机构救治。后方医院应该在有指挥调度的前提下,有组织地积极前接。前接是对现场救援的巨大技术和资源支持和重要补充。

(二)灾害现场的检伤分类

1. **检伤分类体系特点**

(1)简单:在灾害救护现场,作为整个救护活动重要一环的检伤分类必须迅速实施,理想的检伤分类体系就必须简单。

(2)不需要借助特殊的设备:在灾害条件下如需特别的设备才能完成评估和计划,显然这样的检伤分类体系局限性明显。

(3)不需要明确的诊断:如果一定要等伤病员明确诊断后再提出其救治方案,那么在灾害救援中就可能延误救护时机。

(4)易于教,易于学:为了应对突发的灾害,有可能需要在短时间内培训部分非专业人员承担检伤分类任务,以满足救护需要。

2. **检伤分类体系** 目前学术界有很多检伤分类体系,各有优缺点,如适用于儿童的Jump START、救护阶梯体系、分筛与分类体系等。

(1)简单分类快速治疗(simple triage and rapid treatment,START)体系:目前世界上运用最广泛,产生于20世纪90年代的美国并经过反复修改,它只需要收集伤病员的呼吸、脉搏和意识三方面的信息就可以完成分类,不需要特别的设备,每一个伤病员的评估只需要花费1~2 min。

1)评估行动能力:首先评估伤病员的行动能力,将行动自如的伤病员标记为绿色,提供敷料等简单用具指导他们自护自救,或者指引他们自行到现场医疗站轻伤区等待处理。对于不能行走的伤病员进行下一个评估步骤。

2)评估呼吸:对不能行走的伤病员评估自主呼吸。通过"听、看、感觉"的方法5~10 s判断出伤病员有无呼吸。对于没有自主呼吸的伤病员进行手法开放气道再评估呼吸,方法同徒手心肺复苏术,开放气道过程中要注意保护颈椎。开放气道仍无自主呼吸的伤病员标记为黑色,不处理或最后处理。手法开放气道后有自主呼吸的伤病员,标记为红色,优先处理,并使用适当方法维持伤病员气道开放。对于有自主呼吸,要进一步评估呼吸频率的伤病员,呼吸频率超过30次/min或少于6次/min者标记为红色,需优先处理;呼吸频率为6~30次/min者可进入下一步评估。

3)评估血液循环:通过触及桡动脉搏动观察甲床毛细血管充盈时间来评估。大动脉搏动不能扪及且毛细血管充盈时间超过2 s为循环衰竭的危重者,标记为红色,优先救治;如果有活动性大出血给予有效止血等措施。而大动脉搏动存在且毛细血管充盈时间短于2 s为循环良好者,进入下一步评估。

4)评估意识状态:通过简单询问并命令其做简单动作来评估病员的意识状态。不能正确回答问题及进行指令动作的伤病员为危重者,标记为红色,优先处理;对答切题、能遵指令进行活动者,标记为黄色,可暂缓救治。

在完成评估的过程中可以进行一些简单的但不耗费人力物力的急救操作,这就是简单分类快速治疗当中的快速救治环节。例如,通过摆放伤病员体位来辅助循环支持;通过肩颈下垫物品的方法开放气道等。要注意检伤分类人员不实施需要花费较长时间和需要特别器材的急救措施。

(2)救护阶梯(care flight)体系:与START方案类似,主要流行于澳大利亚等国家和地区的检伤分类体系。它同样以伤病员是否能够走动为第一级的分类标准。如果伤病员能够自行走动,则该伤病员应标记为绿色,否则再依次评估伤病员能否遵命活动、桡动脉是否存在、自主呼吸是否存在等对伤病员进行分类,同样将伤病员分为危及生命(红色)、紧急(黄色)、可等待(绿色)和死亡(黑色)四类。

(3)分筛与分类(triage sieve and sort)体系:是一种流行于英国等地的检伤分类体系,该检伤

笔记栏

分类体系同样把伤病员分为四类,包含了两个层次的评估分类工作。初级检伤分类就称分筛,主要在灾害现场使用;然后,在现场临时救治站伤病员将经过再次评估分检,即分类。分筛需要评估伤病员是否能走动、自主呼吸是否存在、呼吸频率、毛细血管充盈时间或者心率来进行分类。分类则需要使用修订的创伤指数等包含具体解剖生理信息的方法对伤病员进行再次评估分类。

3. 灾害现场伤病员的救护

(1)脱离危险区域:灾害事件发生后,首先应将伤员从事故现场转移出来,以避免进一步受到伤害。在转移过程中,要注意观察并判断灾害现场环境的危险程度,观察有无可能导致施救者或伤病员伤亡的情况,如着火、触电及爆炸等。

(2)伤病员的预检分诊及固定伤情识别卡:预检分诊的目的就是以有限的人力资源在最短的时限内尽可能多地救护伤病员。伤员病情的严重程度需要以不同颜色的标志卡片表示,并挂在伤员的胸前或缚在手腕上。多数国家采用红、黄、蓝(绿)、黑色分别进行标识。

1)红色:非常紧急,第一优先处置。患者伤情危重,已威胁生命并处于休克状态,应在1 h内立即送往医院救护,常见于心跳呼吸骤停、上呼吸道梗阻、张力性气胸、大出血等。

2)黄色:紧急,第二优先处置。患者生命体征稳定,有潜在危险,尚未休克,但伤情严重,应在被发现后4~6 h进行初步紧急救护后优先转运,常见于严重烫伤、头皮撕裂、肱骨骨折、肩关节错位、稳定性的药物中毒等。

3)蓝(绿)色:不紧急,第三优先处置。患者的伤情比较轻,不需要转运及立即入院救护,常见于单纯的伤口破裂、踝扭伤等。

4)黑色:已死亡者,常见于心跳呼吸停止、躯干分离、高处坠落致严重创伤及内脏脱出者。

4. 封闭空间的健康管理 城市发生的灾害事件中,人员通常被困在倒塌的建筑物中,或身体的一部分被压在建筑物下,经过很长时间才能获救。在封闭空间内发生幸存者时,救护者应及时与救护队员取得联系,并采取如下措施。

(1)稳定生命体征,供氧。

(2)利用颈托或固定板等固定骨折部位。

(3)进行疼痛管理。

(4)根据情况动用特殊装置,必要时协助医生实施截肢手术。

(5)转送伤病员到集中治疗的临近医疗机构。

5. 心理问题的预检分诊 灾情发生后,75%左右的人包括受灾人员和救灾人员,会出现不同程度的精神心理障碍,社区护士应根据其不同的心理反应,提供相应的心理支持。

(1)正常反应:表现为不安、寒战、恶心、呕吐,可执行简单命令。

(2)外伤性抑郁:常处于呆坐的状态,如同“正常反应”,能参与简单的救助活动。

(3)惊吓:患者丧失判断力。此类患者有可能引发“群体恐惧心理”,应对其采取相应的隔离措施。

(4)过度反应:患者常常表现为讲恐吓性故事、说不适当的幽默、到处乱窜等过分反应,应尽快将其与灾害现场隔离。

(5)转换反应:多出现听力障碍、视力障碍、癔症性昏迷、麻痹等躯体性症状,应及时给予护理措施。

三、伤病员的救护和转运

(一)基本要求

1. 快速有序 伤病员的现场救护是在特定环境中患者的诊断和救护均受到限制的情况,在受灾现场为其进行快速有序的检查及实施的救护。要求在1 min内完成对伤病员的伤情检查与评估,并要给予紧急的救护,优先处理危重症患者,如心脏骤停、开放性气胸、出血性休克等。在初步评估伤情与实施救护后,对危重症者进行系统的检查,防止漏诊、误诊,并避免在搬运患者途中加重

笔记栏

创伤。

2. 对救护人员的要求　　担任现场救护的工作人员，应分担相关任务，并选择、确定能容纳伤病员的较宽敞的安全救护场所。灾害所致伤病种类繁多、伤情复杂，对到达现场的各类技术力量要进行统筹安排，根据实际需要进行调整，专科救护人员要适时调整，从事本专业以外的任务，如内科医师需要做血管结扎、气管切开等简单的外科工作；外科医师要救护内科疾病、传染性疾病等。把救护领域分为非常紧急的、紧急的、不紧急的 3 个区域，对救护区域制订出入口、避免混乱。对经过现场救护后的伤病员，及时做好标志并移交给负责转运伤病员的有关人员。

（二）原则与基本救护技术

1. 现场救护原则　　现场救护原则是救命、稳定病情及迅速转运。

2. 基本救护技术　　救护技术主要包括心肺复苏（CPR）、保证气道通畅、提供有效呼吸、维持循环功能、控制外出血、保护受伤的颈椎、骨折固定等。对于危重症及大批群体创伤患者的现场救护，容易受到人力、物力、时间等客观条件的限制，很难得到确定性诊断与救护。目前，常见的救护措施多按 VIGCF 救护程序进行程序化处理，及时解除威胁生命的相关因素，稳定伤病员的生命体征，快速安全转运，提高救护率，降低伤病员的死亡率和伤残率。VIGCF 的救护程序如下。

（1）V（ventilation）：保证呼吸道通畅，是现场急救的首要任务，指保证气道通畅，维持正常通气和充分氧合作用。严重创伤患者常常伴有呼吸道梗阻以致窒息，维持吸引或用手及时清理口咽分泌物、呕吐物、血凝块、泥土等。向前托起下颌，把舌拉出并将头转向一侧，窒息可以很快解除。

（2）I（infusion）：维持有效循环，指用输血、输液扩充血容量及功能性细胞外液，防止休克发生和病情恶化。使用动、静脉套管针迅速建立 2～3 条静脉通道，保证大量输液、输血通畅。及时维持有效的循环血量，使休克尽快得以恢复，为进一步专科救护赢得时间。

（3）G（guardianship）：观察伤情变化，观察记录伤病员的意识、瞳孔、呼吸、脉搏、血压、尿量、出血量、皮肤温度及伤情变化等，以助于判断伤情、估计出血量和指导救护。合并头部创伤后躁动不安的患者，可能提示为继发颅内血肿、脑疝的先兆，对这类患者应特别加强观察处置。

（4）C（control bleeding）：控制活动性出血，是伤病员早期急救护理的重要手段。对四肢开放伤及皮肤撕裂伤等有明显外出血的患者，迅速控制伤口出血。最有效的紧急止血法是指压法，即压住出血伤口或肢体近心端的主要血管，并及时用加厚敷料包扎伤口，简易夹板固定，并将伤部抬高，对减轻出血效果显著。

（5）F（follow）：密切配合医师进行诊断性操作，对有手术指征的伤病员，护理人员应做好配血、皮试、血气分析、备皮、留置胃管、尿管等术前准备，对无紧急手术指征的患者给予监护或一般观察。

（三）伤病员的转运

经过检伤分类并现场急救后，伤病员应该及时脱离出危险地带并转运到适当的医疗机构接受进一步的检查和治疗护理。

1. 灾害现场一般伤病员转运要求

（1）灾害救援讲究的是争分夺秒：快速转运是提高救援效率的重要环节。所以说，灾害救护转运应该迅速及时，当然迅速及时的转运需要在保证伤病员安全的前提下完成。

（2）伤病员转运顺序的安排基于检伤分类结果：伤病员的转运不同于日常运输，是一门科学。转运的目的是要更多的伤病员获得更好的救援机会。为了保证最大的救援利益，伤病员的转运顺序必须要给予检伤分类的结果，保证优质的救援资源用到最需要的伤病员身上。

（3）转运过程中持续监护：转运过程是救援工作的一部分，可认为是两个阶段救援的衔接。因此，在转运过程中要持续监护，保持治疗、护理的持续性，这是保证伤病员安全、减少伤残率、死亡率的重要工作。

2. 常见转运方式

（1）担架转运是最常见、对设备要求最低、机动性最好、最基础的转运方式。它几乎不受地形等的限制。但对救援人员的体力要求高，速度较慢，不太适合进行长途的转运。

（2）汽车转运是一种转运速度快的常见转运方式，目前使用极为普遍。

（3）火车转运较为舒适平稳，转运速度较快，但受技术及硬件条件限制，常只能作为伤病员从第一现场转运出后的后续转运措施。

（4）飞机是目前大型灾害救援中越来越多使用到的转运工具，具有速度快、效率高的特点，但需要的硬件条件要求较高。

（5）轮船转运的优点是较为平稳，但受风浪影响较大，速度较慢。

3. 灾害现场成批伤病员的转运

（1）转运前的准备：对于成批伤病员的转运，准备工作是非常重要的。在转运前必须由专业救援医护人员对所有伤病员进行仔细评估，通过检伤分类，明确整体情况，做出伤病员救治及转运的先后顺序计划，同时在评估的基础上对伤病员进行必要的急救治疗和护理，保持伤病情稳定，将转运风险尽量降到最低，应根据评估结果为伤病员选择恰当的搬运工具和转运方式。做好伤病情的评估后，还需要对转运物资进行评估和准备。在条件许可的情况下，应该根据伤病情评估结果准备齐转运中可能需要的急救药品、设备及伤病员在转运期间可能需要的生活用品等。最后确定方案。现场指挥筹划需要动用什么类型的、多少数量的转运工具，以及每个转运工具转运的目的地等。

（2）转运途中的持续监护与救护：为了完成伤病员的安全转运工作，途中持续高质量的监护和治疗是重要环节。

1）根据伤病员的伤病情和转运工作，妥善摆放伤病员的体位。

2）在转运过程中保持必要的救护措施如吸氧、静脉输液、保暖等的持续进行。并且动态评估伤病员的意识、呼吸及循环状况以及对救护措施的反应等。如有条件，可以使用如心电监护仪之类的设备更加准确严密地监测伤病员的病情变化。

3）转运途中对伤病员生活的照顾也是非常重要的环节，特别是对于长途、长时间转运来讲，在转运过程中伤病员同样会有进食、饮水、排便等生理需要。救护人员应该做好生活照顾的准备，以满足伤病员的需求。

4）在转运途中负责转运的护士应该积极与后方医院联络，详细汇报伤病员的伤情以及目前已经给予的处理，以便后方医院能够及时做好针对性的后续救援准备，保证灾害救援的"无缝隙化"。

（3）转运后的交接：当大批伤病员从灾害现场负责转运到后方医院时，负责转运的护士应该立即向后方医院负责二次检伤分类的护士或是院内救援指挥简明扼要地汇报本次转运的情况，做好交接并登记，同时介绍灾害现场的情况及动态。

4. 转运基本原则　　防颠簸，防窒息，防出血，防继发伤，保持合理的体位，加强监护，对症处理。

四、灾害重建期的健康管理

（一）灾害重建期常见健康问题

在灾害后重建阶段，多数居民可过上正常的生活，医疗机构也恢复到灾前的正常业务状态。但随着重建期的延长，无论是受灾者，还是救护人员都容易出现生理、心理上的健康问题。

1. 受灾者的健康问题　　在灾害发生之后，许多人会经历亲人的伤亡，或是自身也受到伤害，出现不同程度的情绪反应和身体症状。了解这些反应除了能够帮助受灾者自己摆脱困境外，还能适时鼓励其他的受灾人群，使其表达自己的情绪，避免压抑自己的想法，缩短身心复原的时间。受灾者常见的情绪反应包括害怕、无助感、悲伤及罪恶感、愤怒、重复回忆、失望、希望等。

2. 救援人员的健康问题　　灾害现场所有人员，包括救护人员，均会经历较大的心理冲击，其经历现场的严峻环境与灾民相同，加之超负荷的任务以及强烈的使命与责任感，成为典型的"第二受害者"，更能导致因灾害所致的种种创伤与后遗症，主要表现在四个方面：

（1）生理方面：头痛、头晕、失眠、入睡困难、睡后噩梦、体能下降、容易疲倦、呼吸困难、窒息感、发抖、消化不良等。

笔记栏

（2）认知方面：可能出现的认知反应包括感觉迟钝或过敏、注意力不集中、大脑反应迟钝、思考与理解困难、记忆力变差、否认、自责、罪恶感、自怜、不幸感、无能为力感、不信任他人等。

（3）情绪方面：在灾害的刺激下，个体总是会伴有明显的情绪变化，如悲观、愤怒、紧张、麻木、害怕、恐惧、焦虑等。

（4）行为方面：可能出现遇事情退缩、逃避、骂人、喜欢独处、常想起受灾情形、过度依赖他人、出现下意识动作、坐立不安、强迫、酗酒等异常行为；严重的甚至导致精神崩溃，出现自伤、自杀等异常行为。

如果一系列的心理反应过于强烈或持续存在，在原有的生物学因素基础上，就可能导致精神障碍，如急性应激障碍（ASD）、创伤后应激障碍（PTSD）、适应障碍、焦虑症、抑郁症等。另外，心理卫生专家指出，救援人员极可能因为长期参与救灾、持续接触尸体、过分与罹难者共情，而出现替代性创伤。替代性创伤是救援人员与创伤事件的生还者长期一起工作，对创伤经历感同身受所造成的。

（二）灾害重建期的健康管理内容

1. 为受灾者提供长期治疗护理服务和健康宣教　　在重建期，护士仍要继续关注受灾人群存在的健康问题，为灾后危重患者提供中长期护理，参与住院伤病员的救护护理。社区护士应通过巡诊、家庭访视等方式对有健康问题，但交通不便或生活不能自理的受灾者提供医疗护理上门服务与疾病管理，并对其进行疾病治疗和卫生防疫知识的普及和宣教，以提高社区居民防病自救的能力。

2. 公共卫生管理　　在重建社区内及时建立防御机动队和救助有效的防疫体系。社区护士需要协助从事卫生防疫工作的人员，早期识别与监控潜在的传染性和感染性疾病暴发事件，重点对经历暴雨、洪水的地区，尤其是对灾区食品、饮用水、下水道、卫生间和垃圾场等害虫容易繁殖的地方随时进行消毒，为生活在受灾区域的居民提供安全饮用水。

3. 传染性疾病管理　　社区护士督促本社区居民注意饮食与居住卫生，尤其要强调饭前便后洗手，一旦发现灾区出现高热或腹泻等可疑传染性疾病的患者，应立即报告相关部门，并及时对灾民居住的场所、地面、周围环境、卫生设施采取集中杀菌、杀虫等措施，并在卫生间周围配备洗手设备。

4. 预防接种　　主要对居住在集体场所的灾民和灾害地区卫生环境被污染及有感染可能性的居民进行相对应的疫苗接种，最常见的是给集体场所的小儿追加接种麻疹疫苗或对洪水淹没地区居民进行预防接种等，减少次生灾害的发生。

5. 促进沟通协调　　在整个救灾过程中，结合实际做好与各方面的沟通协调，使救灾工作达到事半功倍的效果。首先是领导、协调当地及来自其他地方的救灾人群。其次是有效使用应急通信设备，向有关部门报告灾情，并记录关于救灾之中、之后所进行的评估、干预、护理照顾和结果等，以利于灾害后有关政策的制定。再次，由于灾区医疗资源缺乏，需要当地志愿者和各国救援人员之间的相互支持与广泛合作，社区护士保持与其救灾部门或人员之间的沟通，在沟通过程中要尊重对方文化、风俗、宗教信仰等。

（三）灾害修复期的健康管理内容

灾后修复期除了给予伤员及其家属身体上的救治外，还需要根据受灾人群和救灾人员不同的心理需求，提供必要的心理健康管理，包括心理健康评估和心理干预，尤其是对弱势群体的关注，其中心理干预包括受灾者个体的心理支持、群体的心理支持两个方面。

1. 心理健康评估　　必要时社区护士参与伤员及家属的心理评估，填写心理状况表，确立重点干预对象，筛查心理应激综合征。常利用焦虑自评量表（SAS）、抑郁自评量表（SDS）对社区伤员心理健康进行评分。

2. 心理干预　　不仅仅是受灾人群，那些从事救护工作的救援队成员、志愿者等都可能受到严重的心理创伤，因此，应该根据不同人员的心理需求，提供相应的心理支持。

（1）个体的心理支持：主要包括 5 个阶段的心理支持。

1）第一阶段：保持镇静，是指让服务对象迅速离开受灾现场。

2）第二阶段：认识危机，是指让受灾者亲述受灾的经历和场景。

3）第三阶段：理解危机，是指为受灾者解释在灾害发生时经历的那种情况是正常的。

4）第四阶段：鼓励适应，是指救护人员指导受灾者做深呼吸等缓释紧张情绪的方法。

5）第五阶段：恢复或转诊，是指受灾者持续出现异常反应，应该督促其及时到医院精神科或心理门诊就诊。

（2）群体的心理支持：

1）弱势群体：老人、小儿等弱势人群很难适应灾害后状况，需要得到护理人员的特殊照顾，社区护士应为该类人群及其家庭提供日常生活及健康所需的各种支持，特别是对独居老人提供家政服务和健康管理。儿童对发生灾害的现实接受能力差，更容易受到心理伤害，所以在家或学校可能表现为行为异常，可通过接触、谈话、画画等方式，使他们表达感情，这将有助于恢复。在对其心理保护方面，需要注意以下几个方面：① 认真倾听，促进表达：鼓励并倾听儿童说话，允许他们哭泣，尽量不唠叨孩子，告诉孩子担心甚至害怕都是正常的，条件允许的情况下鼓励孩子玩游戏，还可以与其一起画画、讲故事等，确保有活动的空间，并准备好工具，通过运动来活动身体进而转换心情，减轻灾后不良情绪对身心造成的影响。② 多做解释，与其形成信赖与支持的关系：不要批评那些出现幼稚行为的孩子，这些暂时出现的"长大又变小了的行为"是儿童对突发灾难常见的心理反应。对孩子不理解、不明白的事情要用他们能够理解的方式解释。关心他们，贴近儿童的心灵，同时要给予希望，向儿童承诺，灾害会过去，政府会安排大人来帮助我们，帮我们重建家园。③ 及时发现：灾情重大的，受影响的孩子多，要及时发现问题，积极请求精神科医师的帮助，必要时进行救护，避免问题延续。④ 积极应对：成年人应尽量不要在儿童面前表现出自己的过度恐惧、焦虑等情绪和行为，及时处理自己的压力和调整情绪。成年人稳定的情绪、坚强的信心、积极的生活态度会使儿童产生安全感。另外，让儿童认识到日常生活中的压力状况，教会其一些自我减压法，如腹式呼吸法、渐进式肌肉放松训练、自律训练法等。对于减轻儿童的不安和焦虑情绪有积极作用。

2）救援人员：救灾工作的艰巨与繁重，使救援人员除身体上的疲劳外，心理上也承受着巨大的压力。因此，应重视救援人员的心理支持：① 配备合适的救援队成员：选用有经验的年长者，或者将年轻人与年长者交叉安排。② 提供准确信息：在突发灾难来临之际，救援人员虽身在现场，但也会因为不了解全局的信息而产生消极情绪。信息的透明可降低焦虑或恐慌程度，救援人员随时接收有关救灾的正面消息，有助于改善与消除其不良的情绪问题。③ 提供社会情感支持：亲属、战友、同事或朋友可为救援人员提供亲情、物质和信息上的支持，分担困苦和共渡难关。当突发灾难发生后，获得来自组织和外界的支持非常重要，认同救援人员在救援过程中累积的消极情感变化，及时给予安慰、同情、支持和开导，缓解其心理压力，使其产生被理解感和被支持感。④ 提供有益的应对方法：强制休息、强制娱乐、强行打断情感与事件的联系；鼓励其积极参与各种体育活动、读书学习等从而转移注意力；还可以教会其一些自我放松的心理学方法，如想象放松、肌肉放松等。

知识拓展

参与式社区风险管理

参与式社区风险管理是当前国际社区减灾的一种基本工具。其主张社区居民作为重要的参与主体有权参与应对灾害的决策及实施全过程；社区通过建立多元主体合作伙伴关系，沟通分享信息，制订减灾计划，整合资源，提高自救互救能力，形成共同应对灾害风险的机制，从根本上减轻灾害造成的损失。

社区减灾技术手段包括：危险源分析与制图、社区风险评估、制订减灾规划、建立社区伙伴关系、规划社区避难场所、统筹社区资源、加大社区减灾宣传培训。

笔记栏

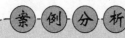

案·例·分·析

　　2017 年 8 月 8 日四川九寨沟发生大地震,巨大的落石从山上滚落,砸中一辆旅游大巴,该大巴共载客 21 人,其中 4 名人员受到了不同程度的损伤。

　　伤员 A:男性,35 岁,意识丧失,面色苍白,呼吸消失,颈动脉搏动消失。

　　伤员 B:女性,29 岁,意识不清,伴有呕吐,呕吐物为胃内容物。左颞部肿胀,呼吸 30 次/分,脉搏 120 次/min。

　　伤员 C:女性,10 岁,哭闹不止,左下肢有多处皮肤擦伤,呼吸 25 次/min,脉搏 106 次/min。

　　伤员 D:男性,45 岁,意识清楚,右侧大腿有较大的出血伤口,呼吸 20 次/分,脉搏 100 次/min。

　　【问题】

　　请根据各伤员的损伤情况,利用 START 预检分诊方法,对这些伤员进行检伤分类及相应的处理。

小　结

　　通过本章的学习,能够掌握灾害社区的现场救护原则、流程和预检分诊的判断依据、伤情识别卡各种颜色的含义、伤病员的救护与转运;熟悉现场医疗护理服务管理、社区灾害重建期和修复期的健康管理与护理;了解灾害的定义及分类、社区护士在灾害救护中的作用。

【思考题】

(1) 假如现在你是一名灾害现场工作的社区护士,你将如何快速地为受灾人员进行检伤分类呢?

(2) 社区护士在灾害救援不同阶段的作用有哪些?

(3) 如何科学判断受灾人员存在的健康问题及提供相应的心理干预措施?

(单　君)

笔记栏

第十一章

流行病学与社区疾病管理

流行病学（epidemiology）是人类在与疾病，特别是传染性疾病长期斗争过程中逐渐形成和发展起来的，研究人类疾病频率、分布及决定因素的一门学科，也是一种方法学。在社区护理中，可应用流行病学的方法评定社区人群的健康水平，对社区疾病如慢性病，尤其是传染性疾病进行管理。

第一节　流行病学在社区疾病管理中的应用

一、流行病学定义与作用

（一）流行病学的定义

流行病学英文"epidemiology"起源于希腊语中的 epi（在……之中或之上），demos（人群）和 logos（研究），可翻译为"研究人群中事件的学问"。随着社会和医学的发展，国内外流行病学者在流行病学发展的不同时期提出了相应的定义。

目前，我国较公认的流行病学定义是：流行病学是研究人群中疾病、健康和卫生事件的分布及影响因素，并研究防治疾病、促进健康的策略、措施及评价其效果的学科。该定义的基本内涵包括：① 研究的对象是特定人群，即具有某特征的所有人群，包括健康人和患者；② 研究的内容不仅是疾病，还包括健康状态、行为和伤害等相关的卫生事件；③ 研究的重点是疾病的分布及其影响因素；④ 研究的目的是预防、控制和消灭疾病，最终达到促进健康的目的。

（二）流行病学的作用

流行病学是一门应用性很强的学科，是开展医学研究的重要的方法学，不但是预防医学和公共卫生学的主干学科，也是临床医学、护理学等学科的重要基础学科。社区护士在掌握正确流行病学知识的基础上，应用流行病学的方法和理论分析社区人群健康问题，可为社区健康问题的诊断、措施的制定及护理效果的评价发挥积极的作用。

1. 描述人群疾病、健康状况及特征的变化规律　人群的疾病和健康状况有内在的发生、发展规律,流行病学通过描述疾病或健康状况在不同时间、地区和人群中的发生频率、分布特点,可对人群整体健康做出诊断;在制定相关防治策略、实施防治措施后,可应用流行病学方法对策略及措施的效果进行监测、评价。

2. 探讨疾病病因　　应用流行病学的原理和方法探索疾病病因是流行病学最主要的研究内容之一。自19世纪中叶流行病学形成以来,流行病学研究广泛应用于各类传染与非传染性疾病的病因学探讨中,如牛痘、霍乱等传染性疾病的病因及传播、预防方法的发现,吸烟与肺癌、输血与乙型肝炎、包皮过长与阴茎癌等慢性非传染性疾病病因的确定均是通过流行病学的方法逐步确认,其中对威胁人类健康的重要慢性非传染性疾病如高血压、糖尿病,其病因复杂、多样,目前还未能明确其发病原因,但仍可通过流行病学方法分析其发生发展过程及影响因素,确定重要危险因素,并以此为依据开展疾病预防、控制工作。

3. 了解疾病自然史　　疾病自然史(history of disease)是指疾病在群体或个体中自然发生发展和消长规律的整个过程,包括群体的疾病自然史和个人的疾病自然史。流行病学不仅关注具有疾病典型症状的患者,也关注处于潜伏期和(或)隐性感染者、病菌携带者,即流行病学研究中收集到的信息涵盖了从患者接触病原体到出现临床症状直至恢复或死亡的全过程。在社区护理工作中,运用流行病学的方法研究疾病在社区发生、发展及结局等信息,可为早期预防、发现疾病,并采取有效措施进行干预提供依据。

4. 疾病预防　　流行病学研究可发现疾病病因、危险因素及自然史等重要信息,可为根除疾病病因、降低危险因素、控制疾病发生发展及发生后蔓延等提供重要信息,从而预防疾病的发生、发展。

5. 卫生决策和评价　　流行病学以群体为研究对象,研究群体的健康问题、疾病及相关卫生事件。卫生管理部门应根据流行病学研究结果确定卫生服务重点、制定卫生服务相关政策,包括对干预措施实施结果的评价效果。社区护理人员作为卫生管理人员之一,也应掌握流行病学知识,从社区群体角度出发,正确分析社区群体存在的健康问题,做出正确的卫生决策,促进卫生服务的实施和利用,并运用流行病学方法评价卫生服务的实施效果。

二、疾病的"三间"分布

疾病的分布(distribution of disease)是指疾病在人群、地区和时间上的发生、存在和发展的规律,也称为疾病的"三间"分布。疾病的发生常随人群特征、地理特征及时间特征的不同而不同,通过对人群、地区及时间特征的分析,可以发现疾病的分布和流行特征。

(一)疾病的人群分布

年龄、性别、职业、民族、种族、家庭、婚姻等均属于人的特征,这些特征都可能影响人的疾病和健康。

1. 年龄　　疾病的发生与年龄有密切关系,在不同年龄阶段,由于生长发育、机体功能、免疫能力、外界环境及暴露致病因子等情况的改变,不同年龄组在疾病发生率及特征上存在差异。例如,婴幼儿由于免疫力低下,易罹患传染性疾病,百日咳、水痘、麻疹、腮腺炎等是儿童常见传染病;青少年和青中年,生命力旺盛,更多地参与各种社会活动,因此是意外伤害的高发人群;进入老年阶段后,随着免疫力下降及器官功能的减退,易罹患高血压、糖尿病、骨质增生、恶性肿瘤等。

2. 性别　　男女不同性别由于解剖、生理特点及内分泌代谢等的差异,在某些疾病的发生率与死亡率上也存在差异。例如,男性较女性强壮,从事户外工作及活动的机会多于女性,因此男性感染病原生物体的概率高于女性;此外,男性吸烟及饮酒的比例高于女性,因此,肺癌及肝硬化发生率在男性中更高;而由于内分泌水平不同,女性发生骨质疏松症、类风湿性疾病的概率明显高于男性。

3. 职业　　大量研究已证实,职业可影响人的健康。从事不同职业的人,暴露于不同的理化因素、职业环境和职业压力中,导致不同的与职业有关的疾病,通常称为职业病。例如,从事高空作业等户外工作者易发生坠落等意外伤害、硅沉着病与采石作业有关、间皮瘤多见于石棉从业者、畜牧业者易患布鲁分枝杆菌病等。

4. 种族和民族　　疾病在不同种族和民族中的发生及特点也存在差异。其可能与不同种族和民族间遗传、生活环境、社会文化、生活方式、宗教、习俗等有关。例如,白种人的乳腺癌发生率高而黑种人女性的宫颈癌发生率较高。

5. 家庭与婚姻　　家庭成员具有共同的遗传、饮食及生活方式,因此,与之相关的疾病如肥胖、高血压、糖尿病等有家庭聚集性;而婚姻作为重要的生活事件,往往对人的生活及心理健康产生较大影响,如离异者的全因死亡率高于未离异者,早婚和性伴侣多的女性宫颈癌发生率较高,女性中初孕年龄较迟者的乳腺癌发生率则较高。

（二）疾病的地区分布

不同地理位置和地区间致病危险因素分布和致病条件的差异导致不同疾病在不同地区间分布不同。

1. 不同国家间和同一国家不同地区间的分布　　由于地理位置不同,不同国家或者同一国家的不同地区具有不同的气候、土壤等特点而具有传播某些疾病的媒介而发生特有的疾病,如通过伊蚊叮咬传播黄热病毒引起的黄热病主要流行于非洲和南美洲,而在亚洲尚未见病例报道。此外,某些慢性非传染性疾病虽在各国家均可发生,但在不同国家的发生率及特点不同,如肠癌多见于欧洲、肝癌多见于亚洲。与此相似,在同一国家的不同地区间,由于致病因素、生活环境的理化特点、生物媒介的地理分布不同等原因,疾病的发生率及分布也不同,如我国血吸虫仅见于南方某些省份、鼻咽癌主要分布在以广东省为主的华南地区,肝癌则主要发生于东南沿海地区。

2. 城乡分布　　随着城市化进程的发展,城市和农村间在人口密度、生活设施、卫生条件、交通及道路状况、工业水平及人文及自然环境等方面存在差异,疾病的发生及分布也不同。城市人口密集、空气质量较差、生活及工作压力较大,心脑血管疾病的发生率高于农村;农村人口密度较小,不易发生呼吸道传染病的流行,但农村卫生条件差,肠道传染病流行的可能性高。

3. 地方性疾病　　一些传染性或非传染性疾病局限于某些具有特定自然环境和社会因素的地区并长期存在或发病率增高,称为地方性疾病或称地方病（endemic disease）。地方性疾病不需要从外地输入,长期居住于该地区的人群均有可能发病,其是否发病取决于个体对病因的易感性、暴露时间及暴露程度。地方性疾病根据其特点可分为 3 类:① 与自然条件如土壤、水质有关的自然地方性疾病;② 在某地长期存在的自然疫源性疾病,如脑炎、钩端螺旋体病;③ 与社会风俗和地区卫生条件有关的统计性地方性疾病。

（三）疾病的时间分布

疾病的时间分布是指疾病发生频率随时间的推移发生变化的现象,是疾病发生和流行的重要指标。通过研究疾病的时间分布,可了解疾病的发生、发展规律,从而分析疾病流行原因,判断疾病危险因素、可疑致病因素与疾病之间的关系,对制定疾病预防、治疗措施及评价防治措施的有效性具有重要意义。疾病的时间分布主要包括以下几个方面:

1. 短期波动（rapid fluctuation）　　又称时点流行,表示疾病在较短时间内的变化趋势,指在一个较短的时间段内（几天、几周或几个月）内,一个较大的人群中某病的发生数量突然增多的现象。短期波动的出现可能与大多数人在短时间内暴露于相同致病因素有关,由于致病因素特性、个体接触致病因素的时间及数量等存在差异,因此发病先后不同,但一般在最短潜伏期和最长潜伏期内发病而出现短期内的突然增多。暴发也表示疾病在短时间内的变化趋势,但暴发主要用于描述少量人群内的疾病短期波动现象。

2. 季节性（seasonal variation）　　指疾病在每年一定季节内发生频率升高的现象。疾病的季节性主要有两种表现形式。

（1）季节性升高:疾病在一年四季内均可发生,但在某一季节发生率增高。例如,肠道传染病多发于夏秋季节、呼吸道传染病多发于冬春季节、消化性溃疡多发于冬春和秋冬、心脑血管疾病高发于冬季等。

（2）严格季节性：疾病只在一年中的某个特定季节发生。严格季节性疾病常见于经吸血节肢动物传播的传染性疾病。例如，北方地区的流行性乙型脑炎只在夏秋季节发生，在其他季节则不出现。

3. 周期性（periodicity）　　指疾病的流行具有相当规律的时间间隔，即每隔若干年出现一个流行病高峰的现象。许多传染性疾病都具有周期性规律，如流行性感冒在每 10～15 年出现一次周期性流行。但疫苗广泛应用以来，某些传染性疾病的周期性出现了变化，如麻疹疫苗应用以来，麻疹发生率降低，周期性也随之消失。

4. 长期趋势（secular trend）　　又称长期变异，指在相当长的一段时间内（几年、十几年或几十年），疾病临床表现、发病率、死亡率发生变化的情况。长期趋势的出现与病因、病原体特性、机体免疫力、诊断技术及防疫措施等的变化有关。例如，随着卫生条件及防疫措施的改善，多数传染性疾病的发病率与死亡率呈明显下降趋势，而由于生活方式的改变，高血压、糖尿病、冠心病、肥胖等慢性非传染性疾病则呈显著上升趋势。

三、流行病学方法在社区护理中的应用

社区护理以社区为基础，通过社区护理起到预防疾病、保护健康和促进社区健康的作用。社区护士在工作中，根据社区护理的特点，可将流行病学应用在以下几个方面。

（1）收集公共卫生资料，监测社区健康、建立社区健康档案。社区护士调查社区居民基本资料、健康信息的过程均属于流行病学的方法。

（2）根据社区人群的健康资料，运用流行病学的方法分析影响社区健康的因素或可能的相关原因，制定适宜的护理干预措施和手段。

（3）应用流行病学方法，收集社区护理干预的结果指标，并评价社区护理的有效性。

第二节　社区健康水平的测定

一、社区疾病管理中常用的流行病学方法

流行病学研究以观察法、实验法和数理法为其基本。它以医学为主的多学科知识为依据，利用观察和询问等手段来调查社区管理人群中的疾病和健康状况，描述频率和分布，通过归纳和分析提出假设，进而采用分析性研究检验假设，最终通过实验性研究来证实，由此形成一个完整的流行病学调查研究。在对疾病的发生规律了解清楚之后，还可以上升到理论高度，用数学模型预测疾病。根据设计类型，社区疾病管理常用的流行病学研究方法可分为描述性研究、分析性研究、实验性研究和理论性研究。

（一）描述性研究

描述性研究（descriptive study）又称描述流行病学，是流行病学研究工作的起点，也是其他流行病学研究方法的基础。通过利用已有数据或专项调查所得的资料，按照不同地区、不同时间及不同人群特征分组，描述一个社区人群疾病或健康状态或暴露因素的分布情况，在此基础上进行比较分析，获得疾病三间分布的特征，进而提出病因假设。描述性研究主要包括现况研究和筛查两种。

1. 现况研究（existing circumstances research）　　现况研究是在某一特定时间对一定范围内的特定人群进行调查，收集资料并描述这一人群的特征及疾病或健康状况的研究。从观察时间上来说，其所收集的资料是在特定时间内发生的情况，不是观察过去或者追踪将来的暴露或疾病情况，故又称为横断面研究（cross-sectional study）。现况研究具有不同于其他研究的显著特点，包括研究开始时不设立对照组，但在资料分析阶段可根据暴露的状态或是否患病的状态进行分组。研

究关心的是某一特定时间人群的疾病与暴露情况及其之间有无关联。现况研究是在一个较短的时间内进行,所调查的疾病与暴露同时存在,难以做出因果推断,仅为建立因果联系提供线索,是描述性研究的基础。根据研究范围的不同可将现况研究分为普查和抽样调查。

(1)普查:即全面调查,指根据调查目的在特定时间点或时期,对某一范围内的全部人群进行的调查。普查的优点是调查对象为全体人群,不存在抽样误差,并且可以同时调查人群中的多种疾病或健康状况的分布情况,发现人群中的全部病例,有利于实现早期发现、早期诊断、早期治疗,如妇女的宫颈癌普查。缺点是不适用于患病率低且诊断手段复杂的疾病,由于工作量大不易细致,容易漏查,调查费用往往较高,耗费较大的人力、物力资源。

(2)抽样调查:是指通过随机抽样的方法从全体目标人群中抽出一个具有代表性的样本进行调查,用样本的信息来推断总体的特征。与普查相比,抽样调查具有节省时间、人力和物力资源,同时由于调查范围缩小,便于执行,调查工作易于做到细致等优点。因此,在实际工作中应用较为广泛。需要注意的是,抽样调查在调查的设计、实施与资料分析阶段更加复杂,调查资料的重复或遗漏不易察觉。

2. 筛查(screening) 是运用快速、简便的试验、检查或其他方法,将那些可能有病或缺陷,但表面健康的个体与可能无病的人鉴别开来。它是从健康人群中早期发现可疑患者的一种措施,并不能作为疾病的诊断。筛查主要有 3 个目的:① 确定高危人群,积极采取措施,预防或延缓疾病的发生,实现一级预防。② 对于表面健康但可能有病的个体进行确诊和早期治疗。③ 识别疾病的早期阶段,有助于了解疾病的自然史。

(二)分析性研究

分析性研究(analytic epidemiology)主要用于检验或验证某些因素与疾病之间的关联性或因果关联,是病因研究的主要方法。最常用的是队列研究和病例对照研究两种。

1. 队列研究(cohort study) 是根据一个特定人群中是否暴露于某个危险因素或不同的暴露水平分为若干组,随访观察一段时间,比较各组之间某病发病率或死亡率的差异,又称前瞻性研究、发生率研究、随访研究及纵向研究等。与病例对照研究相比,其检验病因假设的效能优于病例对照研究。因此,队列研究在病因研究中应用广泛,是分析性研究中的重要方法之一。队列研究的基本特点包括:① 研究中的暴露不是人为给予的,是客观存在的,这是有别于实验研究的一个重要方面。② 必须在设计之初设立对照组,在分析阶段中与暴露组进行比较。③ 研究一开始就确立了研究对象的暴露状况,而后探求暴露因素与疾病的关系,即"由因到果"。

队列研究可以直接获得暴露组和对照组人群中的发病或死亡率,可计算出反映疾病危险程度的频率指标,充分分析暴露的病因作用;不仅有助于了解人群疾病的自然史,有时还可能获得多种预期以外的疾病结局资料,分析一因多果的关系。但缺点是不适于研究发病率很低的疾病病因研究,由于随访时间较长,研究耗费的人力、物力和财力较多,研究对象不易保持依从性,容易造成失访。

2. 病例对照研究(case control study) 是以确诊的、患有某特定疾病的患者作为病例组,以不患有该病的个体作为对照组,调查收集两组对象既往各种可能的危险因素的暴露情况或暴露水平,比较两组人群中各因素暴露频率的差异,以研究该病与暴露因素关系的一种观察性研究。

病历对照研究相对于队列研究更省时、省力、省钱,并且较易于组织实施,并且可以同时研究多个暴露因素与某种疾病的联系。研究是从果到因,回顾调查容易产生回忆偏倚,暴露与疾病的时间先后顺序常难以判断,因此论证因果关系的能力较队列研究弱。

(三)实验性研究

实验性研究(experimental study)是以人群为研究对象,将研究对象随机分为实验组和对照组,实验组给予干预措施,随访一段时间后,观察并比较分析两组之间结局效应的差异,判断干预措施的效果。例如,为了评价新型流感病毒疫苗株的流行病学效果,将社区分为疫苗接种区和对照区,接种区人群施行疫苗接种,随访一段时间比较两组人群流感发病率的差别。

笔记栏

实验性研究具有以下4个基本特点：① 实验性研究是干预在前，效应在后，所以属于前瞻性研究。② 一般要求实验性研究采用随机方法将研究对象分配到实验组和对照组，使实验组和对照组的基本特征达到均衡可比。③ 与观察性研究的一个根本的不同点是实验性研究具有干预措施，研究者为了研究目的而将干预措施加于研究对象。

根据研究目的和研究对象的不同，可把实验性研究分为临床试验、现场试验和社区试验3类。

1. 临床试验临床试验(clinical trial)　是最常用的实验性研究，研究场所主要设在医院或其他医疗服务环境，它是以患者为研究对象，不仅用于评价药物疗效、治疗方法的效果或药物不良反应的研究，同时也可用于评价某一检查方法的真实性、可靠性和临床应用价值。随机、对照、重复、客观、多中心和符合伦理道德是临床试验设计的基本原则。

临床试验设计和实施过程中应注意：① 患者具有较好的依从性，良好的依从性是真实反映治疗效果的重要条件之一。② 临床不一致性，在试验实施过程中，由于检查者的经验不同，被检查者的生理、心理反应不同，检查的仪器、方法、试剂方面的不同，而造成的结果不一致性。③ 临床疗效试验的安慰剂效应比较明显，因此设置合理的对照很重要。安慰剂对照只是在没有标准有效疗法时使用。

2. 现场试验现场试验(field trial)　研究场所设在某一特定环境，研究对象与临床试验有所不同，以未患所研究疾病的自然人群作为研究对象。其常用于评价疾病预防措施的效果，所以又称为预防试验。现场试验研究时间长，受控条件差，但研究对象处于真实环境中，外推普遍性好。

3. 社区试验社区试验(community trial)　是指以社区整体人群为观察对象，对某种预防措施或方法进行考核或评价，也称为社区干预项目(community intervention program，CIP)。例如，评价饮水中加氟预防龋齿的效果，将氟统一加入到当地饮水系统中，使整个研究地区的人群饮用，而不是分别给予每一个体。社区试验与现场试验二者之间的区别在于现场试验接受干预的基本单位是个人，而社区试验接受干预的基本单位是整个社区或某一人群中的亚群。

有时干预的对象不是整个社区而是比较小的群组。例如，饮食的干预可能以家庭或家族为单位，环境的干预可能以办公室、工厂或居民楼等为单位，这种试验称为群组试验(cluster group trial)。

（四）理论性研究

理论流行病学(theoretical epidemiology)，又称流行病学数学模型(mathematical model)，它使用数学公式明确、定量地表达病因、宿主和环境之间构成的疾病流行规律，同时从理论上探讨不同防治措施的效应。其不仅通过数学模型的抽象研究，可了解在不同情况下疾病的流行状况，进一步认识流行机制，并且运用模拟计算预测疾病发生的流行趋势，可选择适当的防治对策，评价控制方案和措施。

二、社区护理中常用的健康指标

社区护理工作的评价主要由描述疾病分布特征的指标来反映。这些指标通常是从卫生保健的角度研究人群与卫生事业发展的相互关系，也是了解人群健康水平的重要依据。

（一）率、比及构成比基本概念

1. 率(rate)　是指在一定条件下某现象实际发生数与可能发生该现象总数之比，用来说明某现象发生的频率和强度，故也称频率指标，以百分率、千分率、万分率等为比例基数。分子和分母代表的是同一人群，分子是分母的一部分。其计算公式为

$$率 = \frac{某现象实际发生数}{可能发生该现象的总数} \times K$$

$$K = 100\%、1\,000‰或10\,000/万……$$

2. 比(ratio)　亦称相对比，是指两个有关联的指标之比。两个指标性质可以相同，如男女性

别比,也可以性质不同,如每千人口的病床数是病床数与人口数之比。简单来说,比是一个数值除于另一个数值,率属于比,但比不一定是率。其计算公式为

$$比=\frac{A}{B}\times100\%$$

3. 构成比(proportion)　　表示事物内部各组成部分所占的比重,通常以百分率为比例基数。其公式如下:

$$构成比=\frac{事物内部某一组成部分的数值}{事物内部各组成部分数值的总和}\times100\%$$

(二)常用的疾病频率测量指标

社区流行病学研究工作的起点之一是描述疾病事件在人群中出现的频率,从而反映疾病对人群的危害程度,判断疾病的分布规律,为合理地制定疾病的预防和控制策略及措施提供科学依据。常用的疾病频率测量指标包括:

1. 发病频率测量指标

(1) 发病率(incidence rate):表示在一定时期内,某特定人群中某病新发病例出现的频率。

$$发病率=\frac{一定时期内某人群中某病新发病例数}{同时期观察人群数}\times K$$

可根据所研究的疾病病种及研究问题的特点决定观察时间单位,通常以年来表示。

1) 需要注意的几个问题:分子是一定时期内某病的新发病例数,如果在观察期间内一个人多次发病时,则应该当作多个发病例数计算,如流感、腹泻等。对发病时间难以确定的疾病以第一次诊断该病时间作为发病时间,如恶性肿瘤、精神病等。分母中的观察人群数是指在观察时期内有可能发生该病的人群,对于那些不可能发生,如因免疫接种或已经感染过某传染病而获得免疫力者,不应计入分母内。

发病率可按人群不同特征(如年龄、性别、职业、民族、婚姻状况、种族等)进行计算,称为发病专率。在比较不同资料的发病率时,应考虑性别、年龄等不同特征的构成,进行发病率的标化或使用发病专率。

2) 应用:发病率是表示人群发病危险性大小的直接指标,可用作描述疾病的分布,通过比较不同人群的某病发病率来帮助确定可能的病因,探讨发病因素,提出病因假说,评价防治措施的效果。

(2) 罹患率(attack rate):指在某一局限范围内,短时间的发病率,同样是测量新发病例的指标,通常在小范围,短时间内的流行中使用,如食物中毒、传染病等暴发流行情况。观察单位一般为日、周、月。

(3) 续发率(secondary attack rate, SAR):也称二代发病率,指在某传染病最短潜伏期到最长潜伏期之间,在一个小范围集体内(病房、托儿所、幼儿园、家庭、集体宿舍、食堂等)易感接触者中二代病例占所有易感接触者总数的百分率。其公式如下:

$$续发率=\frac{潜伏期内易感接触者中二代病例人数}{易感接触者总人数}\times100\%$$

1) 需要注意的问题:某集体或家庭中第1个病例称为原发病例,此病例后,在该病潜伏期内因受原发病例感染而发病的病例称为二代病例(分子)。在进行续发率的计算时应注意将原发病例从分母中去除,那些在集体或家庭之外感染的,或者在潜伏期之外感染的病例均不应计入二代病例中。

2) 应用:续发率是反映传染病传染力强弱的指标,续发率高,则传染力强,反之则弱。可用于分析不同因素对传染病传播的影响,也可用作卫生防疫措施效果的评价指标。

笔记栏

2. 患病频率测量指标

（1）患病率（prevalence）：也称现患率或流行率，是指某一特定时间内人群中某病新旧病例所占的比例。分子为规定的观察时期内患某病的新旧病例数，分母为被观察人群的人口数。患病率按照观察时间的不同分为时点患病率（point prevalence）和期间患病率（period prevalence）。"时点"在理论中是没有时间长度的，但实际工作中一般要求以不超过一个月为宜。超过一个月通常为期间患病率。

$$时点患病率=\frac{某一时点某人群中现患某病新旧病例数}{该时点被观察人数}\times K$$

$$期间患病率=\frac{某期间某人群中现患某病新旧病例数}{该期间被观察人数}\times K$$

$$K=100\%、1\,000\%\text{或}10\,000/\text{万}\cdots\cdots$$

1）患病率与发病率、病程的关系：患病率与发病率既有区别又有联系，患病率的分子为某特定时期内某观察人群中新旧病例数，而发病率的分子为人群中的新发病例数，二者应区分开来。患病率的大小取决于发病率的大小和病程的长短。当某地某病的发病率和病程在相当长时间内保持稳定时，患病率=发病率×病程。因此患病率的变化可以反映发病率的变化或疾病结果的变化或两者兼有。例如，某病的发病率升高，引起观察时期内现患病例的增加，导致患病率升高。

2）应用：患病率是描述性研究常用的指标，通常用来反映病程较长的慢性病的流行情况及其对人群健康的影响程度。也可反映某疾病负担的大小，如果某一地区某疾病患病率高，则表明对人群健康的影响大，疾病负担也相应较大。可利用患病率指标指导医疗设施规划、卫生设施及人力的需求量、医疗费用的投入等。

（2）感染率（prevalence of infection）：是指在某个人群中某病现有感染者人数所占的比例，可分为现状感染率和新发感染率，前者与患病率相似，分子为新旧感染者人数，后者类似发病率，分子为新发感染者人数。某些传染病感染后不一定发病，可通过检出病原体或血清学抗体或其他方法判断是否感染。

$$感染率=\frac{调查时某病感染者人数}{调查时受检人数}\times K$$

$$K=100\%$$

感染率是评价人群健康状况的常用指标，也可为制定传染病或其他疾病防治措施提供依据。感染率在流行病学工作中应用广泛，特别是在那些有隐性感染、病原携带的调查中较为有用，如结核病、乙型肝炎、寄生虫病等。

（3）残疾率（prevalence of disability）：指在一段时间内实际存在的残疾人数占调查总人数的比率，一般以每百（或千、万、十万）人中存在的残疾人数表示。它也作为评价人群健康状况的常用指标之一。

$$残疾率=\frac{残疾人数}{调查人数}\times K$$

$$K=100\%、1\,000\%\text{或}10\,000/\text{万}\cdots\cdots$$

3. 死亡频率测量指标

（1）死亡率（mortality rate，death rate）：指在一定时期内，某调查人群中死于某病的人数所占的比率。其分子为观察期内死亡人数，分母为观察期内特定人群的平均人口数（常用年中人口数表示）。

$$死亡率=\frac{某期间内死于某病的人数}{同时期该人群平均人口数}\times K$$

$$K = 100\% \text{、}1\ 000\text{‰或}\ 10\ 000/万\cdots\cdots$$

一般情况下老人和婴儿的死亡率较高，男性死亡率高于女性，因此在比较不同地区的人口死亡率，应注意所比较资料的人口构成是否齐同，如不一致，需将死亡率进行调整（标化）后再作比较。死亡率常用于衡量一个地区人群某病死亡危险性大小的指标，它不仅可以反映一个地区不同时期的居民健康状况，也可为当地卫生保健工作的需求和规划提供科学依据。

（2）死亡专率（specific death rate）：死亡率按不同年龄、性别、民族、职业、婚姻状况等特征分别计算，称为死亡专率，此时分母的人口数应与分子的人口数相对应。常用的死亡专率指标包括围生儿死亡率、婴儿死亡率、5 岁以下儿童死亡率、孕产妇死亡率。

1）围生儿死亡率（perinatal mortality rate）是指从妊娠 28 周（胎儿或新生儿出生体重达到 1 000 g 及以上或身长达到 35 cm 及以上）至出生后 7 天以内的胎儿或新生儿的死亡频率。围生儿死亡率是衡量妊娠前、妊娠期、产前、产后保健工作质量的指标之一。

2）婴儿死亡率（infant mortality rate）指某年活产儿中未满 1 周岁婴儿的死亡频率，是反映婴儿保健工作及人群健康状况的重要指标之一。

3）5 岁以下儿童死亡率（child mortality rate under age 5）指某年中未满 5 岁儿童死亡数占同年活产儿总数的比率。

4）孕产妇死亡率（maternal mortality rate）指某年中由于怀孕和分娩及并发症造成的孕产妇死亡人数与同年出生活产数之比。孕产妇死亡率同样是评价人群健康状况的重要指标，也可以评价妇女保健工作。

（3）病死率（case fatality rate，CFR）：指某一时期内患某病者因该病死亡的人数占总患病人数的比例。

$$病死率 = \frac{某时期内因某病死亡人数}{同期患该病的人数} \times 100\%$$

病死率通常多用于急性传染病，可说明一种疾病的严重程度，也可反映一个医疗单位的医疗水平和质量。病死率的分母是患某病的总人数，而死亡率的分母是特定人群的人口数，在使用时需注意二者的区别。

（4）生存率（survival rate）：又称存活率，是指患某病的患者（或接受某种治疗）经过若干年随访后，尚且存活的人数所占的比例。生存率反映了疾病对生命的危害程度，也可以用于评价某种治疗的远期疗效。

$$生存率 = \frac{随访满\ n\ 年尚存活的病例数}{开始随访的病例数} \times 100\%$$

（5）死因构成比及死亡顺位：死因构成比（proportion of dying of a specific cause）指全部死亡人数中，死于某种死因者所占比例，说明各种死因的相对重要性。死亡顺位是指按各类死因构成比的大小由高到低排列的位次。

4. 生命质量评价指标

（1）潜在减寿年数（potential years of life lost，PYLL）：是指某年龄组某病人群死亡者的期望寿命与实际死亡年龄之差的总和，即死亡所造成的寿命损失。PYLL 是人群疾病负担测量的一个直接指标，也是评价人群健康水平的一个重要指标，可用于计算并比较各种不同原因所致的寿命减少年数；可用于估计导致某人群早死的各种死因的相对重要性，为确定不同年龄组的重点防治疾病提供科学手段。

（2）伤残调整寿命年（disability adjusted life year，DALY）：是指从发病到死亡所损失的全部健康寿命年，是一个定量计算因各种疾病造成的早死或残疾所导致健康寿命年损失的综合指标。DALY 有助于判断严重危害一个地区人群健康的主要疾病和卫生问题，为确定防治重点提供重要

笔记栏

依据,可用于对现有实施的卫生政策措施进行初步评价,测定医疗卫生干预措施的效果。DALY还可进行成本效益分析,研究不同病种、不同干预措施、挽回一个DALY所需的成本,使有限的卫生资源发挥更大的挽回健康寿命年的效果。

第三节　社区流行病学管理

传染病流行病学是研究传染病在人群中的分布及其影响因素,并研究制定预防、控制和消灭传染病策略与措施的科学。随着社会的进步、经济的发展、生活条件的改善和医疗水平的提高,许多传染病的发生得到了有效控制,发病率和死亡率在逐渐下降,但是由于发生很多新的社会问题,如人群耐药性增加、人口流动频繁、一些新传染病正在不断地发生并严重威胁人类的健康。因此,社区护士在了解传染病的病因、传播过程、流行规律等基础知识的同时,必须学好传染病流行病学管理,做好疾病的有效预防与控制。

一、传染病的传播途径及预防

(一) 传染病的传播途径

传播途径是指病原体从传染源排出体外后,在外界环境中可暂时存活,经历一定传播方式,最终侵入易感者体内的全过程。各种传染病可以通过一种或多种传播途径进行传播。一般可分为以下几种:

1. 经空气传播经空气传播(airborne transmission)　　是含有病原体的飞沫或飞沫核,或者干燥后以尘埃的形式,经易感者吸入后感染的途径,如流感病毒、结核杆菌及芽孢等病原体。

其传播的主要流行特征包括:① 传播途径容易实现,传播广泛,容易形成暴发或流行;② 在未经免疫预防的人群中,疾病流行呈现周期性;③ 冬春季节多发;④ 流行强度与居住环境和人口密度有关。

2. 经水传播经水传播(waterborne transmission)　　是指易感者经饮用含有病原体的水源或接触疫水后感染的途径,如伤寒、霍乱、血吸虫病等均由此途径传播。

经饮用水传播传染病的流行特征包括:① 病例分布与供水范围一致,有饮用同一水源史;② 发病无年龄、性别、职业的差异;③ 如果水源经常受到污染,则病例长期不断地发生;④ 水源经过消毒、净化后,或者停止饮用污染水源,暴发或流行即可平息。

经疫水传播传染病的流行特征包括:① 病例有接触疫水史;② 发病有职业分布特点,以捕鱼、收割等为职业的人群接触机会较多,病例常发生在雨季或收货季节;③ 大量易感人群进入疫区,接触疫水,可引起暴发或流行;④ 加强个人防护、对疫水采取措施后,可以控制疾病的发生。

3. 经接触传播经接触传播(contact transmission)　　指易感者与传染源直接接触或接触了被传染源排泄物或分泌物污染的物品而导致的传播,可分为直接接触和间接接触传播。例如,性病、艾滋病的传播属直接接触传播,许多肠道传染病、体表传染病可通过间接接触传播。

其流行特征包括:① 多以散发为主,家庭及同住者间可形成传播;② 流行过程相对缓慢,无明显的季节性;③ 个人卫生习惯不好的人群或卫生条件较差的地方发病较多;④ 如果严格管理传染源及改善卫生条件,可以减少疾病的发生。

4. 经食物传播经食物传播(foodborne transmission)　　指当食物本身有病原体或受到病原体污染时引起传染病的传播方式。许多肠道传染病、某些寄生虫病、少数呼吸系统疾病为此传播方式。

经食物传播的传染病流行特征包括:① 患者有进食相同污染食物的历史,不进食者不发病;② 一次大量污染可形成暴发流行;③ 停止供应污染食物后,暴发或流行即可平息。

5. 经土壤传播经土壤传播（soilborne transmission）　　指易感人群接触了被病原体污染的土壤所致的传播，如一些肠道寄生虫（钩虫、蛔虫）及能形成芽孢的细菌（破伤风、炭疽）等。一种传染病是否经土壤传播主要取决于病原体在土壤中的存活时间、人与土壤的接触机会及个人卫生习惯等，如破损的皮肤容易感染破伤风。

6. 虫媒传播虫媒传播（vector transmission）　　是以节肢动物作为媒介传播病原体而造成的感染，可分为机械携带和生物性传播。机械携带是易感者接触了经节肢动物反吐和粪便将病原体排出污染的食物或餐具。生物性传播是体内带有病原体的吸血节肢动物叮咬易感者，造成易感者感染。

虫媒传播的传染病流行特征有：① 具有地区性特点，病例分布在有传播该病的节肢动物分布的地区；② 具有明显的季节性；③ 分布与职业及年龄相关；④ 一般人与人之间不相互传播。

7. 医源性传播医源性传播（nosocomial transmission）　　指在医疗、预防工作中，由于未严格执行规章制度或违反医疗操作规程，人为造成某些传染病的传播。

以上 7 种传播途径均是病原体在外界环境中借助于一定的传播因素而实现人与人之间的相互传播，故可统称为水平传播（horizontal transmission）。

8. 垂直传播垂直传播（vertical transmission）　　是指受感染的母体将病原体传给子代的传播，也称为母婴传播。传播方式可分为以下 3 种：

（1）经胎盘传播：受感染的孕妇通过胎盘血液将病原体传给胎儿引起的感染，如乙型肝炎、艾滋病和梅毒均可通过此传播途径感染。

（2）上行性传播：病原体从孕妇的阴道通过子宫颈口抵达绒毛膜或胎盘引起的宫内感染，如葡萄球菌、白色念珠菌等均可通过上行性传播给胎儿。

（3）分娩时传播：分娩过程中胎儿在通过严重感染的孕妇产道时所受到的感染。

（二）传染病的预防

传染病的预防措施包括保护易感人群、切断传播途径、控制管理传染源和监测管理疫情。

1. 保护易感人群

（1）加强宣传教育、提高群众自我保护意识。健康教育是传染病预防措施中最经济有效的方法之一，特别是在社区疾病管理过程中，社区护士应以社区卫生服务为依托，采取多种宣传方式，帮助社区居民建立健康的生活方式，掌握有关传染病的预防知识，如流感流行期间，居室要加强开窗通风，避免与鼠类及排泄物或分泌物接触可预防某些自然疫源性疾病，安全性行为知识与艾滋病的预防等。

（2）提高人群免疫力。通过免疫接种提高人群的主动或被动特异性免疫力，是预防、控制甚至是消灭传染病的重要措施。接种减毒活疫苗、灭活疫苗、类毒素等之后可使机体产生特异性抗体，称为人工自动免疫；接种免疫血清、免疫球蛋白后可使机体被动获得特异性免疫力而受到保护，称为人工被动免疫。少数传染病可通过被动免疫进行预防，如白喉发生时，接种白喉抗毒素和白喉类毒素，使机体迅速获得特异性抗体的同时，产生持久的免疫力。近年来，对我国对计划免疫工作的重视程度在不断的加强，每年所投入人力和物力资源都在不断加大。在实施社区免疫规划接种的过程中，要求护理人员应该不断地积累相关工作经验，熟练专业操作技能，以促进和维护社区人群健康。

2. 切断传播途径

（1）注意卫生行为习惯：平时养成良好的卫生习惯、规律的生活制度，如饭前便后注意卫生预防肠道传染病，改变不安全性行为，使用安全套预防性传播疾病，野外作业人群注意穿戴防护器具预防虫媒传染病。

（2）改善卫生条件：社区环境的保持和改造是控制许多传染病的有效措施，如整顿环境，清理卫生死角、及时清除生活和建筑垃圾、铲除杂草及不乱堆杂物等。消灭老鼠和蚊虫栖息场所是针对目标疾病常见的卫生措施。保护水源，防止污染，实施标准修建公共厕所、垃圾粪便的无害化处理场所和污水、雨水排放处理系统等公共卫生设施,加强对饮用水的卫生管理,建立必要的卫生管理制度。

3. 控制管理传染源　　针对传染病的流行,社区卫生服务机构应及时发现可疑的传染源,一旦确诊,对患者或病原携带者要做好必要的隔离措施与治疗,直至相关医疗单位证明其不具有传染性时方可恢复工作。对受传染病病原体污染的污水、污物、粪便、室内空气等物品依照有关规定进行严格消毒处理。对被病原体污染或者来自疫区可能被病原体污染的家畜家禽,动物皮毛、旧衣物及生活用品等必须按照卫生防疫机构的要求进行必要的卫生处理。

4. 监测管理疫情　　社区卫生机构根据《突发公共卫生事件与传染病疫情监测信息报告管理办法》及传染病的流行特征和流行规律等制订针对性的监控方案,根据制订的监控管理方案指导医务人员准确、及时地整理并上报掌握的医学观察结果、最新研究资料等监测信息。

二、传染病家庭访视管理内容

当社区出现传染病病例时,社区护士应对法定传染病患者进行家庭访视及时掌握病人病情,并采取有效措施控制传染病的传播。

(一) 传染病家庭访视的时间和内容

1. 初访　　社区护士应在接到传染病疫情报告的 24 h 内对传染病患者进行首次家庭访视。主要内容为确认传染病诊断,调查并明确传染源,判断流行趋势;采取有效措施控制传染源、切断传播途径,并对家庭成员进行疾病相关知识和技能指导,防止传染病的蔓延。同时,还应填写相关护理文件,并做好访视记录。访视结束后,应按《传染病信息报告管理规范》要求及时上报。

2. 复访　　根据传染病的潜伏期、病程,不同传染病复访时间不同。一般情况下,第 1 次复访安排在发病后 3~10 d,第 2 次复访安排在发病后 40 d 左右。此外,对于转为慢性病的患者,还应每年进行 1~2 次复访。主要内容为了解患者病情发展及康复情况,并对与患者密切接触人群进行调查了解传染病的控制情况;了解患者及家庭对传染病的预防及控制情况;了解传染病相关防疫措施的实施情况。访视结束后应做好访视记录,确定是否需要复访、复访时间及内容。

(二) 社区常见传染病家庭访视的要求和内容

1. 社区结核病患者的家庭访视　　结核病是我国重点防治的传染病,属于乙类传染病。社区护士应在接到结核患者疫情信息 3 天内进行初次家庭访视,并根据情况制定、开展复访。

(1) 了解疾病相关情况:对结核患者的初次访视应根据疾病特点,调查、分析患者的传染途径并制定适宜、有效的护理管理措施;填写结核病管理相关表格,存入健康档案,并按要求向上一级卫生管理部门汇报。

(2) 进行日常生活指导

1) 居住环境通风良好,定期消毒。

2) 注意补充营养,可适当增加蛋白质的摄入,以补充疾病消耗。

3) 患者餐具、卧具独立使用,餐具可煮沸消毒,卧具可置于阳光煤曝晒消毒。

4) 外出时应佩戴口罩,打喷嚏时应用双层纸捂住口鼻;需要吐痰时,应将痰液吐于纸中,并进行焚烧处理。

5) 戒烟戒酒,避免被动吸烟。

(3) 进行治疗和康复指导

1) 督促患者早期、全程、规律遵医嘱用药,对患者进行疾病相关健康教育,提高患者治疗依从性。

2) 指导患者定期复查,及时进行 X 线检查及痰液检查,并注意监测药物副作用,定期检查听力、肝、肾功能。

3) 对家属进行疾病健康教育及健康管理,指导家属定期到结核病防治机构进行相关检查;未接

笔记栏

触过结核分枝杆菌的新生儿、儿童应进行卡介苗接种。

2. 社区病毒性肝炎病人的家庭访视　病毒性肝炎发病率高，流行范围广，传染性强，属于乙类传染病。根据感染病毒种类的不同，病毒性肝炎可分为甲型肝炎、乙型肝炎、丙型肝炎、丁型肝炎及戊型肝炎等。

（1）了解疾病相关情况：了解传染源、评估患者目前健康状态、是否有并发症；填写疫情报告卡及相关文件并存档。复访一般于1周后进行，如为慢性肝炎患者，每年至少随访2次。

（2）进行日常生活指导：

1）急性期患者应卧床休息，待肝功能恢复正常后逐步恢复正常活动。

2）做好疾病预防的健康指导：甲型肝炎主要通过消化道传播，患者应使用专用餐具，与他人共同进餐时应采用分餐制；乙型肝炎主要通过血液和体液传播，患者应准备专用的指甲剪、剃须刀；可用含氯消毒液消毒病人用品。

3）指导患者进食高蛋白、低脂肪、易消化饮食，限制脂肪摄入以避免出现脂肪肝；患者应戒烟戒酒；

（3）疾病治疗和康复指导：

1）督导病人遵医嘱服药，并定期复访，监测肝功能；

2）对家属进行疾病健康教育及健康管理，指导家属到医疗机构进行检查，确定是否感染或患病；指导家庭正确实施隔离，避免交叉感染。

3. 社区手足口病患者的家庭访视　手足口病是由肠道病毒引起的急性传染病，多发生学龄前期儿童，以3岁以下儿童最为常见，为丙类传染病。

（1）了解疾病相关情况：了解患者病情，评估患者手、口、足等部分的斑丘疹、疱疹情况、是否出现其他并发症，尤其对3岁以下患儿，应密切观察病情变化，预防危重病例；填写疫情记录卡及相关文件并存入健康档案。

（2）进行日常生活指导：本病以儿童多见，故应对患儿做好健康教育。饮食宜清淡，患儿餐具应及时消毒；居住环境应定时通风、勤晒衣被；患病期间，避免到人流密集的公共场所。

（3）进行治疗和康复指导：对患者进行相关健康教育，告知患者家属该病主要治疗方法为合理休息及对症治疗，消除家长的恐惧心理；指导家属密切观察患儿病情，如发现患儿出现严重症状，如面色苍白、四肢冰冷等周围循环系统表现，嗜睡、谵妄等神经系统表现或口唇发绀、咳粉红色泡沫痰等呼吸系统表现时，应及时就医。

知识拓展

大型前瞻性队列

大型前瞻性队列属于队列研究，并非传统队列规模的简单放大。随着医学研究的发展，人们发现大部分疾病的发病机制复杂，并不是单纯由遗传因素或环境导致，而是基因、自然环境、社会环境等其他因素联合作用导致。许多疾病发病率低，病程长，症状发展缓慢，传统的队列研究无法获得足够的样本量，研究产生的偏倚对结果干扰大。大型前瞻性队列就是在此背景下提出并应用于实际当中。

与传统队列研究相比，大型前瞻性队列有几个特点：① 所研究的疾病大多是心血管疾病、肿瘤、糖尿病等慢性疾病；② 样本量巨大，一般为5万~50万，以10万以上居多；③ 多建立生物样本库；④ 随访时间长，多在十几年以上，甚至终身随访；⑤ 运用现代信息技术，如电子邮件、手机短信、社交网络平台等方式。

人类已经进入大数据时代，通过整合各类基础数据信息系统，大型前瞻性队列能够产出更有价值的信息数据，分析人类健康和疾病谱的变化，为制定疾病防控策略提供依据。

笔记栏

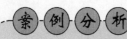

中国东部某中等城市 2017 年 9 月份监测报告显示流行性感冒的发病率显著增高,高于该地区过去三年的平均水平。

【问题】

(1) 为进一步了解患病情况,社区护士可采用何种方法进行发病率的统计?

(2) 可采取哪些措施进行干预?

(3) 如何评价干预后的效果?

小 结

通过本章的学习,了解流行病学的定义及作用、传染病的传播途径等基本知识,理解流行病学在社区护理工作中的作用,并能应用流行病学方法开展社区护理工作。

【思考题】

(1) 简述疾病的"三间"分布。

(2) 简述传染病的传播途径。

(3) 如何应用流行病学方法评估某人群的健康水平? 主要的评价指标有哪些?

(庄嘉元)

笔记栏

推荐书目及网站

季敏.残疾人辅助器具适配手册.上海：上海科学技术出版社,2010.

南登崑,黄晓琳.实用康复医学.北京：人民卫生出版社,2009.

中华人民共和国教育部. 中小学心理健康教育指导纲要(2012 年修订).http://old.moe.gov.cn//publicfiles/business/htmlfiles/moe/moe_307/201212/xxgk_145679.html. [2017 – 08 – 20ttp://www].

中华人民共和国国家卫生和计划生育委员会.预防接种工作规范(2016 版).http://www.nhfpc.gov.cn/jkj/s3581/201701/8033406a995d460f894cb4c0331cb400.shtml.[2017 – 08 – 20].

中华人民共和国国务院.中国儿童发展纲要(2011—2020 年).http://www.gov.cn/gongbao/content/2011/content_1927200.htm.

护理诊断北美护理诊断协会：http://www.nanda.org/.

护理诊断(问题)分类系统：http://www.omahasystem.org/.

美国儿童学会：http://www.aap.org.

学校健康照护中心：http://www.healthinschools.org.

中国儿童中心：http://www.ccc.org.cn.

中国疾病预防控制中心-妇幼保健中心：http://www.chinawch.org.cn/.

主要参考文献

陈长香,侯淑肖.社区护理学.第2版.北京:北京大学医学出版社,2015.

陈雪萍,李冬梅.社区护理学.杭州:浙江大学出版社,2014.

崔焱.儿科护理学.第5版.北京:人民卫生出版社,2012.

代亚丽.社区护理学.北京:科学出版社,2014.

冯向先.流行病学.北京:中国医药科技出版社,2016.

何国平,赵秋丽.社区护理理论与实践.北京:人民卫生出版社,2012.

胡秀英.灾害护理学.成都:四川大学出版社,2013.

姜丽萍.社区护理学(高职护理).第三版.北京:人民卫生出版社,2014.

姜丽萍.社区护理学.北京:人民卫生出版社,2009.

李春玉,范利国.社区护理学.北京:人民军医出版社,2011.

李春玉,姜丽萍.社区护理学.第4版.北京:人民卫生出版社,2017.

李春玉.社区护理学.第3版.北京:人民卫生出版社,2016.

李立人,耿桂灵.社区护理学.第二版.北京:人民卫生出版社,2014.

李映兰.社区护理学.长沙:中南大学出版社,2008.

李志华.流行病学.第二版.北京:科学出版社,2016.

刘纯艳.社区护理学.北京:清华大学出版社,2007.

刘纯艳.社区护理学.北京:人民军医出版社,2004.

刘晓英,齐玉梅.社区护理学.武汉:华中科技大学出版社,2016.

刘叶荣,刘旭琴.社区护理学.兰州:甘肃文化出版社,2010.

路孝琴.全科医学概论.北京:北京大学医学出版社,2013.

涂英.社区护理学(成教专科护理).第二版.北京:人民卫生出版社,2013.

王海霞.老年护理学.上海:同济大学出版社,2008.

王强,孙成甲.社区康复.北京:人民军医出版社,2007.

谢幸,苟文丽.妇产科学.第八版.北京:人民卫生出版社,2013.

燕铁斌.康复护理学.北京:人民卫生出版社,2002.

杨晓媛.灾害护理学.北京:人民军医出版社,2009.

姚蕴伍.社区护理学.第三版.杭州:浙江大学出版社,2012.

尤黎明,吴瑛.内科护理学.第五版.北京:人民卫生出版社,2013.

于晓松.全科医学理论与循证实践.北京:人民卫生出版社,2013.

臧爽.社区护理学.上海:上海科学技术出版社,2010.

张波,桂莉.急危重症护理学.北京:人民卫生出版社,2012.

张群.社区护理学.成都:四川大学出版社,2016.

张先庚.社区护理学.北京:北京大学医学出版社,2015.

张先庚.社区护理学.北京:人民卫生出版社,2016.

张玉芳.社区护理学.北京:中医古籍出版社,2009.

郑松柏,朱汉民.老年医学概论.上海：复旦大学出版社,2010.

郑修霞.妇产科护理学.第五版.北京：人民卫生出版社,2012.

周立平,杨雪琴,冷育清.老年护理.武汉：华中科技大学出版社,2015.

Wambeam RA. The Community Needs Assessment Workbook .Oxford：Oxford University Press, 2015.

安力彬,郑昊.中国健康教育与健康促进发展现状与对策.现代预防医学,2008,35(21)：4203-4204,4209.

陈永强.灾害管理中护士角色及灾害备灾的课程设置.中华护理杂志,2016,51(12)：1518-1520.

戴鱼兵.关于深入推进健康促进工作的思考.人口与计划生育,2014,(10)：29-30.

郭佳钰,周娟,刘秀娜.我国社区护理现状及国内外比较.护理研究,2012,26(35)：3351-3354.

姬春,李新辉.国内外城市社区健康教育与健康促进的现状与展望.护理研究,2006,20(11)：2915-2917.

孔令磷,赵梦遐,鲍翠玉,等.社区老年人居家护理服务需求及影响因素分析.护理学杂志,2016,31(7)：15-17.

沈瑞芳,夏清艳.社区卫生服务工作中的入户技巧.护理学杂志,2013,28(5)：78-79.

徐富海.国际社区减灾理念、方法及启示.中国减灾,2017,7：34-37.

Barić L. Keynote speech：health education and promotion programmes-the accountability aspect .Vaccine, 2000, 18 (1)：6-9.

Lee DT，Yip SK，Chiu HF，et al. Detecting postnatal depression in Chinese women. Validation of the Chinese version of the Edinburgh Postnatal Depression Scale. The British Journal of Psychiatry, 1998, 172(5)：433-437.